U0237360

李发枝

方证 辨证 选录

主　编｜李发枝

副主编｜张国海　张明利

编　委｜张佩江　王炳恒　桑海燕　罗珊珊

　　　　孙华妤　王素花　王丹妮　余孝奎

　　　　吴明阳　赵　云　李　萌　赵登辉

人民卫生出版社

·北京·

图书在版编目（CIP）数据

李发枝方证辨证选录 / 李发枝主编 . —北京：人
民卫生出版社，2021.7（2022.2 重印）
ISBN 978-7-117-31787-0

Ⅰ. ①李… Ⅱ. ①李… Ⅲ. ①经方 – 研究②辨证论治
Ⅳ. ①R289.2 ②R241

中国版本图书馆 CIP 数据核字（2021）第 135573 号

李发枝方证辨证选录
Li Fazhi Fangzheng Bianzheng Xuanlu

主　　编　李发枝
出版发行　人民卫生出版社（中继线 010-59780011）
地　　址　北京市朝阳区潘家园南里 19 号
邮　　编　100021
印　　刷　北京汇林印务有限公司
经　　销　新华书店
开　　本　710×1000　1/16　印张：23　插页：2
字　　数　400 千字
版　　次　2021 年 7 月第 1 版
印　　次　2022 年 2 月第 2 次印刷
标准书号　ISBN 978-7-117-31787-0
定　　价　85.00 元

E – mail　pmph @ pmph.com
购书热线　010-59787592　010-59787584　010-65264830
打击盗版举报电话：010-59787491　E-mail：WQ @ pmph.com
质量问题联系电话：010-59787234　E-mail：zhiliang @ pmph.com

主编简介

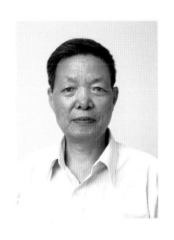

李发枝，男，1943 年 10 月生，河南中医药大学第三附属医院教授、主任医师、硕士研究生导师，全国第四批老中医药专家学术经验继承工作指导老师，全国名老中医药专家（李发枝）传承工作室指导老师。

李发枝教授曾任河南中医药大学金匮教研室主任，从事中医临床、教学、科研 60 余年，学宗《内经》，效法仲景，旁及诸家，善用"经方""古方""时方"治疗内科常见病及疑难杂病。曾任国家中医药管理局中医药治疗艾滋病试点项目专家组专家及河南专家组组长，通过长期临床实践，研制治疗艾滋病的中药制剂"益艾康胶囊"，2004 年 10 月开始对河南省 1 732 例艾滋病患者进行治疗观察，取得显著疗效，并主笔制订了河南省中医药治疗艾滋病辨证治疗要点及方案，在全省推广应用，提高了中医药治疗艾滋病的诊治水平。撰写专业论文 30 余篇，主审《李发枝治疗艾滋病经验集》（2013 年出版），参编中医学专著 4 部；获中华中医药学会科学技术奖一等奖 1 项，中国中西医结合学会科学技术奖二等奖 1 项，河南省科委科技进步奖一等奖 2 项等。

张序

李发枝教授，乃当今闻名遐迩的大医家。其人耿而真，其德高而尚，其术精而湛，活人甚众，慕名求医者络绎不绝，堪称"精诚大医"。有幸，我与李教授同在河南中医学院（现更名为河南中医药大学）任教，又在中医三附院同时坐诊，至今已数十年矣。先生桃李满天下，杏林漾春风。李教授即将出版《李发枝方证辨证选录》，予先睹为快，读后，觉得有几个亮点，值得深思、学习。

一、理验俱丰。李教授习医早、读书多、从师多、临床多、经验多，并有很多新悟和心悟，逐步形成理验俱丰的临床家。

二、善用经方。李教授熟读中医经典，并从事《金匮要略》课教学，对经方很有研究，在临床上常用经方化裁治病，效如桴鼓，即所谓"能起大病者经方也"。用经方和用好经方，不是很容易的事。从本书来看，李教授的文章和其门人的文章，都集中反映了李教授善用经方治病的经验，同时也反映出李教授善用时方和经验方的治验比较全面，堪称多面手和国手。

三、紧握中医思维。这一点非常重要，作为一名中医，若舍弃了这点，是很危险的。李教授时时处处都认真运用中医思维诊治疾病。此事说起来容易，做起来很难，把它做好则更难。没有扎实的基本功底，往往会与愿违。

四、重在辨证。从本书来看，李教授每治一个病，无不体现在辨证上，并逐步形成了辨病与辨证相结合的风格。我认为从学医到临床，一生皆要注重辨证。这正是中医的精髓和特色的体现，岂可忽视。

五、实事求是。李教授始终心里明明白白病是怎么好的，怎样不好的，既不自欺，又不欺人，既知其然，又知其所以然，既不夸大，又不掩非。先生这种精神难能可贵，值得学习。

总之，李教授学识渊博，经验丰富，疗效显著，难以尽述，只能是一鳞半爪，挂一漏万。自不揣谫陋，欣然为之写序。

最后奉诗一首，再次表示敬意！

喜看李树发新枝，泽被苍生苦不辞。

一世辛劳皆任愿，终圆大梦展双眉。

张　磊

2019 年 3 月 4 日

注：张磊，河南中医药大学第三附属医院教授、主任医师，国医大师，荣获全国中医药杰出贡献奖、河南中医药事业终身成就奖。

黄序

　　李发枝教授是一位从基层走出来的中医学者，更是一个埋头临床多年、经典功力深厚的经方家。他为人低调谦和，但用方心狠手辣，敢于与那些现代医学棘手的疑难杂症交锋，使用经方别开生面，给人启发良多。

　　本书收集的医案，用经方者多，且多有明确的现代医学诊断，这为经方与现代医学的对话提供了重要的话题，更为经方的现代应用和研究提供了重要的线索。如甘草泻心汤治疗艾滋病并发症，黄土汤治疗血小板减少性紫癜，泻心汤治疗口腔黏膜病的扁平苔藓、口腔溃疡，半夏泻心汤治疗糖尿病性胃轻瘫综合征，竹皮大丸治疗外感发热后以及艾滋病使用糖皮质激素后的面赤发热，泽泻汤治疗分泌性中耳炎，厚朴大黄汤治疗肺癌、肺结核咯血，大柴胡汤治疗肺炎及肺部感染、食管反流性咳嗽、间质性肺炎、支气管哮喘、反流性房颤、冠心病，鳖甲煎丸治乙肝、丙肝，十枣汤治疗肝硬化腹水，木防己汤治疗肺心病心衰，桂枝芍药知母汤治疗类风湿关节炎，风引汤治疗病毒性脑炎、手足口病合并中枢神经系统感染，甘草粉蜜汤加黑大豆防治癌症化疗白细胞减少。这些鲜活的经验，贴近现代临床，可复制性强，是本书的最大亮点。

　　李发枝先生用经方治疗西医学诊断明确的疾病，或以经典方证药证为凭，或以后世经验为据，不是对病套方。如他常用甘草泻心汤治疗艾滋病并发症、溃疡性结肠炎、强直性脊柱炎、痤疮等，其证据大多是口腔溃疡。他说，溃疡性结肠炎平时没有口腔溃疡及以血便为主的患者，本方效果不好。强直性脊柱炎用甘草泻心汤合防己黄芪汤加味所治者，仅限于伴有复发性口腔溃疡者。痤疮用甘草泻心汤的辨证要点之一是曾有或刻诊有复发性口腔溃疡。甘草泻心汤是张仲景用于"蚀于喉为惑，蚀于阴为狐"这种以黏膜溃疡为特征的疾病，李发枝教授是基于经典又有独特的发挥。又如防己地黄汤，《金匮要略》治"病如狂状，妄行，独语不休，无寒热，其脉浮"，而他用于治疗风湿或类风湿关节炎、失眠等病症，其依据是《神农本草经》中，干地黄"主折跌绝筋，伤中，逐血痹，填骨髓，长肌肉，作汤除寒热积聚，除痹"的记载以及《备急千金要方》中，防己地黄汤"治言语狂错，眼目霍霍，或言见鬼，精神昏乱"的论述。这与他常年从事《金匮要略》的教学研究的经历是密不可分的。

与西医诊疗技术的结合，成为李发枝教授识别经方方证的重要视角。如千金苇茎汤多用于肺部感染，其辨证要点之一是 X 线胸片或 CT 胸片示肺部感染。大柴胡汤合桂枝茯苓丸多用于支气管哮喘，但他认为还需结合肝胆 B 超检查，凡胆囊壁厚毛糙，或胆囊有息肉或结石的支气管哮喘、变应性鼻炎均可用此方治之，疗效较好，若不伴胆囊疾患者疗效较差。这些都是李发枝教授的临床观察所得，是方证的深化，增强了客观化，更具可操作性。

面对复杂的病情，李发枝教授擅用合方法，即用数张经方相合，有的医案药味可至十余味，但结构严谨不杂。如柏叶汤、黄土汤、泻心汤为《金匮》治疗出血病症三方，他在临床上往往三方合用加减，治疗血小板减少性紫癜、过敏性紫癜等病症。他认为本病症单纯血热妄行或气不摄血的病机相对少见，往往是寒热虚实错杂，而出血三方合用正符合其复杂的病机。再如，当归芍药散、防己黄芪汤、鸡鸣散的合方是李发枝先生的经验组合，方名三合汤，他治疗乙肝肝硬化腹水、下肢血栓性静脉炎、慢性附睾炎、糖尿病并发症、烟雾病等病症。这些病症大多属于中医所说的肝郁脾虚、水湿停滞、气虚气滞血瘀等，病情复杂，必须采用合方。根据李发枝教授的观察，三合汤在消除水肿和血栓，改善全身血液循环，提高机体免疫功能方面有较好的效果。此外，百合地黄汤、百合知母汤、百合鸡子黄汤三方合用治疗感染性精神病，甘草泻心汤与赤豆当归散合用治白塞病，柴胡桂枝干姜汤合当归芍药散治干燥综合征、类风湿合并肺间质病、免疫性血小板减少的许多案例，也有良好的效果。

他用经方，不排斥后世方和经验方。桑皮饮是明代王肯堂治疗皮肤痛的验方，他用于治疗糖尿病神经病变。荆防败毒散是明代《摄生众妙方》治疗伤寒时气的通治方，他用于治疗寒冷性荨麻疹。御寒汤是金元李东垣治疗寒气风邪咳喘之方，他用于治疗变应性鼻炎。清燥汤是李东垣治疗湿热成痿的验方，他用于治疗艾滋病合并空泡性脊髓病以及脊髓型颈椎病。在这本医案中，我们看到有不少验证近人验方的案例。他治疗多囊卵巢综合征的瓜石汤、治疗月经先期的安冲调经汤、治疗慢性盆腔炎等的清肝利湿汤，均来自现代妇科名医刘奉五先生。用于治疗更年期综合征的加减二仙汤来自上海张伯讷先生。治疗鼻窦炎、上气道咳嗽综合征的谷精草合剂，来自陕西中医药大学韩天佑先生。治疗荨麻疹、变态反应性血管炎的丹蝉饮来自其学生。治疗气窜肌腠经络的经验通气散、治疗斑秃的药酒经验方居然来自患者。可见李发枝先生不拘一格、广搜博采、惟效是求的治学态度。应该说，他用这些方治疗那些病，也并非随意为之，其中有严密的理法和丰富经验的支撑，如果没有他多年的读书与临床，是无法达到如此境界的。

这本医案的语言质朴无华，描述自然简洁，但我们知道其中许多的经验来之不易，都是李发枝教授多年来潜心摸索、细致观察、认真总结的结果。如他对尿道综合征的摸索，始于20世纪70年代，他早年曾用八正散、清心莲子饮、补中益气汤、六味地黄丸、金匮肾气丸等效果不满意，直至80年代试用栝蒌瞿麦丸合黄芪赤风汤，成功治愈一例85岁尿频、尿急、尿痛、小腹下坠40年的女性患者后，才开始关注此方。后来凡遇该病症就用该合方，均能取得满意疗效。所以，这本医案中所记载的许多经验心得，非常珍贵，不能草草读过。

综上所述，李发枝先生的医案严谨实在，经验丰富，信息量较大，对当今经方的研究和推广具有十分重要的价值，是近年来一本难得的好书。值此出版之际，写上读案心得，代为序言。

南京中医药大学国际经方学院　黄煌

2019 年 10 月 10 日

注：黄煌，南京中医药大学国际经方学院院长，教授、博士生导师，著名的中医及经方学
　　者，致力于经方的普及推广工作，主持公益性经方学术网站"经方医学论坛"。

娄序

今年夏天，温州中医学会与温州中医院举办"经方在妇产科领域的应用"会议，著名的河南中医药大学李发枝教授应邀赴会，来温传授经方治疗妇科病经验。会议期间，李教授索予为其新著《李发枝方证辨证选录》作序，予愧不才，固辞不获。念及与李教授交往十载，交流中医，志同道合，获益良多，感恩于心，只得勉力为之。

知己相得，把臂言欢，抵足夜谈，是谓快慰平生也。予生有缘，愿景成真。曾记得 2010 年 9 月，黄煌教授主办南京全国经方会议，与会相遇仰慕已久的李发枝教授。黄煌教授说："李发枝教授积数十年丰富之经验，在临床娴熟使用经方诊治各种疑难病症。临床之际，方证对应，随证治之，灵心独用，起疴拯危。尤其是，他对甘草泻心汤、防己黄芪汤、当归芍药散等经方，了如指掌，出神入化。"那次会议，李教授的报告以《金匮方的临床应用》为题，通过大量病例条分缕析，论述 18 个金匮方剂的临床应用。报告深入浅出，精辟透彻，深得经方医学之真髓。尤其令我感悟深刻的是，栝蒌瞿麦丸治疗尿道综合征。因吾母亲亦患此症，时时复发，80 岁前投肾气丸等药有效，80 岁后，服用诸多方药疗效总不满意。李教授的报告，振聋发聩，拨雾指津。随后，予循着李教授的治疗思路和方药，居然治愈母亲之病。十年过去，母亲时常念叨李教授之恩。

次年（2011 年）4 月，于南阳经方会议上，我们再次相遇。李发枝教授以《金匮方合用体会》为题，介绍泻心汤、柏叶汤、黄土汤合用治疗紫癜；当归芍药散、防己黄芪汤、鸡鸣散合用治疗肝硬化腹水；桂枝芍药知母汤、防己地黄汤合用治疗类风湿关节炎；乌头汤、防己黄芪汤、阳和汤合用治疗股骨头坏死。这些令人望而生畏的沉疴痼疾，通过几个合方的齐力并进，综合诊治，整体起活的临床实例，使予深为震动。会议期间的夜晚，我因老母亲之事，当面向李教授致谢，并讨教诸多问题。李教授详细询问吾母诊治的各个环节，然后坦诚告知临床研究尿道综合征的摸索过程："尿道综合征病人，我早年曾投之以八正散、清心莲子饮、补中益气汤、六味地黄丸、金匮肾气丸等，疗效均不能满意。直至20世纪80年代，考虑到王清任的黄芪赤风汤是因老年人气虚下陷，有盆腔静脉淤滞之候，故在栝蒌瞿麦丸基础上，合以益气升清化瘀的黄芪赤风汤。后来试用于临床，成功治愈一例85岁女性患者。此后凡遇该病症就用该合方，均能取得满意的疗效。这是药证、方证相对应的辨证方法。"

当予询问其临床疗效神妙之秘时，李教授坦然言之："古人因病而生法，因法而成方，理势自然。摩古方而化裁者，亦非信手而得。其中的冷暖，如鱼饮水。"离别时，李教授送予一大叠已发表论文的复印件与打字稿。那真是个如沐春风的夜晚。

与李发枝教授第三次相逢，是2017年3月在北京召开的仲景国医三师论坛上。李教授发言题目为《经方治疗风湿免疫类疾病临床应用举隅》，针对风湿免疫类疾病病因复杂、机制错综、症状繁多、治疗困难的状况，展开详细阐述。随着风湿免疫类疾病诊断与治疗日臻完善，人们都在关注风湿免疫疾病发病前期的诊断与干预，也即越来越重视该类疾病机会窗口的把握。李教授论述其辨证与辨病相结合的理论与临床经验，无疑是给大会传经送宝。李教授认为《伤寒》《金匮》的方证体系具有确定性、规范性和可重复性，终身研究方证体系和使用其方法转阴霾为朗照的实践，是医者追求的终极目标。会议结束之后，李教授热情地邀请予到他老家做客。河南郑州是李教授含英咀华、阅读悟思、知行合一的行医之地，能做客其生养之地，予实在寤寐以求。一路谈话，一路感思，得知李教授通过民间师承而步上中医之道。1979年，李教授参加河南省卫生厅的考试，因成绩名列全省前茅，选拔至河南中医学院任教。崎岖坎坷的人生经历，居敬致一的从医道路，让我们沟通了许多理悟，增添了不少共同话语。予大开见识，深获其益。

自 2008 年被黄煌教授引入经方之门后，德国巴伐利亚州奥格斯堡的洋中医狄特马，医术骤然精进，名噪慕尼黑。2012 年，予初识狄特马，因理念相同，性情相融，遂成至交。狄特马为了深造，提高医术，先后拜访过冯世纶、黄仕沛、刘观涛、王宁元、平畸能郎等著名中医师。2018 年春，征得李发枝教授同意，予介绍狄特马赴河南拜访他。狄特马事先将关于《金匮要略》方面的 30 个问题，通过电子信箱发给李教授。3 月 9 日在莘杉陪同下来到河南专程求教。送行时，予心中殷殷期待他们，这次负笈商都，满载而归。

狄特马从河南回来，果然兴奋不已，手舞足蹈地用英语对大家说自己的所见所闻。经莘杉的翻译，其内容如下："这次河南之行收获极大，李老用 4 个小时将 30 个问题逐一详解，令人茅塞顿开。特别在侍诊过程中所见情景，令人震撼不已。于病人面前，李老危坐构思，心神凝聚，声色不惊，犹如旁若无人之概。炯炯有神的眼睛，从千头万绪的症状、体征、化验指标中，一下子把握和病症相对应的方证药证，处方用药，直捣中坚。这些求诊患者大都为疑难杂症，一人身上累及多个系统的疾病。即使从经方医学的辨证角度入手破解，也由于方证错杂而有歧路亡羊之叹。如系统性红斑狼疮、硬皮病、皮肌炎、成人斯蒂尔病、慢性肾病、肝硬化腹水、类风湿关节炎、结节性红斑、干燥综合征、强直性脊柱炎等病，这类棘手的疾病，目前还缺乏特异性的治疗。然而李教授临证游刃，迭起沉疴，不仅重视脉症与腹证，对患者的影像资料、实验室数据也非常属意，认为这些也是辨别方证的辅助证据。大多数患者经李老治疗后，在短期内都获得疗效，其中的奥妙，也令一些西医学专家感到匪夷所思。"狄特马对李教授博济施众之仁心，慈善利人之善意，感叹不已，赞不绝口："Professor Li has only the patient in his heart, not himself！"（李教授心中唯有病人，没有自己！）这里还有一个细节，莘杉说，当问及李教授上午门诊几点开始时，李教授的高足子弟张国海医生说：李教授一般早上 7 点半前就会到达诊室，比医院规定的上班时间早半小时开诊。这早到的半小时，是为了给那些曾经让他诊治过的、但是自觉疗效不太好的患者再免费就诊一次。在诊室里，目睹李老对每一位早到的免费患者仔细地望闻问切后处方用药一丝不苟的场景，让他们内心深为震撼。从狄特马的赞叹声中，再次感受到李教授为人之仁爱、性情之笃厚、医术之卓绝。狄特马回到德国后，将李教授所传授的经验用之于临床，临床疗效明显提升。他与李教授相约，今年（2019 年）十月再去河南求教。

予既与李教授相交相知，固知其仁心妙术。此番拜读其新著《李发枝方证辨证选录》文稿，又大为感佩其慧思精妙、新见迭出。李教授临床诊治方法，统摄全观，其落脚点于"方证辨证"。其书名意涵以及书中目录以药方名所罗列的构设，如栝蒌桂枝汤、葛根汤、麻黄加术汤等，皆已明示蕴涵。对于疑难杂病，李教授窥见其中复杂的方证状态，使用合方的重组使之趋于坦途。予于《经方医学的生长点》曾说："只有医生自己的诊治实践才能够使《伤寒论》具体化、鲜活化。从某一个意义上讲，每一个优秀的经方临床家都在发现、发展或者说在改写着《伤寒论》。"即谓此也。

千百年来，中医临床家皆高度重视以辨病为前提，进行辨证分型。徐灵胎曾经说过："一病必有一方，专治者名曰主方，而一病又有几种，每种亦有主方。"可见，先辨病再辨方证，是传统诊治方法。然而，面对西医学的病名，经方医学如何展开方证分型呢？李教授的临床经验，以西医学病名病理状态作为纵向之经，经方医学方证辨证作为横向之纬。诊治之际，一纵一横，经纬交识，优势互补，相辅相成，完美和合。其高明医术不离方证对应，亦遵循随证治之之道。贯穿全书的睿智之识、精湛之术，悟超象外，独辟新境，令人深受启迪，获益匪浅，兹举数例，以窥一斑。如类风湿关节炎，一般具桂枝芍药知母汤证、防己地黄汤证、甘草附子汤证；白塞病一般具甘草泻心汤证、泻心汤证、十味地黄汤证；股骨头坏死一般具乌头汤、防己黄芪汤、阳和汤的三汤合方证；肝硬化腹水一般具三合汤（当归芍药散、防己黄芪汤、鸡鸣散）证；等等。以上方证理论，皆以大量临床病例成功治愈或好转，而反复探研得以证实。这正为此著之一大亮点。

李教授精通仲景，能阐发《金匮玉函》之内蕴，复能不落窠臼随病而治，其功可敬。感通其临床思路，尤其悟思其主病主方下，合方与加减的化裁通变，壶中别有洞天。"方证辨证"包含两类辨证方法的有机融合，一类是针对中西医病名、病理状态的方证辨证，另一类是针对"病的人"的方证辨证。倘若针对西医病名、病理状态的方证药证辨证称之为"专治"的话，那么针对病人的方证药证辨证，是随证治之之"通治"。金寿山先生曾云："不掌握通治之方，则不足以应万变之病证；不掌握专治之方，则治病不速效。两者必须相辅相成。"精读详勘，李教授大著病例析理，深切体会其"专治"与"通治"之法，如何熔于一炉。如能展转推勘，仔细体味，庶不致临证有望洋之叹。

大著所述各案，阐述精到，清晰通达，原委详明，注重认证，践履求是，扫除空谈。诸如现何病何证，服何方何药，如何诊断，如何诊治，如何治愈。俾后学者开卷了然，明理识义，有迹可循，益思通达。人所易忽者辨之必严，人所难治者见之独卓。医之法在是，法之巧亦在是。大著中诸多采菁撷华之方证聚合，诸多匠心独运之弓矢质的，皆为后学者循序渐进之津梁。

中医乃国粹，名医为瑰宝。李教授大著付梓之际，精读深思，读而有感，略以絮语，表述予之肤浅之见。谨以此文以示无上敬意！

愿《李发枝方证辨证选录》大著，为弘扬中医国粹，道行万里，远播四海，嘉惠人类。

娄绍昆谨识

2019 年 8 月 25 日于温州

注：娄绍昆，著名经方学者，南京中医药大学国际经方学院客座教授，多年来致力于仲景学说的临床研究，注重《伤寒论》方证辨证及日本汉方在临床医学中的运用，擅长用针灸等外治法与方证辨证内治法相结合治疗疑难病症，著有《中医人生：一个老中医的经方奇缘》。

我的从医之路

——代自序

我 1943 年出生于河南省偃师市城关乡石硖村，13 岁遵先严景驯公之命拜当地名中医杨诒方先生（其伯父为晚清拔贡）为师学习中医，杨先生是我的启蒙老师。先师医儒兼优，学验俱丰，尤其对温热病及杂病的治疗疗效显著，如用《温病条辨》方治疗"流脑""乙脑""肠伤寒"等，对此印象颇深。先师要求我先背诵清代陈修园编撰的七十二种医著中的《医学三字经》《时方歌括》《长沙方歌括》等，继而要求熟读《神农本草经读》《伤寒论浅注》《金匮要略浅注》以及吴鞠通的《温病条辨》，寒暑不辍，苦读近三年，虽然当时不一定能完全理解，但对以后坚定地走中医之路奠定了基础。其后，参加偃师 153 医院军医陈仁主任等举办的西医培训，即在本村卫生所独自应诊（仅有西药）。陈仁主任离开偃师时将河南省卫生厅刚出版的"中医业余函授学习教材"一套（包括《内经》《伤寒》《金匮》《内科》《外科》《妇科》《儿科》《中药》《方剂》等讲义）送给了我，故在应诊之余就经常研读这套教材。1960 年先师病逝，病逝前将他的《中西汇通医经精义》（唐容川著）和《温病条辨》（吴鞠通著）送给了我，并谆谆教诲我要多读书、多临证。1962 年我又拜本村名中医马建斋先生为师，卫生所购置了中药，聘请了中药师。马老先生尝谓"治病宜随国运走"，即社会环境会影响疾病谱的变化，诊治疾病应随社会环境的变化而变化。其治杂病善用逍遥散加乌梅；治崩漏喜用《金匮》温经汤；并擅用制附子、干姜、高良姜等温热药治疗疑难病，且用量较大（制附子 30～60g）；治痔疮习用王清任黄芪赤风汤；对小儿肺炎病程较长仍发热者用补中益气汤加地骨皮、桑白皮、神曲。我跟师临证期间，还兼任中药的采购、炮制等工作。

1964年又买了一套同年6月出版的全国"中医学院试用教材重订本"即2版教材，自此又常年以研读2版教材为主。其间，又托人在上海故旧书店购买了叶天士《临证指南医案》、徐灵胎《徐氏医学十六种》、喻嘉言《医门法律》、张璐《张氏医通》，并订阅了《中医杂志》《上海中医杂志》《浙江中医杂志》，边跟师、边看书、边临证。当时传染病较多，如麻疹、流脑、乙脑、肠伤寒、痢疾等，既用西药，也用中药，常年住在卫生所，没有节假日，无论寒暑或刮风下雨，夜间经常出诊，如是六年（马老于1968年病逝），对豫西农村常见病、多发病的诊治积累了一定经验，也学到了中药及其炮制知识。其后，又跟杨诒方先生之弟杨诒直先生（新中国成立前为私塾教师）学习古文及书法，他送给我新中国成立前出版的《中华字典》和《辞源》各一部，我又购买了《古文观止》《中华活页文选集》等，他经常给我讲解书中的文章，使我的古文基础有了进一步提高。他又带我到本县新城村名中医郭子谦先生（其父为晚清秀才）家拜其为师，郭先生诊病注重脉象，对《皇汉医学》颇有研究。1972年经人介绍我又到河南中医学院在禹县设立的中医门诊部进修学习一年，先后跟随王昆山、王现图、李修武、陈阳春、谢畅怀等名师侍诊，对诸位老师的临床经验多能心领神会。在此之前及之后，当时在偃师的董义光教授（后为河南医学院诊断教研室主任），应我之求，利用业余时间给我讲授西医的病理学、诊断学、内科学等，并经常到卫生所参与疑难病症的诊治。我的西医学知识，那时也打下了一定基础。

1974年我被调到本县城关医院，继续从事中医临床工作，食宿均在医院，白天看病，晚上看书学习；1977—1978年，应偃师县卫生局之邀，在偃师卫校当兼职教师，讲授中医基础和中医内科学，无课时仍在城关医院上班。1979年参加河南省卫生厅的考试，取得中医师资格，并以优异成绩于当年9月份被选拔至河南中医学院，分配到金匮教研室任教。到教研室之后，一方面去听王现图老师（教研室负责人）及其他老师所讲的《金匮》课，另一方面翻阅有关资料备课写讲稿。一直到1981年3月参加在成都中医学院举办的全国第一届《金匮》师资班进修学习，去成都进修前已将《金匮要略讲义》的讲稿写了一遍并带至成都，边学习边修改讲稿。1981年8月进修结束返校，9月份开始讲课。当年教的是中医系1979级，共三个大班，我教了一个大班。在讲课之余，经常到图书馆阅览各种中西医药类杂志（包括《国外医学·中医中药分册》）及哲学、气象医学等杂志，借阅了《脉经》《诸病源候论》《备急千金要方》《千金翼方》《外台秘要》《太平圣惠方》《圣济总录》等，以及西医《内科学》《病理学》《药理学》（以上书籍后都自己购买了）。此外，在教研室还不断给病人看病（以后定期到医院上班坐诊）。自1981年起，每年都会根据授课的不同对象（如本科、专科、研究生等）将讲稿修改一遍，一方面把发现的（从杂志或古籍中）新见解、新认识补充到讲稿中，如《金匮要略》痰饮病篇，"支饮胸满者，厚朴大黄汤主之"，第5版统编教材在本条下云："本条论述支饮兼有腹满的证治。"并在【选注】中引用《医宗金鉴》对本条所注，"支饮胸满之'胸'字当是'腹'字，若是胸字，无用承气汤之理，是传写之讹。"但《外台秘要》卷八"支饮方"云："夫酒客咳者，必致吐血，此坐以极饮过多所致也；其脉虚者必冒，其人本有支饮在胸中也；支饮胸满，厚朴大黄汤主之方。"药物、用法与《金匮》同，且在方后小注云："此本仲景伤寒论方。"说明厚朴大黄汤原本是治疗饮酒过多所致胸满吐血的方剂。我曾以该方治疗支气管扩张、肺癌等胸满或痛伴咯血者数例，止血效果较好。另一方面，将临床实践的经验与教训也写进讲稿。如《金匮》"淋家不可发汗，发汗则必便血"，这一条的"淋家"是指经常出现尿频、尿急、尿痛的患者，多见于泌尿系感染，当其发病时往往会伴见"发热恶寒"等所谓的"表证"，此时的发热恶寒乃湿热郁遏三焦所致，故不能用辛温发汗剂，否则就会使病情加重，并举具体病例说明之。由于讲课时能将理论与临床实践相结合，故颇受同学们欢迎。

几十年来，除前述医著、杂志外，还先后购买并阅读了《三因极一病证方论》《严氏济生方》《东垣医集》《丹溪心法》《素问病机气宜保命集》《儒门事亲》《此事难知》《景岳全书》《世医得效方》《证治准绳》《医宗金鉴》《万病回春》《医学心悟》《温热经纬》《吴鞠通医案》《王孟英医案》等古代医籍，以及近现代、国内外中医名著或医案，如张锡纯的《医学衷中参西录》，曹颖甫的《伤寒发微》《金匮发微》《经方实验录》，余无言的《金匮要略新义》以及《丁甘仁临床经验集》《章次公医术经验集》《施今墨临床经验集》《孔伯华医集》《冉雪峰医案》《蒲辅周医案》《岳美中医学文集》《壶天散墨》《名老中医之路》《李可老中医急危重症疑难病经验专辑》《刘奉五妇科经验》《赵绍琴验案精选》，日本丹波元简等著的《伤寒论辑义》《伤寒论述义》《金匮玉函要略辑义》《金匮玉函要略述义》，大塚敬节著的《伤寒论解说》，矢数道明著的《临床应用汉方处方解说》以及《医学文摘近十年来日本中医临床经验选（1971—1981）》等。

总之，讲授《金匮要略》数十年，在理论上，参阅并研究了大量古典医籍，如前所述；在临床实践中，则坚持实事求是，博采众长，不拘一格，无论经方、时方、单方、验方，只要对证且有效，就大胆应用于临床，如平时用经方较多，但也常用李东垣的方、后世温病学派的方，以及现代名医刘奉五、赵绍琴等老先生的方等，逐步形成了辨病（包括中医的病和西医的病）与辨证相结合，及方证相应的辨证方法，临床疗效逐步提高。2002年开始参与中医药防治艾滋病工作，2004年任国家中医药管理局中医药防治艾滋病试点项目专家组成员及河南省专家组组长，每周二下午下乡诊治艾滋病（每次诊治30～60例患者），风雨无阻，无节假日（春节休息半月），一直坚持到2015年7月我因病住院而终止。通过长期临床实践，研制出益艾康胶囊，该药可明显改善艾滋病患者临床症状和体征，提高免疫功能，降低或减少机会性感染发生率，降低或稳定病毒载量，提高生存质量，延缓发病时间，降低发病率，降低病死率；还研制出能有效治疗艾滋病慢性腹泻的泻痢康胶囊；出版了《李发枝治疗艾滋病经验集》。1998—2012年每周六、日到偃师市中医院坐诊，日门诊量约百人次。2003—2013年每周一、三、四全天，周二、周五上午在河南中医药大学第三附属医院坐诊，日门诊量50～90人次。2013年至今，周一到周五上午仍在三附院坐诊，日门诊量20～40人次。长期临床实践，接触到大量的常见病、多发病及疑难杂病，积累了一定经验，也有一定教训，对能够治愈或减轻的病例，常为患者感到高兴；对治疗无效或病情加重或死亡的病例，总深感内疚与不安，尝为此而彻夜不眠，也促使我更加勤奋地学习。

岳美中先生曾说："早背读，积资料，晚下笔。"很惭愧，我虽然做到了"早背读""晚下笔"，但未能做到"积资料"这一重要环节。几十年来总是忙于教学、临床，且恐贻误读者而不敢著书立说，故未积累写书的资料。2008年被确定为全国第四批全国老中医药专家学术经验继承工作指导老师及2012年国家中医药管理局批准成立全国名老中医药专家（李发枝）传承工作室后，才将每日门诊病历建档保存。

本书是根据门诊病历建档以来的资料（2008年至今），选择部分病例及以前记录在讲课教案中的病例编写而成。由于笔者才疏学浅，谬误和偏见在所难免，但所选病例均是如实录载，若能对阅者尤其是中西医临床工作者有所裨益则幸甚矣！

2013年曾出版《李发枝治疗艾滋病经验集》，该书虽然主要是论治艾滋病常见病证的书，但其内容记载了作者治疗杂病的诸多方药。因此，有关杂病的证治也可参阅该书。

李发枝

2020年1月

前言

　　李发枝教授是全国第四批全国老中医药专家学术经验继承工作指导老师，2012 年经国家中医药管理局批准，设立了李发枝全国名老中医药专家传承工作室。我们有幸拜师于李老，侍诊抄方请教问道。李老为人低调，谦和耿直，不事张扬，但对工作认真努力，在医院总是提前半小时上班，坚持 10 年周二下午到艾滋病高发区巡诊；对医术精益求精，对患者认真负责。他尝教诲我们要多读书，多临证，善思考，这样才能扩大知识面，才能捕捉到对临床有用的信息，才能解决临床遇到的复杂病症，为患者解除痛苦。

　　编辑整理李老的临证医案，是我们很久以来就有的念头。

　　中医的生命力在临床。临床疗效是"硬道理"，医案作为诊疗资料的一种特殊载体，最能体现医者理法方药的整体性。李老业医逾六十载，所诊患者病历必亲自书写。李发枝全国名老中医药专家传承工作室建设启动之前，所书病历皆由患者保存自带，这就给资料整理带来了困难；2012 年工作室成立之后，病历始建档保存。为编写此书，李老于 2018 年 12 月召开了有关弟子参加的会议，讨论应该如何编写，书名如何定等事宜，成立了编委会并开始工作。编委会成员分别从 3 万余份病例中选择诊断相对明确、治疗过程相对完整的病例若干份（所选病例李老要求一定要如实录载），少数无病历号者选自李老早年讲授《金匮要略》时讲稿中所记病例。书名定为《李发枝方证辨证选录》。全书以方、病、证为主干，选录了以《金匮要略》方为主的经方 55 首，后世方（包括近现代方）25 首，经验方 12 首，总共 92 首。编排顺序为：经方以李克光主编的《金匮要略讲义》（5 版教材）为准，篇名、条文，均以出现先后为序；个别涉及《伤寒论》的条文，则以李培生主编的高校统编教材《伤寒论讲义》（第5版）为准；后世方以成书年代先后为序；经验方列于其后。每方标明出处，经方称为【原文】，后世方、经验方名曰【方源】；其后列出药物组成及剂量、服法；简要概括其【病机】与【功用】及其【临床应用】。所选病例均先冠以中医病症名，再用括号写出西医病名，个别西医诊断不明确者则仅写中医病症名。按语全部由李老编撰，他认为医案类书籍按语不宜作过多的理论阐述及方义分析，而应实事求是地提出该方所治病证、辨证要点等，故按语相对简略。

书中所引原文，方后的"右"一律改为"上"，药名、处方及用量，按照原书不作改变。对于煎服方法，一般都是每剂水煎两次，每次煎30分钟；但对含有制附子、制川乌的方剂，均为与其他中药同煎，但煮沸后，文火久煎1小时；免煎中药颗粒，用法为每日1剂，开水冲化后，成人分两次服，儿童分多次服。为减少篇幅，一般不在处方后一一标出。

此外，李老临床半夏与甘草用量较大，一般成人均为15～30g，半夏均为制半夏，与他药同煎，未发现不良反应；甘草用量大时，极个别患者会出现血压升高和颜面、下肢水肿，对此或减其量，加茯苓、泽泻，或不再用之。

适值《李发枝方证辨证选录》即将付梓之际，特别感谢国医大师河南中医药大学张磊教授、南京中医药大学国际经方学院黄煌教授和著名经方学者娄绍昆教授为本书赐序增辉。对书中所引用的医家、学者之观点、经验及成果表示衷心的谢忱。

李老众弟子

2020年1月

目录

目录

第三篇 后世方

第四篇　经验方

目录

第一篇

引言

我的辨病与辨证相结合及方证辨证方法简介

　　余从医六十年，逐步形成了辨病与辨证相结合及方证辨证的方法。具体操作如下：首先通过中医学的望闻问切四诊，将所采集的资料（包括西医学的检查结果）进行综合、归纳、分析，然后进入辨析阶段，这一阶段主要是辨析八纲。《素问·阴阳应象大论》曰："善诊者，察色按脉，先别阴阳。"阴阳是八纲中的总纲，辨阴阳主要是辨阴证、阳证。凡人体阳气不足，机体对致病因素起消极、被动、不足反应者即属阴证；而人体阳气亢盛，机体对致病因素起积极、主动、亢进反应者即为阳证。然而只要把虚实、寒热、病位其他六纲辨析清晰、准确，阴证阳证也就体现在其中了。

一、辨病症

这里的辨病症主要是辨中医学的病症，但也包括辨西医学的病症。为何要先辨病症呢？因为中医学理论体系构建之初，尚无"证"的概念，当时就是以"病"作为辨析对象，治疗也是据"病"而施治的。如长沙马王堆汉墓出土的《五十二病方》；《内经》中更是将病名"风论""疟论""咳论""痹论""痿论"作为篇名；《神农本草经》所载药物也都是针对病症治疗的，如细辛主咳逆、头痛，桑寄生主腰痛，茵陈治黄疸等；《伤寒论》将外感疾病分为太阳病、阳明病等六类病加以论治；《金匮要略》则以"病"作为篇名，温病学派的"春温""湿温""暑温"等，都是以"病"作为辨析对象的。

因此，临证时首先要辨中医学的"病"，然后根据不同的"病"辨证施治。

一般来说，中医学的"病"，其内涵外延相对稳定，有一定的规律性和特异性，如"肺痈病"的咳吐脓血；"历节病"的诸肢节疼痛；"中风病"的口眼㖞斜，半身不遂；"水肿病"的全身或肢体浮肿；"黄疸病"的身目发黄。但由于历史条件和认知方法的局限，中医学的病名，尚不够确切。如咳嗽，既可见于"痰饮病"，也可见于"肺痈病"等，而且某些"病"就是以症状命名的，如黄疸、腰痛等。因此，辨中医学的"病"时，既可依据病名辨，也可根据症状辨。

辨证施治是中医学的特色之一，如何将"辨病"与"辨证"结合起来应用于临床？这需要认真研究。每一种"病"都有其发生、发展、演变、预后的规律，辨病可以把握疾病的本质、特点、转归、预后，以解决疾病的主要矛盾；辨证则是认识解决疾病某一阶段的主要矛盾，而解决疾病某一阶段的主要矛盾，必须服从于解决疾病整体过程的主要矛盾。辨病可以把握疾病的本质和发展变化规律，有助于提高辨证的预见性、准确性，重点在全过程；辨证可以抓住疾病现阶段的具体特点和个体内环境状态，有助于辨病的个体化、针对性，重点是现阶段。辨病与辨证相结合，在辨病的基础上进一步辨证，既有全局观念和整体意识，又有阶段性、现实性和灵活认识。因此，辨病是纲，辨证是目，先辨病，再辨证，将二者有机结合起来，才能提高临床诊治水平。

譬如《金匮要略》痰饮咳嗽病篇主要论述水液代谢、分布失常的痰饮病。由于水液积聚的部位及其趋势不同，而有痰饮、悬饮、支饮、溢饮等的区别，临床可见消瘦、肠鸣、咳唾引（胸胁）痛、身体痛重、咳逆倚息、短气不得卧等症状与体征，其总的治疗原则是"当以温药和之"。但由于症状、体征不同，故有苓桂术甘汤、五苓散、木防己汤、泽泻汤、甘遂半夏汤、小青龙汤、十枣汤等多个方证，临证时首先根据四诊，辨明为痰饮病，然后据主症和兼症确定方证归属，如咳喘胸满、心下痞坚、小便不利、下肢浮肿等，就可能是木防己汤证，余曾用该方治疗心衰出现上述证候者，效果较好；再如头晕目眩、恶心呕吐，可能是泽泻汤证，余常用该方治疗梅尼埃病，药简效宏。

西医学的"病"如肝硬化、肺癌等，或"征"如雷诺综合征等，一般都能较为准确地反映疾病的病因、病位、病变器官的病理变化、整体功能的反应状态，人们可以通过病名基本了解病情轻重、病程演变、预后转归等。西医学诊断和检查结果，大多能反映疾病的微观本质，可以从中得到某些对中医辨证施治有益的启发。因此，辨西医学的"病（征）"也非常重要，正如李克绍先生在《谈谈辨证与辨病的体会》一文中所说："提到辨病，最好是与西医相结合，而且这种结合，有时还是必要的。"但应用中医药治疗时，又必须落实到辨证施治上。故临床四诊之后，首先要辨中医的"病"或"症状"、西医的"病"或"征"，再按不同的病证辨证施治。

如糖尿病腹泻，其腹泻特点为白天或晚上经常出现无腹痛的溏便或棕色水样便，甚或大便失禁，初用葛根芩连汤、参苓白术散、补脾益肠丸等效果均欠佳，其发病与多种因素相关，包括胃肠道自主神经病变、肠道菌群失调、胆汁酸代谢障碍、胰腺外分泌不足、肛门括约肌功能障碍以及胃肠道激素改变等，结合中医证候，则属肾泄范畴，病机为脾肾阳虚寒盛，大肠传导失司，调整以理中丸合四神丸治疗，效果颇佳。

二、辨虚实

虚实是辨别邪正盛衰的两个纲领，也是诊治疾病的两大方向。虚指正气不足，实指邪气盛实，即《素问·通评虚实论》所说："邪气盛则实，精气夺则虚。""虚"是指人体防御功能、代偿功能或修复功能的不足；"实"是指致病因素、病理产物所导致旺盛的病理反应。这两者之间是相互影响，不能截然分开的，正所谓"正虚之处即是容邪之所"。此外，邪气盛则正气受到郁遏或损耗，导致邪气更盛而正气愈虚，而正气愈虚则邪气更盛，这都是临床常见现象。虚实辨别应分表里之虚实、气血之虚实、脏腑之虚实、阴阳之虚实。一般而论，外感之病多实证，内伤之病多虚证，不过临床常见的虚证中多夹有邪实，实证中多兼有正虚，临证时应详细辨别。虚证宜补，实证宜泻，虚实夹杂者，补泻兼施，只有辨清虚实，才能合理施以补泻，收到预期效果。此外，还须动态地看待虚实，因在病变过程中，虚证和实证在某些条件下会发生变化或转化。

辨虚实要特别注意"大实有羸状，至虚有盛候"的辨别。一般而论，不管何种病证，若活动发作或加重者，多属虚证；活动减轻或消失者，多属实证。得食减轻者，多为虚证；得食加重者，多为实证。按压患处症状减轻者，多属虚证；按压患处症状加重者，多属实证。

如反流性食管炎，症见烧心泛酸、胸骨后痛等，饭后加重者，多属实证，若再见口苦、便秘、右上腹按之痛，则可能是大柴胡汤证；饭前或空腹加重者，多属虚证，若再见口淡、便溏、得食症减者，这可能是黄芪建中汤证。

三、辨寒热

寒热是阴阳失调在疾病属性上的两个基本纲领。一般的寒证或热证，临床表现明显者，比较容易鉴别，需要注意而且须详细辨别的是寒热错杂和寒热真假。常见的寒热错杂证有：上热下寒、上寒下热、表寒里热、表热里寒、寒热蕴结等。若患者在同一时期内，既见胸中烦热、口臭、牙龈肿痛等上热证，又见腹痛喜暖喜按、大便溏泄之下寒证，即为上热下寒证；若既见头面等处遇风寒而疼痛之寒证，又有便秘、尿痛之热证，即为上寒下热证；若既有风寒束表、肺气郁闭之咳喘，又有里热壅盛之目如脱状、脉浮大等，即为外寒里热证；若患者素有便溏、尿清、肢冷之里寒，又有发热、头痛、咽喉疼痛之外热，即为里寒外热证。若既有口苦、咽干之胆热，又有大便泄泻之脾寒，即为胆热脾寒证；若见舌质淡苔黄燥，或舌质红苔白滑，则多为寒热蕴结证。寒热真假的辨别还需与虚实真假的辨别结合起来综合地、动态地考虑。若身虽热，但欲近衣；口虽渴，但不欲饮或喜热饮；面虽赤，但色嫩，见于两颧；虽烦躁，但形瘦神靡；四肢虽热，但身前不灼；小便虽短，但清而不浊；大便虽结，但少而不热；脉虽大，但按之不实；舌虽红，但滑润；苔虽厚，但色不黄等，则是真寒假热。反之，若身寒，反不欲近衣；口不甚渴，但喜冷饮；面色虽晦，但目光有神；虽神昏，但有谵语、躁动；四肢厥冷，但身前灼热；小便虽长，但浊而不清；大便虽利，但量多而臭；脉虽沉，但按之有力；舌虽淡，但少津；苔虽薄，但色多黄等，则是真热假寒。此外，对于寒热真假或虚实真假，还可采用试探性的治疗（一般 1~2 剂），观察药后反应以判断其正确与否，若药后症状减轻，说明判断正确，依此继续治疗；若药后症状加重，说明判断有误，则需酌情反其道而行之。

譬如妇人腰痛，夜间及晨起重，活动后痛减，少腹冷痛，带下量多等，貌似虚证寒证，但若妇科 B 超显示有较多盆腔积液，则可能是清肝利湿汤证，乃因湿热蕴郁下焦，阻滞经络气血所致，则为实证热证。

一般而论，遇热病情发作或加重者，多属热证；遇冷病情发作或加重者，多属寒证。病变部位或红、或肿、或热、或痛及遇热加重者，多属热证；病变部位喜热喜暖或遇冷加重者，多属寒证。

寒热虚实辨证还需注意辨别一种特殊的热证，如李东垣《脾胃论》所说："故脾证始得，则气高而喘，身热而烦，其脉洪大而头痛，或渴不止，其皮肤不任风寒而生寒热。"其寒热或高热，貌似实证热证，但其病因病机则为饮食劳倦损伤脾胃，脾胃元气不足，清阳下陷，阴火上冲而然。余曾以此理论为指导用升阳益胃汤治愈两例成人斯蒂尔病的高热患者。

四、辨病位

病位是指病症表现的位置，辨病位就是确定病症发生所在的部位。它包括表里、气血、脏腑、经络等。它既是辨病症、辨虚实、辨寒热的继续与归纳，也是中医学整体观念在诊断疾病中的具体体现。致病因素作用于人体发病时，一般总是有一定的部位，如脏腑、经络、五官九窍、四肢百骸以及气血津液等都可能成为病位。病位不仅要落实到脏腑经络等具体部位上，而且要从整体观念出发，来探求真正病位之所在。如咳嗽病，明显的是病位在肺，但正如《素问·咳论》所说，"五脏六腑皆令人咳，非独肺也"，中医学的病位，并非单指病症表现的具体部位，而是指病症表现的本质位置。如咳嗽，病位表现在肺，但若伴见"口苦，按之心下满痛"等症，则往往是胆热上逆于肺所致，其本质病位在胆，等等。

此外，病证传变的层次也是病位，如表、里、卫、气、营、血等。常用定病位的方法有：表里定位法，是病证横向传变的定位方法，在外感病证中被广泛运用，六经病证中，三阳主表，三阴主里，少阳为半表半里；温病的卫、气、营、血，则是病邪由表入里的顺序排列。三焦定位法，是病证纵向传变的定位方法，常在温热病证中运用。上述两种辨病位的方法，虽然在外感疾病辨证时最常用，但也常用于疑难杂病的辨证。对于内外妇儿各科杂病，最常用的是脏腑经络定位法。但在应用脏腑经络定位法时，必须强调，既要注意到病变的具体部位，更要按照中医学的整体观念，全面考虑，以求其本。

五、辨方证

辨方证，即方证辨证，又称"方证相应"或"方证对应"。辨证施治是中医诊疗疾病的基本方法和原则，在辨证施治的理法方药这个体系中，方药占据着核心地位。因为"辨证"的目的是为了"施治"，而"施治"的手段之一就是"方药"，如何使"方药"的治疗作用（即疗效）得到提高，方证辨证的准确与否则是关键。方证辨证的"方"，包含该方组成的药物，方证辨证的"证"，则是对患者的症状、体征、体质、时间、病因、病机、病证、病性、病位等的分析和归纳。因此，方证辨证或方证对应中的"证"，不仅仅是一组症状群，还包括舌脉变化、体征特点、体质因素、环境因素、气候因素、发病因素、遗传因素、传播途径等中医基本理念指导下的各种辨证因素。正如经方大家胡希恕先生所说："以八纲为基础理论之方证，既涵方药，亦涵相适应的证，既有理，亦有法；每一个方证都是经过几代、几十代反复实践验证取得的经验总结。方证对应长期应用的经验，产生了六经辨证理论体系，而六经辨证理论的形成，则更能正确指导辨方证，求得方证对应。方证对应不是简单的方和证的'对号'，而是涵盖了方与证、药与病情的严格对应，即寒、热、虚、实、表、里等的对应。中医所有的辨证方法和理论，最终都要落实到方证对应；方证对应是中医所有辨证方法的尖端。"

对于方证辨证的运用方法，余冒昧提出以下几点：

（一）抓方证主症

古代方书（包括《伤寒》《金匮》《千金》《外台》等）所论述的条文，无论详略，都是某方所治主症的典型症状；时方、经验方也同样有所治主症及其典型症状（如《脾胃论》《温病条辨》等），因此，熟记原条文的论述（包括经方、时方、经验方）是运用某方的基础。此外，主症并非单指患者主诉所告知的症状，而是要通过问诊（包括主诉外的症状、病史、家族史、用药史、药后反应等）、腹诊、理化检查结果等，以期发现某方证的辨证要点，如无论主诉是发热、咽喉痛、关节痛，还是上腹胀，等等，只要刻诊或既往有复发性口腔溃疡，则往往可能是甘草泻心汤证（这是从症状上抓主症）；再如主诉是咳嗽，但若腹诊时"按之心下满痛"，则可能是大柴胡汤证（这是通过腹诊抓主症）；又如成年女性少腹痛，腰痛，晨起前甚，活动后减轻，B超检查示：盆腔积液，则往往是湿热蕴积下焦之清肝利湿汤证（这是借助仪器检查结果抓主症）。

（二）掌握方证病机

每首方剂（包括经方、时方、经验方）所治病症，无论原条文论述的详略，都可通过分析概括出它的病机，这种将某方所治的病症经分析而概括出的病机，称之为"方证病机"。临床时，即便患者的主要症状与某方所治的主症不尽相同，或完全不同，但只要在病机上与某方的"方证病机"相同，就可选用该方以治疗，这就是所谓的"异病同治"。

（三）直觉思维的培养和训练

直觉思维是方证辨证用于临床的常见思维形式，也称非逻辑思维，它是一种没有完整的分析过程与逻辑程序，依靠灵感或顿悟迅速理解并作出判断和结论的思维。这是一种直接的领悟性的思维，具有直接性、敏捷性、简缩性、跳跃性等特点，可以认为它是逻辑思维的凝聚或简缩。直觉思维存在于每个人心中，要靠自己体悟来唤醒与激发，还可以通过培养与训练，提升直觉思维能力。

如何培养与训练自己的直觉思维？可从以下三方面加以努力：①要有广博而坚实的方证基础知识，这就需要多读书；②要有丰富的方证辨证临床经验，这需要多临证，多思考，反复实践，善于总结（包括成功的经验和失败的教训）；③要有敏锐的观察力，特别是把握整体与全局的能力，能够较快地审查全面，看清全貌，才能熟练地运用于临床。总之，只有通过长期艰苦学习、认真思考和反复临床实践的医生，才能迸发出直觉思维的火花，才能够进行直觉的方证辨证。

以上是余辨病与辨证相结合及方证辨证方法简介，对了解本书内容或有裨益，但谬误与偏见在所难免，知我罪我，一任诸君。

第二篇

经方

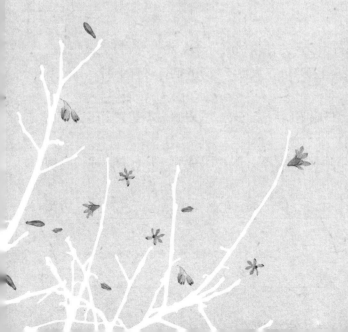

一　栝蒌桂枝汤

【原　　文】　《金匮要略·痉湿暍病脉证治第二》十一、太阳病，其证备，身体强，几几然，脉反沉迟，此为痉，栝蒌桂枝汤主之。

栝蒌桂枝汤方：栝蒌根二两　桂枝三两（去皮）　芍药三两　甘草二两（炙）　生姜三两（切）　大枣十二枚（擘）

上六味，以水九升，煮取三升，分温三服，取微汗。汗不出，食顷，啜热粥发之。

【病　　机】　风邪客表，营卫不和；津液不足，筋脉失荣。

【功　　用】　祛风解表，调和营卫；滋养津液，濡润筋脉。

【临床应用】

中风（面神经麻痹）

张某，男，68岁，农民，河南偃师人。2001年4月20日初诊。

主　诉｜口眼㖞斜4个月。

现病史｜4个月前出现口眼㖞斜，病后即用中药、针刺治疗，索观所服中药处方，仅全蝎即1 000g左右，但症状未见缓解。现症见：口角向左侧㖞斜，右侧眼睑闭合不严，自感右侧面部拘急，身有微汗，口干，大便稍干，舌正红，苔薄白乏津，脉浮。

辨　病｜中风（面神经麻痹）。

辨　证｜栝蒌桂枝汤证。

处　方｜桂枝30g，白芍30g，天花粉30g，葛根30g，当归15g，僵蚕12g，防风12g，炙甘草15g，生姜10g，大枣5枚。6剂，每日1剂，每剂煎两次，每次煎半小时。

2001年4月27日二诊：口眼㖞斜明显好转，右眼睑尚不能完全闭合，再服上方7剂。

2001年5月3日三诊：口眼㖞斜已正，眼睑闭合严，但右侧面部仍有拘急感。

处　方｜当归15g，川芎10g，白芍30g，生地黄30g，天花粉30g，黄芪40g，甘草15g，12剂。

2001 年 5 月 20 日四诊：面部拘急基本消失，患者恐其复发，故再取上方 7 剂。

按　　　本病是以面部表情肌群运动功能障碍为主要特征的一种疾病。又称面神经炎、贝尔麻痹，主要表现为口角㖞斜、眼睑闭合不全、鼻唇沟消失、患侧面部运动功能丧失等。本病属周围神经病变，多属中医学中风中经络病范畴。一般情况下，病之初期，无汗而患侧不痛者，可用葛根汤加减；有汗者可用栝蒌桂枝汤加减。其机理正如《灵枢·经筋》所说，"足之阳明、手之太阳，筋急则口目为僻，眦急不能卒视"，即足阳明、手太阳经脉感受风寒，阻遏津液，不能濡润其经筋，故出现口眼㖞斜。本案曾用牵正散等中药治疗 4 个月而症不减，尤其是仅全蝎一味竟达 1 000g，提示风邪未除，津血已伤，故用栝蒌桂枝汤加葛根、当归、僵蚕、防风以祛风散邪，调和营卫，滋养津血，濡润筋脉，仅服该方 13 剂而口眼㖞斜得愈；三诊患侧面部仍有拘急感，提示病久气血俱伤，故用四物汤加黄芪、天花粉、甘草以益气养血生津，濡润筋脉。

 二　葛根汤

【原　　文】　《金匮要略·痉湿暍病脉证治第二》十二、太阳病，无汗而小便反少，气上冲胸，口噤不得语，欲作刚痉，葛根汤主之。

葛根汤方：葛根四两　麻黄三两（去节）　桂枝二两（去皮）　芍药二两　甘草二两（炙）　生姜三两（切）　大枣十二枚（擘）

上七味，哎咀，以水七升，先煮麻黄、葛根，减二升，去沫，内诸药，煮取三升，去滓，温服一升，覆取微似汗，不须啜粥，余如桂枝汤法将息及禁忌。

【病　　机】　寒束肌表，腠理郁闭。

【功　　用】　发汗解表，生津养筋。

【临床应用】

（一）中风（面神经麻痹）

杨某，男，54 岁，工人，河南偃师人。1987 年 7 月 25 日初诊。

主　诉｜轻微口眼㖞斜半天。

现病史｜病前因工作劳累，今晨起感患侧面部拘急不适，血压 130/70mmHg，无发热、头痛，无汗出，饮食、二便可，舌质正红，苔薄白，脉紧。

辨　病｜中风（面神经麻痹）。

辨　证｜四物汤证。

处　方｜当归 15g，川芎 10g，白芍 20g，生地黄 15g，秦艽 10g，防风 10g，白附子 10g，僵蚕 10g，羌活 10g，甘草 10g。6 剂，每日 1 剂，每剂煎两次，每次煎半小时。

1987 年 8 月 2 日二诊：服上方后，面部拘急不适消失，口眼㖞斜较前好转。昨夜因天气闷热汗出而进入地下室休息，夜半觉上半身痒，晨起颜面浮肿，口眼㖞斜加重，胸背均有痱子样丘疹，痒而无汗，体温 36.5℃，舌质正红，苔薄白，脉浮紧。

辨　病｜中风兼瘾疹（面神经麻痹兼荨麻疹）。

辨　证｜葛根汤证。

处　方｜麻黄 15g，桂枝 30g，白芍 30g，葛根 30g，白术 30g，甘草 15g，生姜 10g，大枣 5 枚。2 剂。

1987 年 8 月 4 日三诊：服上方未见汗出，但颜面浮肿消，胸背痒疹退，口眼㖞斜再好转。再服上方 7 剂，诸症均愈。

按　　　本案初因劳累受风寒而中风（中经络），故用四物汤加味治之。方中以四物汤养血活血，加秦艽、防风、白附子、僵蚕、羌活、甘草以祛风散寒通经络。二诊又感受寒湿，郁于皮腠，出现颜面浮肿、胸背痒疹，口眼㖞斜加重，故改为葛根汤方加白术以祛皮腠间之风寒湿（《本经》言术"主风寒湿痹"，《别录》言术"逐皮间风水结肿"），即麻黄加术汤之意。

（二）肩凝症（肩周炎）

李某，男，50 岁，农民，河南偃师人。1988 年 4 月 20 日初诊。

主　诉｜右肩部疼痛，不能抬举，遇寒加重半年。

现病史｜患者右肩部疼痛，无汗，曾口服吲哚美辛、吡罗昔康等西药，效不著。舌质淡红，苔薄白，脉浮紧。

辨　病｜肩凝症（肩周炎）。

辨　证｜葛根汤证。

处　方｜葛根 30g，麻黄 10g，白芍 30g，桂枝 15g，片姜黄 10g，甘草 15g，生姜 10g，大枣 5 枚。5 剂，每日 1 剂，每剂煎两次，每次煎半小时。

1988 年 4 月 25 日二诊：服上方后，肩痛大减，已能抬举。改为独活寄生汤 3 剂而愈。

按　　《灵枢·经筋》篇云："足太阳之筋……其支者，从腋后外廉，结于肩髃……其病……项筋急，肩不举。"本案乃风寒外袭，太阳经脉郁阻，经筋失养所致，故用葛根汤加片姜黄以辛散风寒，舒筋缓急。5 剂而症大减，改为补益肝肾气血，兼祛风散寒舒筋的独活寄生汤 3 剂而愈。

三　麻黄加术汤

【原　　文】　《金匮要略·痉湿暍病脉证治第二》二十、湿家身烦疼，可与麻黄加术汤，发其汗为宜，慎不可以火攻之。

麻黄加术汤方：麻黄三两（去节）　桂枝二两（去皮）　甘草一两（炙）杏仁七十个（去皮尖）　白术四两

上五味，以水九升，先煮麻黄，减二升，去上沫，内诸药，煮取二升半，去滓，温服八合，覆取微似汗。

【病　　机】　寒湿在表，卫阳痹阻。

【功　　用】　发汗解表，散寒除湿。

【临床应用】

湿病（发热）

李某，男，28 岁，农民，河南偃师人。1980 年 8 月 2 日初诊。

主　诉｜发热无汗 2 天。

现病史｜患者发热，体温 38.3℃，恶寒，全身困痛，无汗，舌质淡红，苔白厚腻，脉浮紧而数。

辨　病｜湿病（寒湿在表证）。

辨　证｜麻黄加术汤证。

处　方｜麻黄 10g，桂枝 15g，杏仁 10g，苍术 20g，甘草 10g。1 剂，煎两次，每次煎半小时。

1980 年 8 月 3 日二诊：服后微汗出而热退，身困痛减，再服上方 1 剂而愈。

按　　本案为暑天发热，但从其舌脉症看，排除暑温、湿温，而是寒湿在表、卫阳痹阻之湿病，故用麻黄加术汤发汗解表，散寒除湿。

 四　# 麻黄杏仁薏苡甘草汤

【原　　文】　《金匮要略·痉湿暍病脉证治第二》二十一、病者一身尽疼，发热，日晡所剧者，名风湿。此病伤于汗出当风，或久伤取冷所致也，可与麻黄杏仁薏苡甘草汤。

麻黄杏仁薏苡甘草汤方：麻黄（去节）半两（汤泡）　甘草一两（炙）薏苡仁半两　杏仁十个（去皮尖，炒）

上剉麻豆大，每服四钱匕，水盏半，煮八分，去滓，温服。有微汗，避风。

【病　　机】　风湿在表而化热。

【功　　用】　解表祛湿，轻清宣化。

【临床应用】

（一）湿病（类风湿关节炎）

田某，男，13 岁，河南偃师人。1984 年 3 月 10 日初诊。

主　诉 ｜ 发热伴双侧膝、踝、髋关节肿痛热半年。

现病史 ｜ 患者半年前出现发热，体温波动在 38.1 ~ 40.0℃，曾在县医院诊断为类风湿关节炎，用青霉素、泼尼松、吡罗昔康等西药，时轻时重。刻诊：发热，午后甚，双侧膝、踝、髋关节肿痛，扪之而热，无汗，口不渴，食欲不振，小便短黄，血沉 60mm/h，舌质绛红，苔薄白，脉浮滑而数。

辨　病 ｜ 湿病（类风湿关节炎）。

辨　证 ｜ 麻杏苡甘汤证。

处　方 ｜ 麻黄 10g，杏仁 10g，薏苡仁 30g，甘草 15g，犀角粉[1] 3g（另包冲服），丹皮 10g，知母 15g，防己 15g，白术 10g。10 剂，每日 1 剂，每剂煎两次，每次煎半小时。

1984 年 3 月 22 日二诊：发热退，关节肿痛减，食欲增，小便清利，舌红不黯，脉浮不数，苔薄白，上方去犀角粉再取 10 剂。

1984 年 4 月 1 日三诊：关节肿痛减，饮食正常，时有汗出，脉浮而虚，舌象正常。血沉 20mm/h。改为防己黄芪汤加味。

处　方 ｜ 防己 15g，黄芪 30g，白术 15g，当归 10g，白芍 12g，黑杜仲 10g，桑寄生 15g，甘草 15g。10 剂。

后以此方加减一直服至 1984 年 5 月 10 日，诸症消失而停药。

按　　本案即后世所谓"热痹"。发热午后甚半年，关节肿痛而热，脉浮滑而数，说明风湿仍在表，但舌质绛红，则提示有邪入营血之象，故初诊用麻杏苡甘汤合防己、知母、白术以祛在表之风湿，加犀角、丹皮以清营热。二诊不发热，关节肿痛减，故减去清营热之犀角粉。三诊关节肿消痛减，时有汗出，脉浮而虚，提示邪未尽而正已虚，故改为防己黄芪汤加减，方证相应，故疗效颇佳。

（二）湿病（发热）

张某，男，28 岁，农民工，河南平顶山市人。1989 年 5 月 20 日初诊。

---

1 犀角已禁用，现多用水牛角代替。为维持医案原貌计，此处予以保留。下同。

主　诉｜午后低热 2 个月。

现病史｜2 个月前出现午后低热，体温波动在 37.2 ～ 37.8℃，因当时在广东打工，就诊于广州某省级医院，经检查无阳性结果而返乡。在平顶山某医院做多项检查，除 C 反应蛋白为 42mg/L 外，余无阳性结果。刻诊：午后低热，体温 37.2 ～ 37.8℃，发热时稍感肌肉困痛，无汗，饮食、二便正常，舌质正红，苔薄白，脉浮。

辨　病｜湿病（风湿在表证）。

辨　证｜麻杏苡甘汤证。

处　方｜麻黄 10g，杏仁 10g，生薏苡仁 30g，甘草 12g。7 剂，每日 1 剂，每剂煎两次，每次煎半小时。

1989 年 5 月 29 日二诊：服上方后，前两天微微汗出，即未再发热，体温正常，别无不适，为巩固疗效，故来再取上方 7 剂。

按　　本案属原因不明之低热，可能与其在南方感受湿邪有关，风湿在表而化热，出现低热、身困痛，故用麻杏苡甘汤轻清宣化，解表祛湿。

五　防己黄芪汤

【原　文】　《金匮要略·痉湿暍病脉证治第二》二十二、风湿，脉浮，身重，汗出恶风者，防己黄芪汤主之。

防己黄芪汤方：防己一两　甘草半两（炒）　白术七钱半　黄芪一两一分（去芦）

上剉麻豆大，每抄五钱匕，生姜四片，大枣一枚，水盏半，煎八分，去滓，温服，良久再服。喘者，加麻黄半两；胃中不和者，加芍药三分；气上冲者，加桂枝三分；下有陈寒者，加细辛三分。服后当如虫行皮中，从腰下如冰，后坐被上，又以一被绕腰以下，温令微汗，瘥。

《金匮要略·水气病脉证并治第十四》二十二、风水，脉浮身重，汗出恶风者，防己黄芪汤主之。

《金匮要略·水气病脉证并治第十四》附方：《外台》防己黄芪汤：治风水，脉浮为在表，其人或头汗出，表无他病，病者但下重，从腰以上为和，腰以下当肿及阴，难以屈伸。

【病　　机】　风湿表虚。

【功　　用】　益气健脾，祛风利湿。

【临床应用】　本方单独应用较少，与他方合用者，参见有关方证。

 # 六　甘草附子汤

【原　　文】　《金匮要略·痉湿暍病脉证治第二》二十四、风湿相搏，骨节疼烦掣痛，不得屈伸，近之则痛剧，汗出短气，小便不利，恶风不欲去衣，或身微肿者，甘草附子汤主之。

甘草附子汤方：甘草二两（炙）　白术二两　附子二枚（炮，去皮）　桂枝四两（去皮）

上四味，以水六升，煮取三升，去滓，温服一升，日三服。初服得微汗则解，能食。汗出复烦者，服五合，恐一升多者，服六七合为妙。

【病　　机】　风湿痹着筋骨，表里阳气俱虚。

【功　　用】　温经助阳，祛风逐湿。

【临床应用】　主要用于湿病（类风湿关节炎）。

类风湿关节炎

病例1.张某，女，32岁，农民，河南长葛人。1984年4月20日初诊。

主　诉｜全身疼痛2年。

现病史｜2年前人工流产后未休息而继续劳作，逐渐出现全身疼痛，尤以膝踝关节痛甚，在县医院诊断为类风湿关节炎，给予西药治疗，症状缓解。去年7月身痛增剧，先用茼麻叶包裹患处令其出汗而症不减，且恶风寒甚，继而又用熏蒸发汗法而虚脱，送县医院抢救而脱险，住院 1 月余，身痛稍减而出院。刻诊：时届季春，患者头裹纱巾，面戴口罩，足穿棉靴，身着绒衣，外套棉衣，畏风恶寒，一身尽痛，时时汗出，面色苍白，头眩短气，食欲不振，神疲懒言，二便尚可，舌质淡，苔白滑，脉浮而虚。

辨　病｜湿病（风湿表里阳气俱虚证）。

辨　证｜甘草附子汤证。

处　方｜淡附片 45g，桂枝 30g，炒白术 30g，炙甘草 30g，黄芪 30g，防己 15g。10 剂，每日 1 剂，每剂煎两次，每次久煎 1 小时。

1984 年 5 月 2 日二诊：服上方后，诸症大减，再服上方 10 剂。

1984 年 5 月 13 日三诊：全身疼痛较前减轻三分有二，汗出恶风寒亦再减，可穿着时令服装（稍加厚），食欲可，大便成形，每日 1 次，小便清利，仍有稍微乏力气短，舌质淡红，苔薄白，脉浮虚但沉取较前有力。治宜缓取，调整剂量为：

处　方｜淡附片 30g，桂枝 30g，炒白术 30g，炙甘草 30g，黄芪 60g，防己 20g，生姜 10g，大枣 5 枚。14 剂。

1984 年 5 月 28 日四诊：诸症均再减，上方一直服至 7 月初，诸症消失而停药。

按　　本案患者初因人工流产后感受风寒湿邪而致全身疼痛，后两次误治导致表里阳气大伤，遂使病情加重。正如《金匮要略·痉湿暍病》篇十八条："风湿相搏，一身尽疼痛，法当汗出而解，值天阴雨不止，医云此可发汗，汗之病不愈者，何也？盖发其汗，汗大出者，但风气去，湿气在，是故不愈也。"该篇二十四条所述之甘草附子汤证之病机为风湿表里阳气俱虚，本案与其病机相符，症状相似，故用甘草附子汤治之，三诊时病去三分有二，非短期所能收功，故减附子用量合防己黄芪汤以增强益气健脾除湿之功，方证相应，故疗效满意。本案再次说明，凡风湿或类风湿患者，治疗时无论是中药、西药或土单验方均不可使之汗出过多，以免"风气去，湿气在"，而使病情加重。

病例 2.郝某，男，40 岁，农民，三门峡市郊人。1991 年 5 月 21 日初诊。

主　诉｜腰髋及膝、手指关节疼痛 5 年。

现病史｜5 年前因承包果园，居住潮湿，加之劳累，渐至腰髋及膝、手指关节疼痛，某市医院诊为类风湿关节炎，服激素或止痛药，疼痛缓解。现上述关节仍痛，且汗出较多，恶风寒，来诊时上穿秋衣、绒衣、外衣，下穿秋裤、绒裤、布裤，面色无华，饮食、二便正常，脉沉紧，舌质淡，苔白滑。

辨　病｜湿病（类风湿关节炎）。

辨　证｜甘草附子汤证。

处　方｜制附子 30g，桂枝 30g，白术 30g，炙甘草 30g，乌梢蛇 15g。5 剂，每日 1 剂，每剂煎两次，每次久煎 1 小时。

1991 年 5 月 26 日二诊：服上方后，关节痛、汗出、恶风均大减。上方制附子加至 45g，另加熟地黄 30g，再取 10 剂，诸症消失。

> 按　　甘草附子汤证的辨证要点：关节疼痛及汗出恶风均较防己黄芪汤为甚，如前病例所述。例 2 加乌梢蛇者，取其祛风止痛；加熟地者，恐其病久伤阴也。

七　百合地黄汤

【原　　文】　《金匮要略·百合狐惑阴阳毒病脉证治第三》五、百合病不经吐、下、发汗，病形如初者，百合地黄汤主之。

百合地黄汤方：百合七枚（擘）　生地黄汁一升

上以水洗百合，渍一宿，当白沫出，去其水，更以泉水二升，煎取一升，去滓，内地黄汁，煎取一升五合，分温再服。中病，勿更服。大便当如漆。

【病　　机】　阴虚血热，百脉失养。

【功　　用】　养阴清热，滋润百脉。

【临床应用】

百合病

病例 1. 郭某，女，25 岁，农民，河南偃师人。1980 年 5 月 4 日初诊。

主　诉｜不欲言语、时而心烦、默默欲睡 1 周。

现病史 | 患者于 3 月中旬患感冒，自服复方乙酰水杨酸片汗出而愈。其后每隔五六天即发热、头痛、咽喉肿痛，每次均服复方乙酰水杨酸片、牛黄解毒片等，既汗且泻，症状消失。1 周前未再发热，但出现不欲言语，时而心烦，默默欲睡，又坐立不安，食欲不振，夜则失眠，口苦尿黄，大便正常，某医院诊断为神经衰弱，予镇静剂及维生素 B_1、维生素 B_6 等，效不著。现诸症如前，舌质红，苔薄黄，脉细数。腹部触诊：肝脾未触及，无压痛。听诊：心率 90 次 /min，律整，未闻及病理性杂音，肺部无阳性体征。

辨　病 | 百合病。

辨　证 | 百合地黄汤证。

处　方 | 生百合 30g，生地黄 30g，知母 15g，西滑石 30g，鸡子黄 1 枚。5 剂，每日 1 剂，每剂煎两次，每次煎半小时。

服药 5 剂，诸症消失，随访半年，未复发。

病例 2. 蔡某，男，30 岁，农民，河南偃师人。1982 年 10 月 20 日初诊。

主　诉 | 头痛心烦，坐立不安，不欲言语半月。

现病史 | 半月前患发热、头痛等，经治疗症状消失，继而出现头痛心烦，坐立不安，恶闻人声，不欲言语，小便短黄，脘腹胀满至今，舌质黯红，苔薄白，脉稍数。

辨　病 | 百合病。

辨　证 | 百合地黄汤证。

处　方 | 生百合 30g，生地黄 30g，西滑石 30g，丹参 30g，茯苓 15g，枳实 10g。3 剂，每日 1 剂，每剂煎两次，每次煎半小时。

1982 年 10 月 24 日二诊：服上方 3 剂，诸症均减，脉已不数，舌质仍黯红。上方去滑石、枳实，续服 5 剂而愈。

按　　百合病有因外感余热不尽所致者，亦有因情志刺激所致者。若因外感后所引起者，其病机为阴虚血热，百脉失养，故用百合、生地黄养阴清热，滋润百脉，再随症加减，疗效较好。有患者急性感染性疾病过程中伴发精神障碍，感染控制后仍有精神症状，笔者认为这种情况与百合病颇相类似。其症多见类似"神经衰弱"症状，但一般按神经衰弱治疗，效果多不满意，个别患者，病程可达数年。

八　甘草泻心汤

【原　　文】　《金匮要略·百合狐惑阴阳毒病脉证治第三》十、狐惑之为病，状如伤寒，默默欲眠，目不得闭，卧起不安，蚀于喉为惑，蚀于阴为狐，不欲饮食，恶闻食臭，其面目乍赤、乍黑、乍白。蚀于上部则声喝，甘草泻心汤主之。

甘草泻心汤方：甘草四两（炙）　黄芩　人参　干姜各三两　黄连一两　大枣十二枚（擘）　半夏半升

上七味，水一斗，煮取六升，去滓再煎，温服一升，日三服。

《伤寒论》：伤寒中风，医反下之，其人下利，日数十行，谷不化，腹中雷鸣，心下痞鞭而满，干呕，心烦不得安。医见心下痞，谓病不尽，复下之，其痞益甚。此非结热，但以胃中虚，客气上逆，故使鞭也。甘草泻心汤主之。（158）

【病　　机】　湿热内蕴（或湿热蕴毒），脾胃升降失常。

【功　　用】　健脾除湿，清热解毒。

【临床应用】　余用甘草泻心汤是根据《金匮要略·百合狐惑阴阳毒病脉证治第三》第十条文所述诸症为依据，或加减，或合方，治疗白塞病、结节性红斑、干燥综合征、复发性口腔溃疡、强直性脊柱炎、溃疡性结肠炎、痤疮、咳嗽、发热、口腔黏膜白斑、真菌性食管炎、真菌性发热、手足口病、干燥脱屑性唇炎、肿瘤化疗所致消化道反应、普通性脂溢性脱发等病症。

（一）狐惑（白塞病）

病例 1. 孙某，女，35 岁，河南长垣县人。病历号：14110196。2014 年 11 月 8 日初诊。

主　诉|复发性口腔溃疡，外阴溃疡，反复发热 7 年。

现病史|患者 7 年前出现复发性口腔溃疡，外阴溃疡，反复发热，于 2011 年 7 月就诊于北京协和医院，诊断为白塞病，给予泼尼松、沙利度胺等西药，症状消失。3 个月前又因发热，头痛，全身疼，口腔、外阴溃疡住某私立医院，按"白塞病"用西药治疗 2 个月，但因肝功能异常而出院。刻诊：口腔、外阴溃疡，双髋、膝、肩关节疼痛，遇冷加重，目赤，四肢散在瘀斑，舌质淡黯，苔白滑，脉弦。

辨　病｜狐惑病（白塞病）。

辨　证｜甘草泻心汤合防己黄芪汤、赤豆当归散证。

处　方｜清半夏20g，黄芩10g，黄连3g，干姜12g，党参15g，黄芪60g，白术15g，防己15g，制川乌15g，当归12g，甘草20g，赤小豆30g，12剂，每日1剂，每剂煎两次，每次久煎1小时。

2014年11月26日二诊：诸症均减，但便溏每日2次。上方加吴茱萸10g。12剂。

2014年12月9日三诊：口腔、外阴溃疡未发作，关节疼痛减轻，瘀斑消退，目赤减，舌质淡红，苔薄白，脉弦。仍用上方，制川乌加至20g。15剂。

此后，以上方加减一直服至2015年7月29日，除偶有口腔溃疡外，余症消失。

病例2. 马某，男，52岁，干部，河南偃师人。1986年7月10日初诊。

主　诉｜口腔及肛周溃疡11年。

现病史｜患者自1975年冬开始，口腔及肛周出现溃疡，时发时愈，并常感低热（体温波动在37.2～37.6℃），畏寒，膝关节酸痛，视力下降（左眼0.6、右眼0.4），食欲不振。曾按"复发性口腔溃疡"用中西药物治疗，效欠佳。遂于1979年3月到北京协和医院检查，诊断为白塞病，嘱服地塞米松3mg/d。服药月余，诸症渐减，但口腔及肛周溃疡仍时发时愈。半年后将地塞米松减至2.25mg/d，视力再度下降（左眼0.5、右眼0.3）。数年来一直服用地塞米松2.25mg/d，口腔及肛周溃疡仍反复发作。现口腔两颊黏膜、舌尖、口唇、肛周各有一处溃疡，视力左眼0.4、右眼0.2，颜面虚浮，神疲乏力，食欲不振，大便溏，每日3次，小便清长，自汗出，舌质淡，边有齿痕，苔黄白相间而厚腻，脉濡数。

辨　病｜狐惑病（白塞病）。

辨　证｜甘草泻心汤合赤豆当归散证。

处　方｜生甘草30g，半夏30g，黄芩15g，黄连10g，干姜15g，党参15g，当归10g，赤小豆30g，黄芪30g。20剂，每日1剂，每剂煎两次，每次煎半小时。并嘱继续服用地塞米松2.25mg/d。

二诊：前方连服4个月，诸症逐渐消失，饮食增，精神佳，二便尚可，舌仍淡，苔白，脉已不数，两尺无力。视力恢复至左眼0.6、右眼0.3。服上药期间，患者曾试图减少激素用量，但减至1.5mg/d时，口腔溃疡间或复发，故激素未敢减量。据刻下脉症，试以补肾气为法。

处　方｜熟地炭 30g，山药 30g，山萸肉 15g，丹皮 10g，茯苓 15g，泽泻 15g，制附子 20g，上肉桂 3g，黄芪 30g，黄连 3g。30 剂。嘱每服 15 剂，地塞米松减 0.37mg。

三诊：服上方 1 月，地塞米松减至 1.5mg/d，诸症未复发，颜面浮虚渐消，尺脉较前有力，舌质稍淡，苔薄白。仍服二诊方，递减激素如前。

四诊：上方连服 2 月余，激素递减以至停用，除口腔曾出现一处溃疡，数日即愈外，其他无不适，视力明显好转（左眼 0.9、右眼 0.6）。嘱以二诊方再进 2 个月，以巩固之。随访 3 年，诸症未再发。

病例 3. 王某，女，44 岁，农民工，河南信阳人。病历号：14030195。2014 年 3 月 21 日首诊。

主　诉｜前阴溃疡疼痛、带下稀黏量多、口角糜烂 2 年半。

现病史｜患者 2 年前出现前阴溃疡，在郑州多家省、市医院就诊检查，均未发现阳性结果。刻诊：症如前述，询知曾有复发性口腔溃疡，舌质淡，苔白滑，脉弦。

辨　病｜狐惑病（白塞病）。

辨　证｜甘草泻心汤证。

处　方｜清半夏 30g，黄芩 10g，黄连 3g，干姜 12g，党参 20g，苦参 15g，甘草 30g，土茯苓 30g。7 剂，每日 1 剂，每剂煎两次，每次煎半小时。服上方后前症大减，间断服药（因其到外地打工）至 2015 年 10 月 15 日，诸症消失。

2016 年 5 月 26 日二诊：自述原来病症痊愈，故未再来诊。患者于 3 个月前行子宫摘除术，术后刀口愈合，但刀口处疼痛至今未愈，且伴双膝关节冷痛，舌质淡，苔白滑，脉弦。

辨　证｜甘草泻心汤合防己黄芪汤证。

处　方｜清半夏 20g，黄芩 10g，黄连 3g，干姜 12g，黄芪 60g，白术 15g，防己 20g，制川乌 15g，当归 15g，甘草 20g。10 剂，每日 1 剂，每剂煎两次，每次久煎 1 小时。

2016 年 6 月 6 日三诊：服上方后双膝关节及腹部刀口疼痛大减，再取上方 10 剂以巩固之。

病例 4. 白某，女，28 岁，职员，北京市人。病历号：16050163。2016 年 5 月 24 日初诊。

主　诉｜复发性口腔溃疡 3 年，伴外阴溃疡 1 年。

现病史｜患者 2013 年开始反复出现口腔溃疡，2015 年伴见外阴溃疡，于 2016 年 5 月 3 日到北京大学人民医院检查，诊断为白塞病，因惧怕西药副作用，经介绍，未用西药而找余诊治。刻诊：口腔、外阴溃疡及下肢结节性红斑反复发作，目赤干涩，面部痤疮，头皮毛囊炎，上腹胀，便秘，皮肤瘙痒，舌质淡红，苔白滑，脉弦。

辨　病｜狐惑病（白塞病）。

辨　证｜甘草泻心汤合赤豆当归散、麻杏苡甘汤证。

处　方｜清半夏 20g，黄芩 10g，黄连 3g，干姜 12g，党参 15g，当归 15g，赤小豆 30g，麻黄 10g，杏仁 10g，生薏苡仁 30g，荆芥 10g，防风 10g，土茯苓 30g，苦参 10g，甘草 20g。15 剂，每日 1 剂，每剂煎两次，每次煎半小时。

2016 年 6 月 13 日二诊：前症均减，仍便秘，易汗出。上方加黄芪 50g，白术 12g，防风 10g，防己 12g，升麻 10g。30 剂。

2016 年 9 月 11 日三诊：诸症均已消失，但仍便秘。用 6 月 13 日方加赤芍 20g。45 剂。

2016 年 11 月 22 日四诊：前症均未再发作，原下肢结节性红斑处，遗留色素沉着，近几天上腹胀，时恶心，查 B 超示：胆囊壁毛糙。调方兼治其胆囊疾患。

处　方｜柴胡 20g，黄芩 10g，清半夏 20g，炒枳实 10g，白芍 20g，乌梅 15g，黄连 3g，干姜 12g，当归 15g，赤小豆 30g，甘草 20g。30 剂。

2017 年 7 月 2 日五诊：服上方后诸症均愈。半个月前诸症又发作，仍是口腔、外阴溃疡，下肢结节性红斑，目不干涩，时目赤，痤疮愈，头皮毛囊炎及皮肤瘙痒偶尔发作，或有黄带。

处　方｜清半夏 20g，黄芩 10g，黄连 3g，干姜 12g，当归 15g，赤小豆 30g，麻黄 10g，杏仁 10g，生薏苡仁 30g，苦参 12g，炒苍术 15g，黄柏 12g，黄芪 60g，防己 12g，荆芥 10g，防风 10g，地肤子 30g，土茯苓 30g，甘草 20g。30 剂。

2018 年 6 月 20 日六诊：服上方后，诸症消失近 1 年，1 个月前诸症又发作，在北京某医院用滋阴降火、清热解毒类中药后诸症加重，口腔、外阴溃疡及下肢结节性红斑发作频繁，目赤干涩，痤疮，腹痛，带下色黄，舌质淡红，苔白滑，脉弦。

处　方｜清半夏 20g，黄芩 10g，黄连 3g，干姜 12g，当归 15g，赤小豆

30g，麻黄10g，杏仁10g，生薏苡仁30g，苦参12g，黄柏12g，黄芪60g，防己12g，荆芥10g，防风10g，柴胡12g，炒枳实10g，白芍20g，土茯苓30g，甘草20g。30剂。

此后以上方稍作加减间断服至2018年11月19日，除偶有结节性红斑外，余症均未再发作，再取上方30剂巩固之。

按　白塞病是一种全身性免疫系统疾病，基本病理改变为血管炎。可侵害人体多个器官，包括口腔、皮肤、关节肌肉、眼睛、血管、心脏、肺和神经系统等，主要表现为反复口腔和会阴部溃疡、皮疹、下肢结节红斑、眼部虹膜炎、食管溃疡、小肠或结肠溃疡及关节肿痛等。《金匮》"狐惑病"与白塞病的临床表现颇相类似，故选甘草泻心汤加减以治之。《诸病源候论》卷八《伤寒病诸候·伤寒狐惑候》云："狐惑二病者……皆由湿毒气所为也。"可知"湿毒"是狐惑病的主要病机。由于患者体质、病程及治疗经过等的不同，故在证候上有兼寒、夹热、偏虚、偏实的差异。

病例1因湿热兼寒流注关节，致双髋、膝、肩关节疼痛，遇冷加重，故用甘草泻心汤合防己黄芪汤加制川乌；因目赤，故加赤豆当归散，一般情况下，前阴溃疡者，可用苦参煎水熏洗患处，或于汤剂中加苦参内服，因本例寒湿较重，故未用苦参。病例2初诊时以湿热为主，兼有气虚故用甘草泻心汤合赤豆当归散加味以治之。及至再诊时，证情虽基本痊愈，但激素不能减量，颇为棘手。据有关报道，长期服用激素，多出现阴虚火旺之证，但从本例证情来看，自服甘草泻心汤加味后，热象已除，似以肾气虚为主。此外，据现代药理研究，附子、肉桂、熟地均有促进肾上腺皮质功能的作用。故改用金匮肾气丸加味，以图递减激素用量，结果疗效满意，终至停用激素而诸症未复发。说明长期服用激素，由于个体的差异，也有表现为肾气虚或肾阳虚者。病例3以前阴溃疡为主，即狐惑病"蚀于阴为狐"之症，乃湿热毒邪下注所致，故用甘草泻心汤加苦参、土茯苓以增强其燥湿解毒之力；其后因术后气血亏虚，加之湿热兼寒流注膝关节及刀口处而致局部疼痛，故加防己黄芪汤、制川乌、当归以益气养血，利湿散寒，疗效较好。病例4是较典型的白塞病，多个器官、系统均有损害，如口腔、外阴溃疡（黏膜损害），结节性红斑、痤疮、毛囊炎（血管、皮肤损害），目赤干涩（眼损害），腹胀、便秘（胃肠道损害）等。基本方是甘草泻心汤，结节性红斑合麻杏苡甘汤；目赤干涩加赤豆当归散；外阴溃疡加苦参；痤疮、毛囊炎加荆芥、防风、土茯苓或地肤子；白塞病患者的胃肠道症状多表现为腹胀便溏，本案却表现为便秘，而此种便秘并非热盛或阴虚，而是气虚脾虚不能运化使然，故二诊、三诊加用余治疗气虚便秘的黄芪赤风汤，此外，还加了白术、防己，取其预防湿热流注关节之用。四诊合并胆囊炎，故合大柴胡汤加减。六诊前由于来诊不便，在北京某医院用滋阴泻火、清热解毒类中药使病情加重，仍用五诊方加减继服，终使病情稳定。需要指出的是，一般认为白塞病患者应当多吃水果，但余认为甘草泻心汤所治的白塞病属湿热为患，水果、蜂蜜、白糖、果汁饮料，均在禁忌之列，因其能助湿伤脾胃也。

（二）结节性红斑

病例1.马某，女，78岁，郑州市人。1998年4月15日初诊。

主　诉｜发现面部红色肿块1周。

现病史｜患者1周前于右侧面颊部突然出现一如拇指大小不痛的红色肿块，即住郑州市某医院按局部炎症静脉注射消炎针剂（药物不详）1周，原肿块不消且稍增大而疼痛，遂求余诊治。刻诊：右侧面颊部红色肿块如前且痛，曾有复发性口腔溃疡史，现下口唇内侧有一小溃疡，舌质红，苔白滑，脉弦。

辨　病｜狐惑病（白塞病）。

辨　证｜甘草泻心汤合麻杏苡甘汤证。

处　方｜清半夏30g，黄芩10g，黄连3g，干姜12g，党参12g，麻黄10g，杏仁10g，生薏苡仁30g，甘草30g。3剂，每日1剂，每剂煎两次，每次煎半小时。嘱其停用西药，忌食水果、蜂蜜、白糖。

1998年4月18日二诊：服上方后（已出院）肿块已消大半，不痛，色变黯，口腔溃疡愈，再服上方10剂。

后其女来看其他病，言其母服上方后前症愈，未再发。

按　　狐惑病（白塞病）的结节性红斑，大多出现在下肢，但也有出现在头面部者，此即狐惑病"其面目乍赤、乍黑、乍白"中的"乍赤"者。麻杏苡甘汤原为治疗风湿在表而化热，证见"病者一身尽疼，发热，日晡所剧者"的方剂，甘草泻心汤证的结节性红斑是湿热毒邪壅遏在表的脉络所致，其病机相类，故凡伴见结节性红斑者，均可合麻杏苡甘汤以治之。

病例 2. 秦某，男，49 岁，郑州市人。病历号：16090138。2016 年 9 月 20 日初诊。

主　诉｜左腮腺肿块近 3 个月。

现病史｜3 个月前患者因发热、左腮腺肿块就诊省某医院，住院静脉注射，第 2 天即不发热，于 2016 年 6 月 27 日做左腮腺肿块手术，但术后肿块复发且刀口不能愈合，2016 年 8 月 3 日在某院做组织病理学检查示：（左腮腺区）软组织慢性化脓性炎症伴肉芽肿形成。用抗生素无效。2016 年 8 月 29 日磁共振成像检查报告示：左腮腺肿物术后改变（病史提示）；空泡蝶鞍。遂出院。刻诊：左腮腺肿块稍痛，刀口未愈合，有水样渗出，曾有复发性口腔溃疡，面部有痤疮，舌质淡，苔白，脉沉弦。

辨　病｜狐惑病（白塞病）。

辨　证｜甘草泻心汤合麻杏苡甘汤证。

处　方｜清半夏 30g，黄芩 20g，黄连 6g，干姜 12g，麻黄 12g，杏仁 10g，生薏苡仁 30g，柴胡 30g，荆芥 10g，防风 10g，甘草 21g。3 剂，中药颗粒剂，日 1 剂，早晚各 1 次开水冲服。

2016 年 9 月 23 日二诊：肿痛渗出均减，再服上方 7 剂。

2016 年 9 月 29 日三诊：症再减，但刀口仍未完全愈合，易汗出。上方加黄芪 50g，白术 12g，防己 10g。12 剂。

2016 年 10 月 13 日四诊：肿痛基本消失，刀口已愈合，汗出愈，痤疮未再发。

处　方｜清半夏 30g，黄芩 20g，黄连 6g，干姜 12g，麻黄 12g，杏仁 10g，生薏苡仁 30g，柴胡 18g，荆芥 10g，防风 10g，甘草 21g。10 剂，以巩固疗效。

2017 年 5 月 20 日电话随访，言其诸症至今未复发。

病例 3. 孙某，女，55 岁，周口市太康县人。病历号：16110156。于 2016 年 11 月 21 日初诊。

主　诉｜双足底有结节疼痛1年半。

现病史｜患者双足底有结节（不红）疼痛1年半，曾在省市多家医院做多项检查，诊断不明，治疗无效。刻诊：双足底结节（不红）疼痛，行走及休息均疼痛难忍，询知半年前上下肢曾有一如枣样大小的红色结节疼痛，一周后消失，两年前曾有复发性口腔溃疡，饮食、二便尚可，舌质正红，苔白滑，脉弦。

辨　病｜狐惑病（白塞病）。

辨　证｜甘草泻心汤合麻杏苡甘汤、防己黄芪汤证。

处　方｜清半夏20g，黄芩10g，黄连3g，干姜12g，黄芪50g，白术15g，防己20g，制川乌12g，麻黄10g，杏仁10g，生薏苡仁30g，甘草20g。7剂，每日1剂，每剂煎两次，每次久煎1小时。

2016年11月29日二诊：服上方足底结节消失大半，疼痛大减，再用上方加当归15g，制川乌加至20g。14剂。

2016年12月15日三诊：足底疼痛再减，结节较前少，但自觉痛处发热，两眼干涩，舌质红苔薄白，脉弦。

处　方｜清半夏20g，黄芩10g，黄连3g，干姜12g，黄芪50g，苍术20g，防己20g，黄柏12g，制川乌12g，麻黄10g，杏仁10g，生薏苡仁30g，甘草20g，当归15g，赤小豆30g。15剂。

2017年1月4日四诊：疼痛、结节、眼干涩、足底热均较前大减。再服上方20剂。

2017年2月9日五诊：诸症基本痊愈，再服上方20剂巩固疗效。

按　　此案可谓疑难病例，双足底结节疼痛一年半，经多项检查无阳性结果，余抓住曾有口腔溃疡和曾有结节性红斑这两个特异性症状，诊断为狐惑病的甘草泻心汤合麻杏苡甘汤、防己黄芪汤方证。初诊加制川乌，二诊加当归，增制川乌用量，乃因患处痛甚，而痛甚之因，则为兼有寒邪，正如《素问·痹论》所云："痛者，寒气多也，有寒，故痛也。"故用制川乌散寒止痛，当归活血通经。三诊自觉痛处发热，两眼干涩，说明有化热之象，故减川乌用量，加黄柏、赤小豆以清热利湿。由于辨证无误，方证相应，故能取得满意疗效。

（三）干燥综合征

病例1.李某，女，40岁，郑州市人。2012年4月2日初诊。

主　诉｜双侧腮腺肿痛伴发热1周。

现病史｜患者双侧腮腺肿痛伴发热1周，在省人民医院做腮腺造影示腮腺体实质严重萎缩，几乎不能分泌唾液，诊断为干燥综合征。因患者惧怕免疫抑制剂的不良反应而求中医诊治。刻诊：发热（38.0℃），双侧腮腺肿痛，口干无唾液，眼干涩，曾有复发性口腔溃疡，便溏，每日1次，膝关节冷痛，舌质淡红无苔，脉滑数。

辨　病｜干燥综合征。

辨　证｜甘草泻心汤合防己黄芪汤证。

处　方｜清半夏20g，黄芩10g，黄连3g，干姜12g，党参15g，柴胡30g，黄芪50g，白术12g，防己20g，制川乌15g，甘草20g。3剂，每日1剂，每剂煎两次，每次久煎1小时。

2012年4月5日二诊：服上方后，已不发热，腮腺肿痛、口干、膝关节痛均稍减，上方柴胡减至15g，另加当归12g、赤小豆30g。10剂。

2012年4月15日三诊：腮腺肿消1/3，不痛，口眼干大减，膝关节已不痛，大便成形，舌质淡红，有少许薄白苔，脉弦。

处　方｜清半夏20g，黄芩10g，黄连3g，干姜12g，党参15g，柴胡12g，黄芪50g，白术12g，防己20g，制川乌15g，甘草20g，当归12g，赤小豆30g。15剂。

此后，上方一直服至2012年10月15日诸症消失而停药，至今未复发。

病例2.吴某，女，51岁，干部，河南省商丘市人。病历号：14030149。2014年3月12日初诊。

主　诉｜口咽干燥7年。

现病史｜患者2007年因口眼干燥在河南省人民医院检查诊断为干燥综合征。自述免疫力低下，白细胞低，平素易感冒。曾服养阴益气类中药2年余，无效且泄泻。昨天河南省人民医院检查：白细胞$2.62×10^9$/L。刻诊：鼻塞流清涕，头汗出，全身肌肉关节酸痛，口眼微干，曾有复发性口腔溃疡（每年发作约3次），大便溏泻，每日3~4次，不发热，舌淡胖边有齿痕，苔薄白，脉浮而虚。

辨　病｜狐惑病（干燥综合征）。

辨　证｜甘草泻心汤合御寒汤证。

处　方｜清半夏20g，干姜12g，甘草20g，川羌活10g，白芷10g，防风10g，升麻10g，黄芪60g，苍术15g，黄柏10g，黄连3g，党参20g，陈皮

6g，款冬花 12g，甘草 20g。14 剂，每日 1 剂，每剂煎两次，每次煎半小时。

上方一直服至 2014 年 9 月 25 日，感冒次数明显减少，已无汗出，全身肌肉关节未再痛，口、眼微干，大便溏泻，每日 1 次，舌正红，苔薄白，脉弦。于河南省人民医院检查，免疫球蛋白 G 22.3g/L ↑（参考值：6.3～15.2g/L），血沉 25mm/h ↑（参考值 0～20），白细胞 2.62×10⁹/L，自身免疫抗体：抗 SSA 抗体（+）、抗 SSB 抗体（+）、抗 Ro-52 抗体（+），余正常。续服上方 30 剂。

其后仍间断服上方至 2015 年 10 月，经河南省人民医院检查：免疫球蛋白 G 21.30g/L ↑，血沉 24mm/h ↑，其余均正常。

后仍以此方出入间断服药至 2016 年 5 月 13 日，自述服上药后未再感冒，自觉身体抵抗力增强，多次复查血常规，白细胞升至正常，血沉逐渐降至 19mm/h。再服上方 30 剂巩固之。

> **按** 干燥综合征的中医辨证，其病机较为复杂，上述两例均有复发性口腔溃疡史，故均用甘草泻心汤。例 1 因有发热及腮腺肿痛，故加柴胡；因伴见膝关节冷痛，故合防己黄芪汤加制川乌；因眼干，故合赤豆当归散。干燥综合征的口眼干燥，其病机并非都是阴虚燥热，如此两例就是湿热毒邪壅遏三焦腠理，津液不能正常布散所致。其治法正如《素问·脏气法时论》所说："肾苦燥，急食辛以润之，开腠理，致津液，通气也。"例 2 因容易感冒、白细胞低，故合李东垣的御寒汤以治之。

（四）口疮（复发性口腔溃疡）

病例 1. 陈某，女，56 岁，河南荥阳人。病历号：13070559。2013 年 7 月 26 日初诊。

主　诉｜复发性口腔溃疡 10 余年。

现病史｜患者 10 年前出现反复口腔溃疡发作，每年约 15 次，曾服三黄片、知柏地黄丸及中药汤剂等，或无效或加重，此次咽部扁桃体及下唇内侧各有两个绿豆大溃疡，已 1 周未愈合，食欲可，但溃疡处疼痛，便溏每日 1～2 次，舌质淡红，苔白滑，脉弦。

辨　病｜口疮（复发性口腔溃疡）。

辨　证｜甘草泻心汤证。

处　方｜清半夏 30g，黄芩 10g，黄连 3g，干姜 12g，党参 20g，甘草 30g，大枣 5 枚。10 剂，每日 1 剂，每剂煎两次，每次煎半小时。嘱其忌食水果、蜂蜜、白糖、果汁饮料、蛋糕、羊肉、辣椒。

2013年8月5日二诊：溃疡已不痛，便溏每日1次。上方加上肉桂3g（另包冲服）。12剂。

2013年8月18日三诊：溃疡愈合，大便成形，但前天感冒，不发热，不头痛，咳嗽吐白痰。用8月5日方加紫苏叶12g，款冬花10g。12剂。

2013年8月29日四诊：咳嗽愈，溃疡未再发作。继服8月5日方12剂。

2013年9月9日五诊：口腔溃疡未再发，再取8月5日方14剂巩固疗效。

病例2. 李某，男，76岁，郑州市人。病历号：1311014。2013年11月8日初诊。

主　诉｜复发性口腔溃疡15年。

现病史｜反复口腔溃疡15年，每年复发20余次，每发或舌或唇或两颊或咽2~3处溃疡，常服B族维生素、黄连上清丸、栀子金花丸等，服中成药时便溏、偶有泄泻，时或便秘。食欲尚可，但吃东西时患处疼痛。刻诊：舌边、下唇、上颊各有1处如黄豆大溃疡不等，接触食物疼痛，此次发作半月未愈合，舌质淡，苔白滑，脉弦。

辨　病｜口疮（复发性口腔溃疡）。

辨　证｜甘草泻心汤证。

处　方｜清半夏20g，黄芩10g，黄连3g，干姜12g，党参20g，淡附片12g，上肉桂6g，甘草20g，大枣5枚。12剂，每日1剂，每剂煎两次，每次久煎1小时。嘱忌食水果、蜂蜜、白糖、果汁饮料、蛋糕、羊肉、辣椒。

2013年11月20日二诊：口腔溃疡愈合，再服上方12剂。

2013年12月2日三诊：口腔溃疡未再发作，仍服上方12剂以巩固之。

病例3. 张某，男，20岁，大学生，郑州市人。病历号：19010078。于2019年1月14日初诊。

主　诉｜复发性口腔溃疡10余年。

现病史｜患者复发性口腔溃疡10余年，每年15次左右，每次发作约半月方能愈合，曾服多种中西药，效不佳，此次扁桃体及上、下唇内侧各有一绿豆大溃疡，接触食物时疼痛已3天，食欲二便可，舌质淡红，苔白滑，脉弦。

辨　病｜口疮（复发性口腔溃疡）。

辨　证｜甘草泻心汤证。

处　方｜清半夏24g，黄芩10g，黄连3g，干姜12g，人参15g，淡附片9g，肉桂6g，甘草21g。7剂，中药颗粒剂，日1剂，早晚各1次，开水冲服。

2019年2月22日二诊：服上方后，口腔溃疡愈合，且未复发，因赴成都上学，故取上方30剂以备复发时服用。

按　　口疮乃临床常见病，西医学称其为复发性口腔溃疡。其发病或为免疫缺陷，或为自身免疫反应；亦与遗传密切相关，多有明显家族遗传倾向，父母复发性口腔溃疡，子女更易罹患。就中医辨证而言，复发性口腔溃疡有多种病机，如心脾积热，阴虚火旺，肺胃积热，阳虚浮火等。甘草泻心汤证乃湿热内蕴、脾胃升降失常所致，湿热蕴毒伤及口腔黏膜，故致口腔溃疡，即狐惑病之"蚀于喉""蚀于上"者也。甘草泻心汤证的辨证要点：服清热解毒或滋阴泻火类中药（成药或汤剂）症状不轻或加重；多伴有上腹胀满（心下痞），大便溏或秘；舌淡红，苔白滑。日久不愈者，可加附子、肉桂，即"引火归原"之意。

关于本证忌食水果、蜂蜜、白糖、果汁饮料、蛋糕、羊肉、辣椒的问题，水果、蜂蜜、白糖、果汁饮料、蛋糕均属寒凉甜腻之品，此类食品均能伤脾生湿，而羊肉、辣椒则能生热助火，故均需忌之。临床往往见到服甘草泻心汤已愈的患者，由于不忌口而使口腔溃疡复发。

（五）强直性脊柱炎

病例1. 张某，男，22岁，郑州某大学学生。2014年2月14日初诊。

主　诉｜腰痛2月余。

现病史｜患者于2013年12月，因腰痛在某院检查：双侧4字试验阳性，双侧髋关节外旋受限，直腿抬高实验（＋），腰椎前屈、后伸、侧弯受限，实验室检查：HLA-B27（＋），血沉50mm/h，C反应蛋白12mg/L，类风湿因子（－），抗"O"正常。骨盆X线：双侧骶髂关节面呈锯齿样改变，部分韧带钙化，间隙模糊。诊断为强直性脊柱炎。服柳氮磺胺嘧啶等治疗，效果欠佳，故找余诊治。

刻诊：诉腰痛2年余，近2个月腰部酸楚疼痛加重，夜间尤甚，活动不利、行步受限（以其所住之学生宿舍位于六楼，因上下楼不便而休学），腰部板滞，久坐明显，稍活动可略有缓解，髋、膝关节冷痛，伴气短乏力，纳差，面部痤疮较重，多梦，大便每日2次、黏腻不爽，小便赤，患者平时有反复性口腔溃疡，每年10余次，舌质红苔黄，脉浮滑。

辨　病｜强直性脊柱炎。

辨　证｜甘草泻心汤合防己黄芪汤证。

处　方｜清半夏 30g，黄芩 10g，黄连 3g，干姜 10g，党参 15g，甘草 30g，黄芪 60g，防己 30g，生白术 15g，生薏苡仁 30g，荆芥 10g，防风 10g，制川乌 30g。7 剂，每日 1 剂，每剂煎两次，每次久煎 1 小时。

2014 年 2 月 22 日二诊：患者服药 1 周，腰部疼痛明显缓解，舌红，苔薄黄，脉浮滑。继以前方 7 剂。

2014 年 3 月 2 日三诊：患者腰、髋及膝关节疼痛几无，纳可，便调，寐安，痤疮亦减轻，舌边尖红，苔薄黄，脉弦。前方加桂枝 30g，15 剂。此后又以上方加减服用 2 个月，诸症若失，已返校恢复学业。

病例 2. 叶某，女，30 岁，农民，河南偃师人。病历号：13080113。2010 年 4 月 11 日初诊。

主　诉｜髋关节疼痛、活动受限半年。

现病史｜患者髋关节疼痛，活动受限半年，到洛阳某医院检查：HLA-B27（＋），血沉 49mm/h。骨盆 X 线：双侧骶髂关节面呈锯齿样改变，部分韧带钙化，间隙模糊。诊断为强直性脊柱炎，因惧怕西药不良反应而求余诊治。刻诊：腰骶及髋关节疼痛，天阴或遇冷加重半年，平时有复发性口腔溃疡（每年 5～8 次），月经、饮食、二便均尚可，舌质淡红，苔白滑，脉弦。

辨　病｜强直性脊柱炎。

辨　证｜甘草泻心汤合防己黄芪汤证。

处　方｜清半夏 20g，黄芩 10g，黄连 3g，干姜 12g，党参 15g，甘草 20g，黄芪 60g，防己 20g，生白术 15g，制川乌 15g，桂枝 12g，生薏苡仁 30g。7 剂，每日 1 剂，每剂煎两次，每次久煎 1 小时。

按　　　强直性脊柱炎是以骶髂关节和脊柱附着点炎症为主要症状的疾病，与 HLA-B27 呈强关联，是自身免疫性疾病。

强直性脊柱炎的中医病机较为复杂，甘草泻心汤合防己黄芪汤加味所治者，仅限于伴有复发性口腔溃疡者，即狐惑病"状如伤寒"的"体痛"症候。其病机为湿热兼风寒侵袭筋骨督脉，故用甘草泻心汤健脾清热祛湿，防己黄芪汤加薏苡仁、荆芥、防风、制川乌、桂枝，益气祛风湿，散寒以止痛。湿热除，风寒祛，经脉通，筋骨督脉得以荣养，则诸症悉除。忆及 1989 年在偃师县中医院坐诊时也曾用上方治疗数例强直性脊柱炎患者，均收到症状消失、HLA-B27 转阴的效果，惜病例未保存。

附案[1]：季某，男，32 岁，河南开封人。病历号：18050177。2018 年 5 月 25 日初诊。

主　诉｜腰背及左下肢疼痛 2 年余。

现病史｜患者于 2016 年 2 月 17 日因腰背及左下肢疼痛半年，在郑州某院诊断为腰 2 椎管内神经鞘瘤而行手术治疗。术后腰及左下肢疼痛消失，但背痛不减。2017 年 12 月在北京某医院诊断为棘上韧带炎、肌筋膜炎，给予盐酸乙哌立松片，服 1 周后症状不减。又到北京积水潭医院诊断为骨关节炎（HLA-B27 阳性，但骶髂关节 X 线片不符合强直性脊柱炎诊断）。刻诊：背（胸椎下段）痛，阴天加重，夜间痛甚 2 年余，肢体散在数个小脂肪瘤，平时有复发性口腔溃疡（每年 10 余次），童年有在地板上睡觉史，大便溏，每日 2 次，舌质淡红，苔白滑，脉弦。

辨　病｜胸椎骨关节炎。

辨　证｜甘草泻心汤合防己黄芪汤证。

处　方｜清半夏 30g，黄芩 10g，黄连 3g，干姜 15g，人参 12g，甘草 15g，黄芪 60g，防己 20g，生白术 15g，制川乌 15g，桂枝 15g，炒白芥子 12g，制天南星 12g。7 剂，每日 1 剂，每剂煎两次，每次久煎 1 小时。

2018 年 6 月 1 日二诊：服上方后背痛大减，再服上方 14 剂。

2018 年 6 月 15 日三诊：背已不痛，为巩固疗效，再取上方 20 剂。

按　　此病例以背痛为主症，虽 HLA-B27 阳性，但 X 线片检查不符合强直性脊柱炎的诊断标准，北京积水潭医院诊断为（胸椎）骨关节炎，余当时诊治中亦未嘱进一步检查，按中医痹证治疗。因其有复发性口腔溃疡病史，故符合甘草泻心汤合防己黄芪汤证，又因其伴有多发性脂肪瘤（痰瘤），故加白芥子、天南星以祛皮里膜外之痰瘤，方证相应，疗效颇佳。

（六）溃疡性结肠炎

江某，男，45 岁，职员，河南杞县人。病历号：15070203。2017 年 4 月

---

1 该案未确诊为强直性脊柱炎，作为附案收录于此。

2 日初诊。

主　诉｜泄泻伴左腹疼痛半年。

现病史｜患者因大便泄泻带黏液于 2016 年 10 月 13 日到郑州某院检查，电子肠镜诊断：结肠溃疡、内痔；横结肠活检示：黏膜慢性炎，符合溃疡，部分腺体增生。口服美沙拉秦后症状消失。平时曾有复发性口腔溃疡（每年约 5 次），前几天感冒。刻诊：咽干痛伴咽喉不利，咳少许白黏痰，口腔内两颊黏膜白斑稍痛，左少腹疼痛，泄泻每日 4～6 次，带少许白黏液，不带血，无里急后重，目前服美沙拉秦每日 1 粒，舌质淡红，苔薄白，脉弦。

辨　病｜溃疡性结肠炎。

辨　证｜甘草泻心汤证。

处　方｜清半夏 20g，黄芩 10g，黄连 3g，干姜 12g，党参 20g，甘草 20g，大枣 5 枚。12 剂，每日 1 剂，每剂煎两次，每次煎半小时。

2017 年 4 月 20 日二诊：咽中不利消失，口腔内两颊黏膜白斑不痛，但左少腹疼痛、大便泄泻及黏液不减。上方加淡吴萸 10g，盐补骨脂 12g，五味子 12g，煨肉豆蔻 12g。12 剂。

2017 年 5 月 3 日三诊：前症均减，嘱其停服美沙拉秦。

处　方｜清半夏 20g，黄芩 10g，黄连 3g，干姜 12g，党参 20g，甘草 20g，大枣 5 枚，淡吴萸 10g，盐补骨脂 12g，五味子 12g，煨肉豆蔻 12g，乌梅 20g，肉桂 10g。14 剂。

2017 年 6 月 2 日四诊：咽不痛，口腔黏膜白斑消失，大便每日 3 次，黏液较前少。继服上方 30 剂。

此后以上方稍作加减服至 2017 年 10 月 27 日，诸症消失而停药。

按　　　溃疡性结肠炎是一种病因尚不十分明确的结肠和直肠慢性非特异性炎症性疾病，病变局限于大肠黏膜及黏膜下层。病变多位于乙状结肠和直肠，也可延伸至降结肠，甚至整个结肠。溃疡性结肠炎就中医病机而言，往往是寒热虚实错杂，尤其是以血便为主者治疗较为困难。本案是以泄泻、黏液便为主症，平时有复发性口腔溃疡，故用甘草泻心汤合四神丸以治之，后又加乌梅、肉桂，有乌梅丸之意。对于平时没有口腔溃疡及以血便为主的患者，本方效果不好。

（七）痤疮

病例 1.李某，女，21 岁，郑州市人。病历号：13120289。2013 年 12 月 18 日初诊。

主　诉｜面部两颊、口周痤疮伴胸背毛囊炎样皮疹 5 年。

现病史｜患者 5 年前出现面部两颊、口周痤疮伴胸背毛囊炎样皮疹，每于经前加重。月经量少，色黯有块，平素手足逆冷。2 年前至今患复发性口腔溃疡年 10 余次。此前服清热凉血类中药无效且大便溏、每日 1 次。舌质淡红，苔白滑，脉弦。

辨　病｜痤疮。

辨　证｜甘草泻心汤证。

处　方｜清半夏 20g，黄芩 10g，黄连 3g，干姜 12g，甘草 20g，荆芥 10g，防风 10g，当归 12g。10 剂，每日 1 剂，每剂煎两次，每次煎半小时。嘱其忌食生冷瓜果、甜食及辣椒。

2013 年 12 月 30 日二诊：痤疮及毛囊炎样皮疹明显减轻，大便成形，每日 1 次，再服上方 20 剂。

2014 年 2 月 10 日三诊：痤疮及毛囊炎样皮疹消失，月经量、色正常，故又取上方 10 剂巩固疗效。

病例 2.曹某，女，38 岁，教师，河南巩义人。病历号 13120345。于 2013 年 12 月 23 日初诊。

主　诉｜面及胸背部痤疮 2 年。

现病史｜2 年前出现面及胸背部痤疮，曾有复发性口腔溃疡。现症见：上腹胀，饭后重，便溏、每日 1 次，头油重且脱发，舌质淡红，苔薄白，脉弦。

辨　病｜痤疮。

辨　证｜甘草泻心汤证。

处　方｜清半夏 24g，黄芩 10g，黄连 3g，干姜 12g，党参 20g，当归 20g，荆芥 10g，防风 10g，地肤子 30g，土茯苓 30g，甘草 18g，大枣 20g。12 剂，中药颗粒剂，日 1 剂，早晚各 1 次，开水冲服。

2014 年 1 月 3 日二诊：诸症大减，再服上方 20 剂。

2014 年 1 月 24 日三诊：诸症基本愈，再取上方 20 剂巩固疗效。

按　　　　痤疮别名粉刺，俗称青春痘，好发于青少年，是一种毛囊皮脂腺的感染性炎症。其病机也有多种，如肺经风热、脾胃湿热、痰瘀凝结等。痤疮属甘草泻心汤方证者，其辨证要点是：曾有或刻诊有复发性口腔溃疡；舌淡苔白，便溏，服清热凉血类中药无效或加重。甘草泻心汤所治之狐惑病，类似白塞病，而白塞病的症状之一就有毛囊炎样皮疹，由于湿热毒邪郁于肌肤，玄府闭塞，故致痤疮及毛囊炎样皮疹。甘草泻心汤加荆芥、防风者，取其辛温以开腠理通玄府，亦有风能胜湿之意；加当归活血者，有活血祛风之意；或加地肤子、土茯苓者，乃加重祛风渗湿之功。

（八）咳嗽

病例1.余某，女，38岁，郑州市人。于2015年12月5日初诊。

主　诉｜发热、咳嗽、咽痛10天。

现病史｜10天前患者感冒后出现发热咳嗽咽痛，曾服双黄连口服液、连花清瘟胶囊、小柴胡颗粒、川贝枇杷膏等诸症加重而求治于余。刻诊：鼻塞有白黏涕，微恶寒，体温38.1℃，无汗，咳嗽吐白黏痰，咽痛，左侧扁桃体及舌尖各有一绿豆大溃疡，平时有复发性口腔溃疡，食欲不振，二便尚可，舌质正红，苔白腻，脉浮滑数。

辨　病｜咳嗽。

辨　证｜甘草泻心汤证。

处　方｜清半夏20g，黄芩10g，黄连3g，干姜12g，党参15g，甘草20g，大枣5枚，麻黄10g，杏仁10g，款冬花12g，柴胡30g。3剂，每日1剂，每剂煎两次，每次煎半小时。

2015年12月8日二诊：上方服1剂即热退咳减，3剂后咳痰止。上方去麻黄、杏仁、款冬花、柴胡。再取7剂治疗复发性口腔溃疡。

后为其女看病时，说自上次服药后口腔溃疡未再发作。

病例2.孙某，女，5岁。病历号：13110394。2013年11月26日初诊。

主　诉｜午后发热、咳嗽、吐白痰7天。

现病史｜7天前出现午后发热，体温37.6℃左右，咳嗽、吐白痰。曾服清热解毒颗粒、川贝枇杷膏、急支糖浆等无效。询其母，患儿有复发性口腔溃疡，舌质红，苔白厚，脉浮数。

辨　病｜咳嗽。

辨　证｜甘草泻心汤证。

处　方｜清半夏12g，黄芩10g，黄连3g，干姜6g，麻黄6g，款冬花

10g，柴胡18g，甘草15g。2剂，日1剂，水冲分多次服。

2013年11月28日二诊：服上方后热退咳减，上方去柴胡加炒苏子10g，再服3剂而愈。

病例3.朱某，女，16岁，学生，郑州市人。病历号：18090169。于2018年9月24日初诊。

主　诉｜反复发热1年。

现病史｜患者反复发热1年，此次发热1周。刻诊：鼻塞流清涕，咽痒咳嗽无痰，发热，体温38.6℃，无汗，平时有复发性口腔溃疡（每年约10次），现舌尖有一小溃疡，咽痛不红，便溏、每日1次，舌质淡红，苔薄白润，脉浮。

辨　病｜外感咳嗽。

辨　证｜甘草泻心汤证。

处　方｜清半夏20g，黄芩10g，黄连3g，干姜12g，人参12g，柴胡20g，麻黄10g，款冬花10g，甘草20g，大枣5枚。5剂，每日1剂，每剂煎两次，每次煎半小时。

2019年6月12日二诊：去年服上方5剂后前症均愈，今年又发热（体温39.0℃）、咽痛、咳嗽10天，再取上方6剂。

2019年7月10日电话随访，言其诸症均愈。

病例4.张某，男，51岁。病历号：14080117。2014年8月10日初诊。

主　诉｜膝关节、足跟痛1个月。

现病史｜患者膝关节、足跟痛，遇冷加重。伴口干渴，咽痒、咳嗽、吐白黏痰半月，曾有复发性口腔溃疡。舌质淡，苔白滑，脉弦。

辨　病｜咳嗽伴痹证。

辨　证｜甘草泻心汤合防己黄芪汤、麻杏苡甘汤证。

处　方｜清半夏24g，黄芩10g，黄连3g，干姜12g，黄芪60g，白术12g，防己20g，制川乌15g，麻黄6g，杏仁10g，生薏苡仁30g，甘草20g。10剂，每日1剂，每剂煎两次，每次久煎1小时。

2014年8月21日二诊：服上方后口干渴、咽痒、咳嗽、吐白痰基本消失，膝关节及足跟痛亦大减，再用上方制川乌加至18g以治其痹痛，服12剂诸症均愈。

按　　　甘草泻心汤所治之咳嗽是湿热体质又感受风寒所致者，或伴发热、鼻塞流清涕、咳嗽吐白痰症状。其辨证要点是：既往有复发性口腔溃疡（若为儿童，其父或母之一方曾有该病史）；大便溏，用宣肺清热或养阴止咳类中药无效或加重；舌质或红或淡或正常，但舌苔白。

（九）发热

病例 1. 白某，女，57 岁，郑州市人。病历号：19040014。2019 年 4 月 2 日初诊。

主　诉｜发热 20 天。

现病史｜20 天前出现发热，午后重，发热前微恶寒，无汗，体温 38.9℃，平时有复发性口腔溃疡（年 10 余次），便溏、每日 3 次，空腹血糖 8.01mmol/L（未服降糖类西药），舌质淡红，苔薄白，脉弦数。

辨　病｜狐惑病。

辨　证｜甘草泻心汤证。

处　方｜清半夏 20g，黄芩 10g，黄连 10g，干姜 12g，人参 12g，柴胡 30g，甘草 20g，大枣 5 枚。2 剂，每日 1 剂，每剂煎两次，每次煎半小时。

2019 年 4 月 4 日二诊：发热减（体温 37.9℃），便溏、每日 2 次。上方加地骨皮 30g。4 剂。

2019 年 4 月 8 日三诊：未再发热（体温 36.9℃），大便成形，每日 1 次，今查血糖 7.71mmol/L。再服上方 7 剂。

2019 年 4 月 12 日四诊：无不适，继服上方 7 剂巩固之。嘱其多运动，控制饮食，尤其是忌生冷甜食，注意血糖变化。

病例 2. 倪某，男，8 岁，学生，河南平顶山市人。病历号：19010145。2019 年 1 月 21 日初诊。

主　诉｜反复发热半年，再发 2 周。

现病史｜患者反复发热半年，此次发热 2 周，体温 38.6℃，平时有复发性口腔溃疡（每年约 8 次），咳嗽吐白痰，便溏、每日 1 次，舌质淡红，苔薄白，脉浮数。

辨　病｜狐惑病兼外感。

辨　证｜甘草泻心汤证。

处　方｜清半夏 18g，黄芩 10g，黄连 3g，干姜 6g，党参 10g，麻黄 6g，柴胡 18g，甘草 18g。7 剂，日 1 剂，水冲分多次服，嘱其忌食生冷甜食。

2019 年 1 月 30 日二诊：发热减（体温 37.3℃），咳嗽减，再服上方 10 剂。

2019年3月8日三诊：服上方后未再发热，仍稍咳，上方去柴胡，再取10剂巩固疗效。

病例3.牛某，女，43岁，教师，郑州市人。病历号：16070140。于2016年9月6日初诊。

主　诉｜反复发热近1年。

现病史｜患者于2015年7月2日无明显原因开始发热，用西药而愈，1个月后又发热，先后住多家医院，经多项检查均未明确诊断，给予对症治疗，但发热时有反复。刻诊：发热3天（体温38.7℃），咽痛，右扁桃体有一小溃疡，鼻塞，咳嗽，晨起咳白或黄痰，平时有复发性口腔溃疡（每年约6次），下肢怕冷，二便尚可，舌质淡红，苔薄白，脉弦数。

辨　病｜狐惑兼外感。

辨　证｜甘草泻心汤证。

处　方｜清半夏20g，黄芩10g，黄连3g，干姜12g，党参20g，柴胡20g，麻黄10g，杏仁10g，生薏苡仁30g，冬瓜仁30g，款冬花12g，甘草20g，大枣5枚。12剂，每日1剂，每剂煎两次，每次煎半小时。嘱其忌食生冷甜食。

2016年10月20日二诊：发热、咳嗽均减（体温37.5℃），但失眠，上方去麻黄，继服。12剂。

2016年10月25日三诊：服上方后未再发热，咳嗽愈。近几天咽痛，便秘，膝关节痛。

处　方｜清半夏20g，黄芩10g，黄连3g，干姜12g，党参20g，黄芪50g，赤芍15g，防风10g，白术12g，防己15g，甘草20g，大枣5枚。12剂。

后以他病就诊，言其前症均愈。

病例4.李某，男，16岁，学生，河南焦作修武县人。病历号：18090082。2018年9月12日初诊。

主　诉｜反复扁桃体炎4年。

现病史｜患者反复扁桃体肿大、发热4年，每年发作10余次，每次需输液方可退热。此次发热2天，患者经人介绍前来就诊。刻诊：发热（体温38.9℃），扁桃体Ⅱ度肿大，咽痛，右侧咽壁有一小溃疡，伴颈部淋巴结肿大，平时有复发性口腔溃疡（每年约10次），大便溏泻、每日3次，舌质淡红，苔薄白滑，脉弦数。

辨　病｜狐惑病。

辨　证｜甘草泻心汤证。

处　方｜清半夏 24g，黄芩 10g，黄连 3g，干姜 12g，人参 10g，柴胡 30g，升麻 12g，甘草 21g，大枣 20g。7 剂，中药颗粒剂，日 1 剂，早晚各 1 次，开水冲服。嘱其忌食生冷甜食。

2018 年 9 月 18 日二诊：患者服上方 3 剂时，仍发热，于 9 月 15 日检查血常规，均在正常范围，继续服中药，不再发热，咽痛减，但颈部淋巴结较前大，便溏、每日 3 次，舌质淡红，苔薄白，脉弦。

处　方｜清半夏 24g，黄芩 10g，黄连 3g，干姜 12g，人参 10g，柴胡 30g，升麻 18g，淡附片 9g，肉桂 3g，甘草 21g，大枣 20g。7 剂。

2018 年 10 月 9 日三诊：上方服 4 剂又发热，于 2018 年 9 月 22 日入住郑州大学第一附属医院肿瘤科。患者颈部淋巴结免疫组化结果明确诊断为坏死性淋巴结炎，排除肿瘤。给予抗感染对症治疗后症状好转出院。刻诊：不发热，咽痛、颈部淋巴结肿大均减。

处　方｜清半夏 24g，黄芩 10g，黄连 3g，干姜 12g，人参 10g，柴胡 30g，升麻 18g，淡附片 9g，肉桂 6g，甘草 21g，大枣 20g。12 剂。

2018 年 10 月 22 日四诊：未再发热，咽已不痛，颈部淋巴结肿大消失，大便正常。再服上方 12 剂。

2018 年 11 月 7 日五诊：诸症消失，但夜间汗出，上方去柴胡，再取 12 剂巩固疗效。

病例 5. 郭某，男，52 岁，住郑州市惠济区。病历号：18090011。2018 年 9 月 3 日初诊。

主　诉｜发热 2 个月。

现病史｜患者 2 个月前开始发热，体温最高达 40℃。2018 年 8 月 1 日以"发热 1 个月"为主诉入住郑州大学第一附属医院。入院后行全面诊查，并经科室讨论，考虑患者感染的可能性不大，对激素较敏感，暂排除恶性肿瘤可能。考虑成人斯蒂尔病的可能性大，治疗上给予头孢哌酮钠舒巴坦钠、亚胺培南西司他丁钠、激素等，仍控制不佳。于 2018 年 8 月 14 日办理出院。出院诊断：发热原因待查，成人斯蒂尔病？刻诊：出院至今仍然午后发热，最高达 39.8℃，时自汗出，平时有复发性口腔溃疡（每年 10～15 次），最近 1 次是住院前 10 天，左侧颈部淋巴结肿痛，舌质淡红，苔白滑，脉弦数。

辨　病｜狐惑病。

辨　证｜甘草泻心汤证。

处　方｜清半夏 20g，黄芩 10g，黄连 6g，干姜 12g，人参 12g，柴胡 30g，甘草 20g，大枣 5 枚。3 剂，每日 1 剂，每剂煎两次，每次煎半小时。

2018 年 9 月 6 日二诊，发热不减，有时咳嗽吐白痰，上方合麻杏苡甘汤。

处　方｜清半夏 20g，黄芩 10g，黄连 6g，干姜 12g，人参 12g，柴胡 30g，甘草 20g，麻黄 10g，杏仁 10g，薏苡仁 30g，大枣 5 枚。4 剂。

2018 年 9 月 10 日三诊：体温稍降，最高 39.0℃，咳嗽减。

处　方｜清半夏 20g，黄芩 10g，黄连 6g，干姜 12g，人参 12g，柴胡 30g，甘草 20g，麻黄 10g，杏仁 10g，薏苡仁 30g，淡附片 10g，肉桂 6g，大枣 5 枚。2 剂，每日 1 剂，每剂煎两次，每次久煎 1 小时。

2018 年 9 月 12 日四诊：发热大减，最高 37.2℃（夜间 10 时左右），咳愈。再服上方 6 剂。

2018 年 9 月 18 日五诊：已不发热（36.8 ~ 37.1℃），但失眠。

处　方｜清半夏 20g，黄芩 10g，黄连 6g，干姜 12g，人参 12g，柴胡 30g，甘草 20g，知母 20g，杏仁 10g，薏苡仁 30g，淡附片 10g，肉桂 6g，大枣 5 枚。7 剂。

2018 年 9 月 25 日六诊：失眠好转但梦多，未再发热，上颈及耳后仍可扪及如黄豆大淋巴结，不痛，精神、二便、饮食均正常，舌质正红，苔薄白，脉弦。

处　方｜清半夏 20g，黄芩 10g，黄连 6g，干姜 12g，人参 12g，柴胡 20g，甘草 20g，知母 20g，杏仁 10g，薏苡仁 30g，川楝子 12g，炒酸枣仁 12g，淡附片 10g，肉桂 6g，大枣 5 枚。14 剂。

2018 年 10 月 9 日七诊：失眠多梦消失，淋巴结肿大较前小。

处　方｜清半夏 20g，黄芩 10g，黄连 6g，干姜 12g，人参 12g，柴胡 20g，甘草 20g，升麻 15g，淡附片 10g，肉桂 6g，大枣 5 枚。14 剂。

2018 年 10 月 23 日八诊：上颈及耳后淋巴结肿大消失，为巩固疗效，再取上方 14 剂。

按　　以上 5 例均以发热为主症，余诊为狐惑病而用甘草泻心汤治愈。发热为何诊断为狐惑病？①《金匮》："狐惑之为病，状如伤寒……甘草泻心汤主之。"而"伤寒"的症状之一就会有发热。（《伤寒论》"太阳病，或已发热，或未发热，必恶寒，体痛，呕逆，脉阴阳俱紧者，名为伤寒"）。②复发性口腔溃疡即狐惑病"蚀于喉为惑"的特异性症状之一，而他们均有复发性口腔溃疡史。

例1为糖尿病患者，发热20天，发热前微恶寒，无汗，便溏、每日3次，而无鼻塞、头痛等太阳证候，平时有复发性口腔溃疡，故按《金匮》脏腑经络辨证而诊为狐惑病，方用甘草泻心汤加柴胡，2剂热减，再4剂热退，二诊加地骨皮，取其能降血糖而非使其治虚热也。其方看似小柴胡而实非小柴胡，因其方药用意不同，所治病症有别也。例2、例3均为湿热体质（或甘草泻心汤体质）又感受风寒所致，故除发热外，往往伴见咽痛、咳嗽，这是辨证时容易疑惑之处，如何应对这里的疑惑呢？①对于发热患者需详细询问其有无复发性口腔溃疡史（儿童则需了解患儿父母有无该病史），若有该病史则提示可能是甘草泻心汤体质；②目前有无口腔溃疡或咽痛，尤其是扁桃体炎，有的所谓扁桃体发炎或扁桃体化脓往往是口腔溃疡发生在扁桃体而然；③大便与舌质舌苔情况，若大便溏或泻，舌质淡或正常，苔白滑，提示不是热证；④平时或近期用药情况也很重要，若平时吃清热泻火类中药、中成药即腹痛腹泻，或发热后用过抗生素（激素除外）或清热泻火类中药发热不减甚或加重者，往往也提示并非热证。综合上述4点进行分析，对发热患者是否是狐惑病就会有较清晰的判断。例2、例3均有发热、咳嗽，故均用柴胡解热、麻黄止咳。例3因有黄痰故合千金苇茎汤，二诊发热、咳嗽均减，但因麻黄而失眠，故去之。三诊发热、咳嗽愈，但时隔20余天而咽痛、便秘、膝关节痛，前期治疗说明咽痛、便秘并非热证，加余治疗气虚便秘的黄芪赤风汤和治膝骨关节炎的防己黄芪汤。例4、例5均是发热时间较长、且均经住院检查的患者，例4明确诊断为坏死性淋巴结炎，例5怀疑为成人斯蒂尔病？但都忽略了复发性口腔溃疡病史。此两例均是余诊为狐惑病，用甘草泻心汤加柴胡、附子、肉桂等而治愈的。加柴胡取其解热（《本经》柴胡：主心腹，去肠胃中结气，饮食积聚，寒热邪气，推陈致新），加附子、肉桂，是余的临床经验，对复发性口腔溃疡日久不愈属甘草泻心汤证者，加此两味，效果较好。既有"引火归原"之意，亦从久病及肾之说。例4从初诊开始即加升麻，例5，七诊方加之，均是用其解毒清热（《别录》升麻：味苦，微寒，无毒。主解毒入口皆吐出，中恶腹痛，时气毒疠，头痛寒热，风肿诸毒，喉痛口疮。）。例 5 为何初诊用甘草泻心汤证加柴胡 3 剂而热不减？从二诊出现咳嗽吐白痰来看，可能是复感外邪所致，且麻杏苡甘汤本可治"发热，日晡所剧者"，本例恰是午后高热，故加麻杏苡甘汤。三诊体温稍降，咳嗽减轻，说明方药对症，为何又加淡附片和肉桂？其理前述已及。五诊已不发热但失眠，故去易导致失眠之麻黄，加清热养阴（发热日久易伤阴）之知母。六诊失眠好转但梦多，未再发热，上颈及耳后仍可扪及如黄豆大淋巴结而不痛（笔者认为本例的淋巴结肿系口腔黏膜病变所致），故减柴胡为 20g，赵绍琴先生治多梦往往用柴胡、黄芩、川楝子，吾学之，故加清肝热之川楝子及安神之炒酸枣仁。七诊失眠多梦消失，淋巴结肿较前明显缩小，故去知母、杏仁、薏苡仁、川楝子、炒酸枣仁，加升麻 15g 以解毒清热。

（一〇）口腔黏膜白斑（单纯型）

寇某，男，46 岁，郑州市人。2012 年 4 月 3 日初诊。

主　诉｜口腔两颊不适 2 年。

现病史｜自述口腔两颊不适，舌头舔之涩而不痛 2 年，饮食、二便可，患者平时嗜烟酒，查看口腔两颊均有条索状白色斑块，舌质淡红，苔白，脉稍弦。

辨　病｜口腔黏膜白斑。

辨　证｜甘草泻心汤证。

处　方｜清半夏 20g，黄芩 10g，黄连 3g，干姜 12g，党参 15g，甘草 20g，大枣 5 枚。10 剂，每日 1 剂，每剂煎两次，每次煎半小时。嘱其戒烟酒。

2012 年 4 月 15 日二诊：服上方后自觉两颊无不适，舌舔之已光滑而不涩，口腔两颊条索状白色斑块变淡，再服上方 12 剂巩固疗效。

2018 年 12 月 10 日陪其爱人看病，言其烟酒已戒 3 年，自服上方后口腔已无不适，张口观之，两颊黏膜红润正常。

按　　口腔黏膜白斑，是指口腔黏膜上出现的白色斑块状病变，可发生于口腔黏膜的任何部位，但以颊、舌、唇最为多见。本例属该病之轻者。其病机与复发性口腔溃疡大致相同，辨证属甘草泻心汤证者，舌质多淡红、苔白。

（一一）真菌性食管炎、胃炎

黄某，女，50岁，农民，河南某县人。2012年9月11日初诊。

主　诉｜胃脘部灼热不适半年。

现病史｜艾滋病病毒抗体阳性，2002年开始服用高效抗逆转录病毒治疗药物，近期CD4结果为130个/μl。近3年经常感冒发热，发热时即到本村卫生所打针输液。半年前出现胃脘嘈杂不适，打嗝，胸骨后及胃脘部有灼热，吞咽不适，咽后壁及咽侧壁可见少量白色菌斑点，舌质红，苔白厚腻，脉沉弦。

辨　病｜上消化道真菌感染。

辨　证｜甘草泻心汤证。

处　方｜甘草30g，黄芩12g，黄连3g，干姜12g，党参15g，生白术30g。7剂，每日1剂，每剂煎两次，每次煎半小时。

2012年9月18日二诊：病情明显改善，嘈杂、打嗝、灼热感减轻，吞咽不适感消失，查体咽部白色菌斑点减少，继服上方7剂。嘱其忌食辛辣、肥腻、甘甜寒凉之品，并劝其以后若再感冒发热，最好不要打针输液。

此后患者因他病再次就诊，云前述诸症均消失且未再发。

（一二）真菌性发热

丁某，男，48岁，农民，河南某县人。2012年10月23日初诊。

主　诉｜持续发热4个月。

现病史｜患者艾滋病病毒抗体阳性，2011年6月服用高效抗逆转录病毒治疗药物，因贫血、肢体麻木等不良反应，2周前更换为二线高效抗逆转录病毒治疗药物，最近查CD4计数为18个/μl。持续发热4个月，体温波动在37.5～38.5℃，伴恶寒，关节酸痛，口中灼痛，咽干，纳差，胃脘部胀满不适，便溏，每日1～2次，无吞咽困难或疼痛，无胸骨后疼痛，发热时自服安乃近而汗出热降，继之仍发热，曾在当地乡卫生院输液治疗，具体用药不详，病情无好转，遂来就诊。查体：口腔上颚满布凝乳状白色假膜并延及咽部，边缘清楚、色红，舌质淡，苔白厚，脉沉弦。

辨　病｜真菌感染性发热。

辨　证｜甘草泻心汤证。

处　方｜半夏30g，黄芩10g，黄连3g，干姜12g，党参15g，生白术30g，柴胡30g，甘草30g。7剂，每日1剂，每剂煎两次，每次煎半小时。嘱其停用西药输液及其他抗菌、退热药物。

2012年10月30日二诊：服药后，前5天仍有发热，但体温稍降（37.5℃左右），近2天未再发热，大便仍溏，每日1～2次，口腔上颚白色菌斑较前明显减少。原方继服7剂。嘱其忌食辛辣、肥腻、甘甜寒凉之品。

2012年11月6日三诊：仍偶有发热，纳呆，大便可，口腔上颚真菌斑点较前进一步减少，悬雍垂附近零星可见，原方继服7剂。

2012年11月13日四诊：近来未再发热，纳食改善，大便可，口腔及咽部未见真菌斑点，再服前方7剂以巩固疗效。

2012年11月20日随访，患者未再发热。

按　　　以上两例均为艾滋病并发真菌感染者。真菌感染是艾滋病患者常见的机会性感染之一，由于艾滋病病毒感染所致的CD4淋巴细胞缺乏使艾滋病患者的细胞免疫功能低下，对真菌的抵抗力降低或丧失，从而容易导致真菌感染。此外，长期、反复使用抗生素、激素，也是引起真菌感染的重要原因之一。笔者认为，"真菌"属中医学"湿邪"范畴，而导致湿邪产生的原因之一则是脾虚，脾虚湿盛，郁久化热，湿热内蕴，其内环境适宜于真菌生长，故而出现前述诸症。甘草泻心汤健脾除湿清热，加生白术以增强健脾除湿之力，故对真菌感染之消化系统症状及由此引起的发热效果较好。关于病原体感染（包括真菌、病毒、细菌、原虫等）引起的病症，用中医药治疗时，应当按照中医药学基本理论，辨证施治，使机体内环境得以改善，不利于病原体等生存，则病原体自然"离开"躯体，从而达到消除病原体，恢复健康的目的，而不需针对病原体去寻找方药。

（一三）手足口病

周某，女，4岁，河南偃师人。于2008年4月4日初诊。

主　诉｜发热伴手足疱疹2天。

现病史｜患者2天前开始发热，体温波动在37.2～37.8℃。就诊时发现口腔黏膜有粟粒状小水疱，时口角流涎，手足也有散在疱疹。在当地诊为手足口病。以其家属畏惧该病严重，且为余同乡而来就诊。患儿精神稍差，略多哭闹，大便微溏，日2次。舌质淡红，苔薄白，脉稍数。

辨　病｜手足口病。

辨　证｜甘草泻心汤证。

处　方｜清半夏 8g，黄芩 5g，黄连 2g，干姜 5g，甘草 10g，柴胡 10g。3 剂，每日 1 剂，每剂煎两次，每次煎半小时。

2008 年 4 月 7 日二诊：热退，口腔、手足疱疹均消失，再取上方 2 剂巩固疗效。

按　　手足口病是由肠道病毒引起的传染病。主要症状有口腔、咽、软腭、颊黏膜、舌等处出现疼痛性粟粒至绿豆大小水疱，手足亦出现数目不定的水疱。窃以为脾开窍于口而主四肢，该病应属脾胃湿热所致，故可用甘草泻心汤治之。在手足口病发病之年，吾尝用中药治疗该病数十例。需要注意的是，本病属甘草泻心汤方证的较多，但也有心脾积热证者，如舌质红、苔薄黄、便秘尿黄等，则非甘草泻心汤之所宜。

（一四）唇风（慢性脱屑性唇炎）

病例 1. 李某，女，36 岁，职员，郑州市人。病历号：18030152。于 2018 年 3 月 19 日初诊。

主　诉｜上下口唇痒、干裂、起皮疼痛 3 年。

现病史｜3 年前出现上下口唇痒、干裂、起皮疼痛，经常涂抹香油，曾在郑州多家医院诊断为慢性唇炎，但治疗效果不佳。饮食、二便、月经正常，舌质正红，苔薄白，脉弦。

辨　病｜唇风（干燥脱屑性唇炎）。

辨　证｜泻黄饮子证。（《济生方》：治风热蕴于脾经，唇燥坼裂，口舌生疮。）

处　方｜白芷 10g，升麻 10g，枳壳 10g，黄芩 10g，防风 10g，半夏 10g，石斛 10g，甘草 10g，生姜 3 片。7 剂，每日 1 剂，每剂煎两次，每次煎半小时。

2018 年 3 月 29 日二诊：服上方症状无变化，询知前几年曾有复发性口腔溃疡，服上方无效，说明药不对症，改按甘草泻心汤证治之。

处　方｜清半夏 20g，黄芩 10g，黄连 3g，干姜 12g，甘草 20g，党参 15g，荆芥 10g，防风 10g，地肤子 20g，土茯苓 20g，大枣 5 枚，当归 15g，赤小豆 30g。14 剂。

2018 年 4 月 12 日三诊：服上方后，唇干裂、痒痛均大减，继服上方 14 剂。

2018 年 4 月 27 日四诊：前症再减，仍服上方至 2018 年 7 月 26 日，前症已愈，患者为巩固疗效，要求再取上方 10 剂。

病例2.刘某，男，37岁，郑州市人。病历号：18050234。2018年5月31日初诊。

主　诉｜上下口唇干痒裂起皮9年。

现病史｜9年前出现上下嘴唇干痒裂起皮，在郑州多家省、市医院诊治，内服、外涂多种中西药效果不佳，询知前几年曾有口腔溃疡史，饮食、二便可，舌质淡红，苔薄白，脉弦。

辨　病｜唇风（干燥脱屑性唇炎）。

辨　证｜甘草泻心汤证。

处　方｜清半夏24g，黄芩10g，黄连3g，干姜12g，甘草21g，党参20g，荆芥10g，防风10g，地肤子30g，土茯苓30g，大枣20g，当归20g，赤小豆30g。7剂，中药颗粒剂，日1剂，早晚各1次，开水冲服。

2018年6月11日二诊：症稍减，再服上方14剂。

2018年6月26日三诊：症大减，再服上方14剂。

2018年7月13日四诊：因饮酒吃辣椒，或吃水果、白糖，唇干裂痒时轻时重。嘱其忌食水果、蜂蜜、白糖、果汁饮料、白酒、羊肉、辣椒。继服上方14剂。

此后上方一直服至2018年12月6日，口唇不痒，不裂不起皮，但仍稍干，继服上方14剂巩固疗效。

按　　　慢性脱屑性唇炎，又称剥脱性唇炎，其症状颇似中医学的唇风，病情缠绵难愈。病例1初诊按风热蕴脾用《济生方》的泻黄饮子，但无效（吾用该方治疗唇风曾有有效者）；二诊询知曾有复发性口腔溃疡，故改按湿热蕴脾之甘草泻心汤加味治之。《素问·五脏生成篇》："脾之合肉也，其荣唇也。"本证湿热蕴脾，气血津液不能布达口唇，加之血虚风邪外袭，故出现口唇干裂痒痛。正如《诸病源候论》卷二《风病诸候·风痒候》："邪气客于肌肉，则令肌肉虚，真气散去，又被寒搏皮肤，外发腠理，闭毫毛。淫邪与卫气相搏……故肉痒也。"故用甘草泻心汤加祛风养血、渗湿止痒之荆芥、防风、当归、赤小豆、地肤子、土茯苓，方证相应，故收到满意疗效。病例2初诊就直接用该方，使9年顽疾终获痊愈。需要说明的是，甘草泻心汤加味对慢性脱屑性唇炎效果较好，但对慢性糜烂性唇炎效果不好。

（一五）肿瘤化疗所致消化道反应

宋某，女，46岁，郑州市人。病历号：1640158。2016年4月12日初诊。

主　诉｜化疗后恶心呕吐3天。

现病史｜患肺腺癌住省某医院化疗第2周，出现恶心，呕吐。刻诊：无咳嗽、胸闷、咳痰等肺部症状，但恶心，上腹胀，得食或吐已3天，便溏、每日1次，乏力，白细胞3.3×10^9/L，舌质淡红，边有齿痕，苔薄白，脉沉。

辨　病｜恶心、呕吐（肿瘤化疗所致消化道反应）。

辨　证｜甘草泻心汤证。

处　方｜清半夏30g，黄芩10g，黄连3g，干姜12g，甘草30g，生晒参15g，大枣5枚。7剂，每日1剂，每剂煎两次，每次煎半小时。

2016年4月19日二诊：服上方后诸症消失，白细胞3.9×10^9/L，再服上方7剂。嘱其以后注射化疗药物前1天开始服上方6剂，直至注射化疗药物结束，消化道反应未再发作，白细胞基本正常，目前仍在口服化疗药。

按　　　肿瘤化疗所致消化道反应，即"药毒"损伤脾胃所致，其证与"呕而肠鸣，心下痞"的半夏泻心汤证相符合，因其为"药毒"所致，故加大有解药毒作用的甘草量而成为甘草泻心汤。笔者曾用该方治疗艾滋病患者服抗病毒药物引起的消化道反应，疗效颇佳。

（一六）脂溢性脱发（普通性）

病例1. 尹某，男，26岁，职员，郑州市人。2016年4月12日初诊。

主　诉｜脱发2年。

现病史｜自述2年前因工作原因而经常熬夜，且平素嗜食辛辣，开始脱发未引起注意，近半年脱发加重，发质油腻，头白屑多，头皮瘙痒，夏季1天、冬季2天不洗则发油腻，头皮痒难耐，每洗则头发成缕而脱。诊见患者形体偏瘦，面色晦滞，目四眦黑，发间有散在毛囊炎样皮疹；询知患者易焦虑，脘痞，便溏、日1次，偶有失眠、眠中易醒，3年前曾有复发性口腔溃疡，舌质淡红，边有齿痕，苔薄白，脉沉。

辨　病｜脂溢性脱发。

辨　证｜甘草泻心汤证。

处　方｜清半夏30g，黄芩10g，黄连3g，干姜12g，当归12g，荆芥10g，防风10g，甘草20g，生晒参15g，大枣5枚。7剂，每日1剂，每剂煎两次，每次煎半小时。嘱其忌食水果、蜂蜜、白糖、果汁饮料、辣椒。

2016年4月20日二诊：服药后头发油腻减，梳、洗头时脱发较前明显减少，头皮痒、白屑、毛囊炎消失，睡眠略改善。上方加淮小麦30g，继服10剂。

三诊：前症基本愈，再服上方10剂巩固疗效。

病例2. 赵某，男，21岁，大学生，住郑州市。病历号：13110057。2013年11月4日初诊。

主　诉｜患者脂溢性脱发伴痤疮1年半。

现病史｜面部痤疮，曾有复发性口腔溃疡，饮食、二便正常，舌质正红，苔薄白，脉弦。

辨　病｜脂溢性脱发伴痤疮。

辨　证｜甘草泻心汤证。

处　方｜清半夏20g，黄芩10g，黄连3g，干姜12g，党参15g，当归12g，荆芥10g，防风10g，甘草20g，大枣5枚。10剂，每日1剂，每剂煎两次，每次煎半小时。

2013年11月15日二诊：服上方诸症均减，再服上方20剂，脱发及痤疮基本愈，再取上方20剂巩固疗效。

按　　脂溢性脱发以往称早秃，男性脱发，雄性脱发，弥漫性脱发，普通性脱发等，其病与遗传、雄性激素、皮脂溢出相关。该病的中医病机较为复杂，甘草泻心汤所治者，主要是普通性脱发，其病机为脾胃湿热内蕴，血虚兼风，泛溢头部肌肤，阻遏精血，发失荣养，故出现上述诸症。甘草泻心汤功能健脾清热利湿，加荆芥、防风祛风且胜湿，当归以养血，方证相应，故疗效颇佳。

九　**苦参汤**

【原　　文】　《金匮要略·百合狐惑阴阳毒病脉证治第三》十一、蚀于下部则咽干，苦参汤洗之。

苦参汤方：苦参一升，以水一斗，煎取七升，去滓，熏洗，日三服。

【病　　机】　湿热下注。

【功　　用】　除湿清热。

【临床应用】　本方单独外用较少，往往与他方合用内服，参见有关方证。

赤豆当归散

【原　　文】　《金匮要略·百合狐惑阴阳毒病脉证治第三》十三、病者脉数，无热，微烦，默默但欲卧，汗出，初得之三、四日，目赤如鸠眼；七、八日，目四眦黑。若能食者，脓已成也，赤豆当归散主之。

　　赤豆当归散方：赤小豆三升（浸令芽出，曝干）　当归三两

　　上二味，杵为散，浆水服方寸匕，日三服。

【病　　机】　湿热瘀阻，蕴毒内结。

【功　　用】　渗湿清热，解毒排脓。

【临床应用】　本方单独应用较少，有他方合用者，参见有关方证。

升麻鳖甲汤去雄黄、蜀椒方

【原　　文】　《金匮要略·百合狐惑阴阳毒病脉证治第三》十五、阴毒之为病，面目青，身痛如被杖，咽喉痛，五日可治，七日不可治，升麻鳖甲汤去雄黄、蜀椒主之。

　　升麻鳖甲汤方：升麻二两　当归一两　蜀椒（炒去汗）一两　甘草二两　鳖甲手指大一片（炙）　雄黄半两（研）

上六味，以水四升，煮取一升，顿服之，老小再服，取汗。

【病　　机】　阴阳疫毒入血。

【功　　用】　清热解毒散瘀。

【临床应用】

阴阳毒病

李某，女，40岁，河南偃师人。1984年8月5日初诊。

主　诉丨双足底瘀斑疼痛2个月。

现病史丨患者于2个月前突感左足底痛，洗脚时发现左足底跟部有一五分硬币大小的黯紫色瘀斑，第2天右足底亦出现同样大小的瘀斑，行走时双足瘀斑处疼痛，遂到县人民医院检查，化验血沉、血小板等未发现异常，给予吲哚美辛、安络血等口服西药，服用3天后症状不减，适逢余暑假在家，故找余诊治。刻诊：两足瘀斑处疼痛难忍，夜甚于昼，饮食、二便正常，舌质正红，苔薄少，脉细稍数。

辨　病丨阴阳毒病。

辨　证丨热毒损伤血络。

处　方丨升麻30g，鳖甲30g，当归15g，丹皮15g，广角粉3g（冲服），甘草15g。3剂，每日1剂，每剂煎两次，每剂煎半小时。

1984年8月9日二诊：服后疼痛大减，瘀斑颜色变淡，再服上方5剂而愈。

按　　　升麻鳖甲汤去雄黄、蜀椒仅治此一例，西医诊断不明，余按热毒损伤血络，用升麻鳖甲汤去雄黄、蜀椒，加广角粉、丹皮以清热解毒，凉血散瘀，使诸症得以消散。

一二　鳖甲煎丸

【原　　文】　《金匮要略·疟病脉证并治第四》二、病疟以月一日发，当以十五日愈，设不差，当月尽解；如其不差，当云何？师曰：此结为癥瘕，名曰疟母，急治之，宜鳖甲煎丸。

鳖甲煎丸方：鳖甲十二分（炙） 乌扇三分（烧） 黄芩三分 柴胡六分 鼠妇三分（熬） 干姜三分 大黄三分 芍药五分 桂枝三分 葶苈一分（熬） 石韦三分（去毛） 厚朴三分 牡丹五分（去心） 瞿麦二分 紫葳三分 半夏一分 人参一分 䗪虫五分（熬） 阿胶三分（炙） 蜂窠四分（炙） 赤消十二分 蜣螂六分（熬） 桃仁二分

上二十三味，为末，取锻灶下灰一斗，清酒一斛五斗，浸灰，候酒尽一半，着鳖甲于中，煮令泛烂如胶漆，绞取汁，内诸药，煎为丸，如梧子大，空心服七丸，日三服。

【病　　机】　癥瘕结聚胁下。
【功　　用】　活血化瘀，软坚散结。

【临床应用】　主要与他药合用治疗乙型肝炎、丙型肝炎。
肝炎

病例 1. 刘某，女，31 岁，农民，偃师人。病历号：16040122。2016 年 4 月 18 日初诊。

主　诉｜发现乙型肝炎"大三阳"13 年。

现病史｜患者 2013 年检查发现乙型肝炎"大三阳"，服西药抗病毒药效不好来诊。所携郑州市人民医院检验报告（2015 年 4 月 14 日）：HBV-DNA 5.75E + 06IU/ml；偃师市人民医院检验报告单（2016 年 4 月 9 日）：总胆红素 21.5μmol/L，直接胆红素 7.2μmol/L，总胆汁酸 11μmol/L，谷丙转氨酶 57U/L，谷草转氨酶 48U/L，前白蛋白 163mg/L，球蛋白 30.1g/L。就诊时偶感乏力，余无明显不适，饮食、二便调。舌质正红，苔薄白，脉弦。

处　方｜乌鸡白凤丸，10 丸 × 10 盒，每次 1 丸，日 3 次。鳖甲煎丸，50g × 10 瓶，每次 3g，日 3 次。

2016 年 11 月 25 日二诊：患者遵嘱服上药后在原籍自购如法服用。未予复查。

2019 年 6 月 27 日三诊：服上述中成药 2 年，孕前查乙肝五项指标："小三阳"，HBV-DNA 转阴（未带化验单）。现产后 8 个月，产前半年血压高，目前血压波动于 160～180/90～100mmHg，偶感头晕，下肢无浮肿，舌质淡红，苔薄白，脉弦细。

处　方｜当归 15g，川芎 10g，白芍 30g，白术 15g，茯苓 15g，泽泻

40g，黄柏 12g，生杜仲 20g，怀牛膝 20g，黄芪 40g。15 剂，每日 1 剂，每剂煎两次，每次煎半小时。其后未再来诊。

病例 2. 刘某，女，28 岁，郑州市人。病历号：13070155。2012 年 3 月 8 日初诊。

患者以乙肝"小三阳"、HBV-DNA：6.4×10^3copy/ml 来诊，自觉无不适。

处　方｜乌鸡白凤丸，10 丸 ×10 盒，每次 1 丸，日 3 次。鳖甲煎丸，50g×10 瓶，每次 3g，日 3 次。

2013 年 2 月 27 日二诊：上两种药自购一直服至 2013 年 2 月 20 日，复查 HBV-DNA：6.11×10^2copy/ml。继续服用鳖甲煎丸和乌鸡白凤丸。2013 年 7 月 1 日测 HBV-DNA 小于检测下限，且已怀孕而停药。

病例 3. 魏某，女，67 岁，郑州市人。于 2015 年 5 月 15 日初诊。

主　诉｜丙型肝炎肝硬化腹水近 3 年。

现病史｜患者 3 年前出现丙型肝炎肝硬化腹水，出现腹胀、下肢肿等症状。间断中药治疗，服至 2015 年 1 月 5 日，腹胀、下肢肿等诸症均消失而停汤药。2015 年 5 月 9 日在我院查丙型肝炎病毒载量：2.76E + 06IU/ml。肝功能检查：谷丙转氨酶 45.0U/L、谷草转氨酶 43.2U/L、总胆红素 9.5μmol/L、碱性磷酸酶 146U/L、谷氨酸转肽酶 9U/L、总蛋白 80.5g/L、白蛋白 43.2g/L、球蛋白 37.3g/L。刻诊：右胁偶痛，神疲乏力，饮食、二便尚可，舌质淡红，苔薄白，脉细弦。

处　方｜鳖甲煎丸，50g×10 瓶，每次 3g，日 3 次。乌鸡白凤丸，10 丸 ×10 盒，每次 1 丸，日 3 次。

上两种中成药间断服至 2019 年 7 月 29 日，除手关节稍痛外，余无不适。查丙型肝炎病毒载量：1.32E + 06IU/ml ↑。彩超示：肝实质弥漫性损伤；胆囊壁毛糙；脾大（脾脏后径 46mm，长径约 126mm）、脾静脉增宽（约 8mm）。嘱其继续服用上述两种中成药。

按　　病毒感染性疾病，由于病毒性质、传播途径不同，临床表现、病理变化、预后转归等方面差异很大。乙型肝炎或丙型肝炎病毒都是通过血液进入人体的，从其最终会导致肝硬化（癥瘕积聚）来看，这类病毒首先损伤肝脾二脏，继而导致气滞血瘀，痰阻湿停，终而出现癥瘕积聚（肝硬化），但在病机演变过程中，正气损伤不能祛邪外出也是重要因素，即所谓"正虚邪实"。因此，治疗此类病症应当"扶正与祛邪"并用。上述 3 案正是此种治法的具体体现。方中用鳖甲煎丸活血化瘀，软坚散结，既可治疗乙型肝炎、丙型肝炎病毒对肝脏的已有损伤，又可预防肝硬化的形成；乌鸡白凤丸，方中用山药、芡实、甘草、香附、白芍等健脾疏肝理气，用人参、黄芪、当归、川芎、地黄等益气养血润燥，尤其是用血肉有情之品的乌鸡、鹿角、桑螵蛸，加重其滋补之力，诸药合用，具有调补肝脾肾、滋养气血精之功。总之，鳖甲煎丸与乌鸡白凤丸合用，与乙型肝炎、丙型肝炎病机颇相符合，故疗效较为满意。需要指出，案 3 是间断服药，虽然临床症状几乎消失，丙型肝炎病毒载量下降，但未达正常标准，可能与未能连续服药有关。

 一三 # 白虎加桂枝汤

【原　　文】　《金匮要略·疟病脉证并治第四》四、温疟者，其脉如平，身无寒但热，骨节疼烦，时呕，白虎加桂枝汤主之。

白虎加桂枝汤方：知母六两　甘草二两（炙）　石膏一斤　粳米二合　桂枝（去皮）三两

上锉，每五钱，水一盏半，煎至八分，去滓，温服，汗出愈。

【病　　机】　阳明热盛兼有风邪。

【功　　用】　清热生津兼祛风邪。

【临床应用】　本方主要与其他方剂合用治疗热痹证，参见有关方证。

一四 柴胡桂枝干姜汤（附：柴胡桂枝干姜汤合当归芍药散）

【原　　文】　《金匮要略·疟病脉证并治第四》附《外台秘要》方：柴胡桂姜汤：治疟寒多微有热，或但寒不热。服一剂如神。

柴胡姜桂汤方：柴胡半斤　桂枝三两（去皮）　干姜二两　栝蒌根四两　黄芩三两　牡蛎三两（熬）　甘草二两（炙）

上七味，以水一斗二升，煮取六升，去滓，再煎取三升，温服一升，日三服，初服微烦，复服汗出便愈。

《伤寒论·辨太阳病脉证并治下》：伤寒五六日，已发汗而复下之，胸胁满，微结，小便不利，渴而不呕，但头汗出，往来寒热心烦者，此为未解也，柴胡桂枝干姜汤主之。（147）

【病　　机】　胆热脾寒（少阳兼水饮）。
【功　　用】　和解少阳，温化水饮。

【临床应用】

发热

病例1.杨某，女，64岁，长葛市人。病历号：15020222。于2015年2月26日初诊。

主　诉｜低热3个月。

现病史｜患者低热（体温37.1～37.5℃）3个月，始感背恶风寒，继则发热，便溏，易汗出、头项部为多，口渴，下肢肿胀（用激素治疗后），不咳，无鼻塞流涕。舌质淡，边尖略红，苔薄白，脉弦。

辨　病｜发热（少阳兼水饮）。

辨　证｜柴胡桂枝干姜汤证。

处　方｜柴胡30g，黄芩12g，桂枝20g，干姜12g，天花粉15g，生牡蛎30g，炙甘草10g，生姜10g，大枣5枚。6剂，每日1剂，每剂煎两次，每次煎半小时。

2015年3月5日二诊：热退（36.5～37.0℃），口渴、汗出减，下肢仍稍肿胀，时烘热。上方加知母 15g。7 剂。

其后患者带长葛市亲戚来诊，谓服完药后病愈。

按 本案虽经治疗但仍低热 3 个月，西医未能明确诊断，从其背恶风寒，继则发热，头汗出，便溏，而无鼻塞流涕、咳嗽等症状分析，当属少阳病兼有水饮，故用柴桂姜汤治之。

病例 2. 李某，女，63 岁，退休工人，郑州市人。病历号：16100016。于 2016 年 10 月 11 日初诊。

主　诉丨间断性发热、咳嗽、咳痰 1 月余。

现病史丨患者 1 月前出现发热、咳嗽、咳痰。于 2016 年 8 月 18 日以"发热原因待查"收入郑大一附院呼吸睡眠科，入院完善相关检查。血常规示：白细胞数 $3.50 \times 10^9/L$（其余项目正常）；C 反应蛋白正常；血沉 49.00mm/h。胸部 CT 示：双肺多发性小结节，考虑良性结节；右肾囊肿。给予氧氟沙星抗感染治疗，咳嗽、咳痰减轻，发热未减退。考虑发热原因非感染所致，给予新癀片退热的同时，为明确发热原因，行骨髓穿刺检查，结果未见明显异常。风湿免疫指标示：抗核抗体（IgG 型）1：100（－）；类风湿因子 IgM 型 36.61U/ml；类风湿因子 IgG 型 20.40U/ml；类风湿因子 IgA 型 175.70U/ml。不排除成人斯蒂尔病可能性，给予泼尼松治疗，并行骨密度测定。后患者病情明显好转，体温稳定，于 2016 年 9 月 7 日办理出院。出院诊断：成人斯蒂尔病？社区获得性肺炎。出院时口服泼尼松早 10mg，晚 5mg。刻诊：口服泼尼松 5mg/d，未再发热，但周身怕冷，无汗，食欲不振，口干不渴，便溏、每日 1 次，舌质淡，苔白滑，脉沉弦。

辨　病丨少阳兼水饮（成人斯蒂尔病？）。

辨　证丨柴胡桂枝干姜汤证。

处　方丨柴胡 30g，黄芩 10g，清半夏 15g，桂枝 20g，干姜 12g，天花粉 15g，生牡蛎 30g，炙甘草 15g，生姜 10g，大枣 5 枚。7 剂，每日 1 剂，每剂煎两次，每次煎半小时。

2016 年 10 月 17 日二诊：食欲增，怕冷减，体温 35.7℃。上方加淡附片 15g。7 剂，每日 1 剂，每剂煎两次，每次久煎 1 小时。

2016 年 11 月 3 日三诊：怕冷再减，食欲正常，大便成形，嘱其泼尼松减至 2.5mg/d，再服上方 10 剂。

2016 年 11 月 22 日四诊：11 月 15 日已停服泼尼松，背稍冷，或汗出。

处　方丨柴胡 30g，黄芩 10g，清半夏 15g，桂枝 20g，干姜 12g，天花粉 15g，生牡蛎 30g，淡附片 15g，黄芪 50g，炙甘草 15g，生姜 10g，大枣 5 枚。10 剂。

2017 年 5 月 15 日，电话随访，言其自去年服中药后诸症消失，至今未复发。

按　　　本案虽然不排除成人斯蒂尔病的可能，用激素后病情得到控制，但撤减激素往往会导致病情反复。余据症辨为少阳兼水饮而用柴桂姜汤加附子、黄芪，终停用激素，诸症消失，发热未再反复。

附：柴胡桂枝干姜汤合当归芍药散

【病　　机】　寒热错杂，少阳太阴厥阴合病。

【功　　用】　和解少阳，温化水饮，养血祛瘀。

【临床应用】

（一）干燥综合征

病例 1. 王某，女，77 岁，郑州市人。病历号：16110046。2016 年 11 月 7 日初诊。

主　诉丨口干，全身关节疼痛 1 年余，加重 1 月。

现病史丨患者以口干、全身关节疼痛为主诉于 2016 年 9 月 12 日入住郑州大学第一附属医院，2016 年 9 月 13 日检查结果：抗核抗体（IgG）1：320 （+），抗 SSB 抗体强阳性（+++），抗 Ro-52 抗体强阳性（+++），抗 Ro-60 抗体强阳性（+++），类风湿因子（IgM）43.4，血沉 76mm/h。住院 10 天，用羟氯喹、白芍总苷、补钙等治疗，自感效果不好而出院。出院诊断：干燥综合征；骨关节炎；骨质疏松；风湿性多肌痛？刻诊：口舌干燥，全身关节疼痛，食欲不振，皮肤瘙痒，大便溏泻、每日 3 次，小便清利，舌质干红无苔，口中常有白色黏沫，脉弦。

辨　病丨干燥综合征。

辨　证丨柴胡桂枝干姜汤合当归芍药散证。

处　方丨柴胡 20g，黄芩 10g，清半夏 12g，桂枝 30g，生牡蛎 30g，白芍 20g，干姜 12g，天花粉 20g，当归 12g，川芎 10g，白术 15g，茯苓 15g，泽泻 20g，乌梅 15g，淡附片 10g，甘草 15g，生姜 3 片，大枣 5 枚。7 剂，每日 1 剂，每剂煎两次，每次久煎 1 小时。

2016 年 11 月 14 日二诊：诸症稍减，再服上方 14 剂。

2016年11月29日三诊：口舌干燥减轻，全身关节疼痛及身痒均大减，大便成形，每日1次，但仍不欲食，舌干红减且有少许薄白苔而燥，口中白色黏沫较前少，仍以上方加葛根20g。14剂。

2016年12月13日四诊：诸症再稍减，续服上方14剂。

2016年12月27日五诊：口舌基本不干，关节未再疼痛，身不痒，口中已无白黏沫，饮食、二便可，舌质嫩红，中部有薄白苔，脉弦。

处　方｜柴胡20g，黄芩10g，清半夏12g，桂枝30g，生牡蛎30g，白芍30g，干姜15g，天花粉20g，当归12g，川芎10g，白术15g，茯苓15g，泽泻20g，乌梅15g，葛根20g，淡附片12g，甘草15g，生姜3片，大枣5枚。14剂。

此后以上方间断服至2019年7月15日，诸症消失而停药。

病例2.史某，男，68岁，济源市人。病历号：18100018。2018年10月9日初诊。

主　诉｜口、眼、鼻干3年。

现病史｜患者于2018年9月10日因口、眼、鼻干3年到新乡医学院第一附属医院就诊，该院2018年9月12日唇腺活检，病理诊断为干燥综合征。听患者介绍找余诊治。刻诊：口、眼、鼻干燥，全身皮肤瘙痒。舌质正红，苔白，脉弦。

辨　病｜干燥综合征。

辨　证｜柴胡桂枝干姜汤合当归芍药散证。

处　方｜柴胡20g，黄芩10g，桂枝20g，生牡蛎30g，干姜12g，天花粉12g，乌梅20g，当归12g，川芎10g，白芍20g，白术12g，茯苓12g，泽泻15g，甘草20g，生姜10g，大枣5枚。14剂，每日1剂，每剂煎两次，每次煎半小时。

2018年10月25日二诊：前症稍减，晨起唾液色红，上方加茵陈20g。14剂。

2018年11月15日三诊：眼干好转，余症同前，大便泄泻，每日4~5次，腹不痛，可能是因其饭前服药所致。

处　方｜柴胡20g，黄芩10g，桂枝20g，生牡蛎30g，干姜12g，天花粉12g，乌梅20g，当归12g，川芎10g，白芍20g，白术12g，茯苓12g，泽泻15g，甘草20g，茵陈20g，徐长卿30g，路路通30g，生姜10g，大枣5枚。14剂。

2018年11月29日四诊：口、眼、鼻干燥稍减，大便成形，每日2~3次，唾液仍红色，上方加淡附片 10g。14 剂，每日 1 剂，每剂煎两次，每次久煎 1小时。

2019 年 1 月 19 日五诊：诸症再减，继服上方 30 剂。

2019 年 3 月 13 日六诊：鼻已不干，口、眼干燥再减，唾液色红较前少，皮肤瘙痒好转。

处　方｜柴胡 20g，黄芩 10g，桂枝 20g，生牡蛎 30g，干姜 15g，天花粉15g，乌梅 20g，当归 12g，川芎 10g，白芍 20g，白术 15g，茯苓 15g，泽泻15g，茵陈 20g，淡附片 10g，丹参 15g，防风 10g，甘草 20g，生姜 10g，大枣 5 枚。20 剂。

2019 年 4 月 3 日七诊：前症均再减，继服上方 30 剂。

2019 年 5 月 7 日八诊：口、眼、鼻干燥几乎消失，唾液正常，皮肤不痒，右膝关节偶痛，上方去丹参、防风，加川牛膝 12g。30 剂。

2019 年 6 月 8 日九诊：诸症消失，续服上方 30 剂巩固疗效。

按　　用柴胡桂枝干姜汤合当归芍药散治疗干燥综合征是余学习胡希恕先生的治法。这两例都加了乌梅和淡附片。明·李时珍《本草纲目·人部·口津唾》：“人舌下有四窍，两窍通心气，两窍通肾液，心气流入舌下为神水，肾液流入舌下为灵液。”这种“舌下四窍”说，颇似西医的外分泌腺如腮腺、舌下腺、泪腺等。《本经》乌梅：味酸，平，主下气，除热烦满，安心，肢体痛，偏枯不仁，死肌，去青黑痣、恶疾。说明乌梅味酸入肝胆，可下气除热，热除气下，则有利于口眼干燥及肢体疼痛的缓解。清·周岩《本草思辨录》乌梅：濒湖谓舌下有四窍，两窍通胆液，故食梅则津生。提示乌梅有通舌下诸窍而生津液之功，故加用乌梅。《素问·逆调论》：“肾者水脏，主津液。”《素问·宣明五气》：“五脏化液，心为汗，肺为涕，肝为泪，脾为涎，肾为唾。”干燥综合征就其症状而言，属于中医学的津液病，而津液的化生、运行则与五脏有关，尤其是与肾脏关系最为密切。《素问·脏气法时论》：“肾苦燥，急食辛以润之，开腠理，致津液，通气也。”此论为津液干燥类病症（包括干燥综合征）指出了基本治则。《本经》附子：“味辛，温。”方中应用附子，正是辛以润之之意。此外，《中医学报》2012 年第 12 期刊有丁涛《附子的现代药理研究与临床新用》的文章，该文在"药效研究"里说："免疫系统，附子中很多成分能直接作用于神经，兴奋下丘脑 CRH 神经细胞，与其显著增强肾上腺皮质激素分泌的作用相关，其抗炎作用可能是通过多途径实现的，此外有研究支持附子本身的成分里还含有皮质激素类似物。"治疗干燥综合征的西药主要是肾上腺皮质激素，而附子含有类似成分，故余加用之。或曰，案 1 舌质干红无苔，为何用干姜、附子？①舌质干红无苔是津液不能正常输布上乘所致，是假象；②大便溏、每日 3 次，是脾肾亏虚、水湿不运之真象。正如金寿山先生在《金寿山医论选集·谈热病重舌·杂病重脉》中所说："证属虚寒而见红舌，在临床上并不少见。"故用辛温之姜附合诸药"开腠理，致津液，通气也"，以达"辛以润之"的目的。随着病情缓解，舌质由干红变为嫩红，也提示其辨证准确无误。

（二）类风湿合并肺间质病

代某，女，53 岁，职员，河南省鹤壁市人。病历号：17040211。2017 年 4 月 28 日初诊。

主　诉｜类风湿伴肺间质病 2 年余。

现病史｜患者 2011 年因乳腺癌行切除术。2015 年在鹤壁市人民医院体检发现间质性肺炎、类风湿关节炎。当时偶尔咳嗽，稍有胸闷气短，未予治疗。2016 年 2 月 25 日因症状加重，故又在该院复查胸部 CT 示：双肺间质性肺炎。其后曾经多位中医诊治，症状进行性加重。遂携 2016 年 2 月 25 日胸部 CT 片至郑州大学第一附属医院会诊，会诊大夫认为：可以诊为双肺间质性炎症，间质纤维化，西药吡非尼酮可能会减轻症状，但不能阻止病情进展，并建议找中医诊治，故患者未用任何西药。2017 年 4 月 24 日胸部 CT 示：双肺间质性肺炎，间质纤维化；左肺下叶后基底段结节。类风湿因子 64.6IU/ml。免疫五项：IgA 18.65g/L，余四项均正常。

刻诊：咳嗽有白痰，活动则胸闷气短，不能深呼吸，不能唱歌，手指关节稍疼痛，曾有复发性口腔溃疡，二便正常，舌质淡红，苔薄白，脉弦。

辨　病｜类风湿合并肺间质病。

辨　证｜甘草泻心汤合防己黄芪汤证。

处　方｜清半夏 15g，黄芩 10g，黄连 3g，干姜 12g，黄芪 40g，白术

12g，防己 20g，柴胡 12g，桂枝 12g，生牡蛎 20g，天花粉 12g，当归 12g，川芎 10g，白芍 12g，茯苓 10g，泽泻 10g，片姜黄 10g，甘草 15g，生姜 10g，大枣 5 枚。14 剂，每日 1 剂，每剂煎两次，每次煎半小时。

2017 年 5 月 17 日二诊：症状无变化。改按湿热痹治疗，宣痹汤加减。

处　方 | 防己 15g，连翘 15g，赤小豆 30g，薏苡仁 30g，蚕沙 12g（包煎），麻黄 6g，杏仁 10g，大腹皮 12g，滑石 30g，黄芩 10g，紫苏叶 10g，牡丹皮 15g，片姜黄 10g，甘草 10g，青风藤 20g。14 剂。

2017 年 6 月 13 日三诊：咳白痰，活动则胸闷气短，不能深呼吸，不能唱歌，手指关节痛不减，汗出多。化验检查（鹤壁市人民医院，2017 年 6 月 9 日）：类风湿因子 54.5IU/ml，抗链球菌溶血素 O 242IU/ml。症仍不减，说明辨证有误，辨证：柴胡桂枝干姜汤合当归芍药散证。

处　方 | 柴胡 20g，黄芩 10g，清半夏 12g，桂枝 20g，干姜 12g，生牡蛎 30g，天花粉 12g，当归 15g，川芎 10g，白芍 12g，白术 12g，茯苓 15g，泽泻 12g，片姜黄 10g，甘草 10g，防己 15g，生姜 10g，大枣 5 枚。20 剂。

2017 年 7 月 19 日四诊：服后前症均稍减，但前几天吹空调而咳加重，易汗出。上方加黄芪 40g，炒苏子 12g。20 剂。

2017 年 9 月 6 日五诊：活动则胸闷气短加重，余症同前。

处　方 | 柴胡 20g，黄芩 10g，清半夏 12g，桂枝 30g，干姜 20g，煅牡蛎 30g，天花粉 12g，当归 15g，川芎 10g，白芍 12g，白术 12g，茯苓 15g，泽泻 12g，防己 20g，黄芪 50g，甘草 30g，生姜 10g，大枣 5 枚。20 剂。

2017 年 10 月 27 日六诊：诸症均减，但遇冷或劳累后易咳吐白色泡沫痰。上方加干姜至 30g，炒白蒺藜 20g。20 剂。

2017 年 11 月 21 日七诊：活动则胸闷气短，手指痛，白色泡沫痰较前好转。查血沉 35mm/h。复查胸部 CT 示（2017 年 11 月 9 日）：双肺间质性炎症，间质纤维化（因更换医院无法与前片对比）。

2017 年 12 月 17 日八诊：患者自感不如 9 月 6 日方，用 9 月 6 日方加鬼箭羽 15g，炒白蒺藜 20g，冬瓜仁 30g，桃仁 10g。30 剂。

2018 年 1 月 18 日九诊：前时感冒发热未输液，仅用西药退热药，已不发热。活动则胸闷气短再减，手指关节已不痛。

处　方 | 柴胡 20g，黄芩 10g，清半夏 12g，桂枝 30g，干姜 20g，煅牡蛎 30g，天花粉 12g，当归 15g，川芎 10g，白芍 12g，白术 12g，茯苓 15g，泽泻 12g，黄芪 50g，防己 20g，炒白蒺藜 20g，鬼箭羽 20g，冬瓜仁 30g，桃仁

10g，甘草 30g，生姜 10g，大枣 5 枚。40 剂。

2018 年 3 月 16 日十诊：前症再减，背热，便溏、每日 1~2 次。所带 2018 年 3 月 12 日复查结果：血沉（鹤壁市中医院）29mm/h，类风湿因子阳性。胸部 CT 示（鹤壁市中医院，2018 年 3 月 9 日）：双肺间质性炎症，间质纤维化。与 2017 年 11 月 9 日片比较变化不大。

处　方｜再服上方加生薏苡仁 30g，30 剂。

2018 年 4 月 25 日十一诊：诸症再减。

处　方｜柴胡 20g，黄芩 10g，清半夏 12g，桂枝 30g，干姜 20g，煅牡蛎 30g，天花粉 12g，当归 15g，川芎 10g，白芍 12g，白术 12g，茯苓 15g，泽泻 12g，防己 20g，黄芪 50g，鬼箭羽 20g，炒白蒺藜 20g，冬瓜仁 30g，桃仁 10g，甘草 30g，生姜 10g，大枣 5 枚。30 剂。

2018 年 6 月 20 日十二诊：偶咳，上三楼则喘，可以深呼吸，能唱歌但时间短。再服上方 30 剂。

2018 年 8 月 8 日十三诊：前症再减，晨起咳嗽有白色泡沫痰，可以唱歌且时间长。2018 年 8 月 1 日复查血沉 36mm/h；类风湿因子 98.7IU/ml。胸部 CT 示（2018 年 8 月 4 日）：双肺间质性炎症，间质纤维化。与 2018 年 3 月 9 日片比较略有好转。

处　方｜上方加麦冬 20g，桑白皮 15g，紫菀 12g，白芷 6g。30 剂。

自觉不如 4 月 25 日，十四诊：再取 4 月 25 日方 30 剂。

此后以 2018 年 4 月 25 日方为主稍作加减，一直服至 2019 年 6 月 19 日，鹤壁市中医院复查 CT：两肺纹理增多、紊乱，两肺胸膜下弥漫小叶增厚，呈多发不规则斑片状、纤维条索状影。纵隔窗示部分病灶呈实变。双肺不大，心脏不大。提示：两肺间质性炎症，间质纤维化。与 2018 年 8 月 4 日老片比较，病变范围稍增大。

2019 年 7 月 2 日十五诊：晨起咳嗽，有白色泡沫痰，较前少，可以正常唱歌，上三楼不喘，但手指稍痛。

处　方｜柴胡 20g，黄芩 10g，清半夏 12g，桂枝 30g，干姜 20g，煅牡蛎 30g，天花粉 12g，当归 15g，川芎 10g，白芍 12g，白术 12g，茯苓 15g，泽泻 12g，防己 20g，黄芪 50g，鬼箭羽 20g，炒白蒺藜 20g，冬瓜仁 30g，桃仁 10g，甘草 30g，青风藤 30g，生姜 10g，大枣 5 枚。30 剂。

目前仍在治疗中。

按　类风湿关节炎属痹证范畴，合并肺间质病则属肺痹范畴，当出现咳喘时又归之于肺痿。近几年余也在探索治疗该病症，但病因复杂，治疗困难。本案几经调方，其中只有柴胡桂枝干姜汤合当归芍药散加防己黄芪汤，效果尚可，其中加用炒白蒺藜，《别录》刺蒺藜："主身体风痒，头痛，咳逆伤肺，肺痿。"即用其治疗"咳逆伤肺，肺痿"；用鬼箭羽者，取其活血化瘀之功效。

（三）免疫性血小板减少

病例1.董某，女，48岁，工人，河南长垣人。病历号：16100171。于2016年10月31日初诊。

主　诉｜血小板减少1年。

现病史｜2015年10月因肢体紫癜到医院检查，诊断为免疫性血小板减少症，口服泼尼松12片/d，3个月，血小板正常，停药1个月，血小板降至15×10^9/L，又服泼尼松12片/d，6个月，停药1个月，血小板降至6×10^9/L，该院用丙种球蛋白输入后，患者于2016年10月1日检查：抗核抗体（IgG型）1：100（±）；抗Ro-52抗体38（+）；抗Ro-60抗体26（+）；余均为阴性（-）；免疫球蛋白IgG 30g/L（0.000～16.000）。诊断为免疫性血小板减少症。因不欲再用西药而找余诊治。刻诊：平时有复发性口腔溃疡（每年约10次），泼尼松1片/d，血小板控制在60×10^9/L左右，肢体无紫癜，髋、膝关节阴天疼痛，饮食、二便可，舌质淡红，苔薄白，脉沉弦。

辨　病｜狐惑病（免疫性血小板减少症）。

辨　证｜甘草泻心汤合防己黄芪汤证。

处　方｜清半夏20g，黄芩10g，黄连6g，干姜15g，党参20g，黄芪60g，白术15g，防己20g，淡附片12g，肉桂6g，当归15g，甘草20g，大枣5枚。12剂，每日1剂，每剂煎两次，每次煎半小时。

2016年11月24日二诊：服药后无不适，但前一段工作劳累，血小板降至22×10^9/L。

辨　病｜少阳太阴厥阴合病（免疫性血小板减少症）。

辨　证｜甘草泻心汤合防己黄芪汤、柴胡桂枝干姜汤证。

处　方｜清半夏20g，黄芩10g，黄连3g，干姜12g，黄芪60g，白术15g，防己20g，制川乌15g，当归15g，甘草20g，柴胡20g，桂枝20g，生牡蛎30g，天花粉15g，白芍30g，生姜10g，大枣5枚。14剂。

2016年12月13日三诊：服上方的同时，患者自行将泼尼松加至6片/d，服用1周后血小板升至198×10⁹/L，又自行将泼尼松减至3片/d，现髋、膝关节仍痛，便秘。

处　方｜清半夏20g，黄芩10g，黄连3g，干姜12g，生晒参15g，黄芪60g，白术15g，防己20g，制川乌20g，当归15g，甘草30g，柴胡20g，桂枝20g，白芍20g，大黄10g，桃仁10g，生姜10g，大枣5枚。14剂，每日1剂，每剂煎两次，每次久煎1小时。

2017年1月23日四诊：泼尼松减至2片/d，血小板196×10⁹/L，关节痛减，余无不适。继服上方50剂。

2017年3月15日五诊：泼尼松减至1¾片/d，血小板228×10⁹/L，大便正常，关节痛再减。

处　方｜清半夏20g，黄芩10g，黄连3g，干姜12g，生晒参15g，黄芪60g，白术15g，防己20g，淡附片12g，当归15g，甘草30g，柴胡20g，桂枝20g，白芍20g，生牡蛎30g，天花粉12g，生姜10g，大枣5枚。30剂。

2017年5月25日六诊：泼尼松减至1.5片/d，血小板144×10⁹/L，关节已不痛，饮食、二便正常。继服上方30剂。

2017年7月14日七诊：泼尼松减至1片/d，无不适，血小板229×10⁹/L。再服上方30剂。

2017年8月31日八诊：泼尼松减至0.5片/d，仍无不适，血小板131×10⁹/L。续服上方30剂。

2017年10月10日九诊：泼尼松减至0.25片/d，血小板109×10⁹/L。上方加黑豆30g，30剂。

2017年11月22日十诊：泼尼松已停1个月，血小板224×10⁹/L。仍服10月10日方，30剂。

2018年1月17日十一诊：血小板200×10⁹/L，无不适。继服上方50剂。

2018年4月24日十二诊：患者无自觉症状，于2018年4月16日检查：血常规、自身抗体均正常。

临床痊愈，继服上方30剂巩固之。

按　　本案虽然检验指标类似干燥综合征，但以肢体紫癜为主诉而诊为免疫性血小板减少症。平时有复发性口腔溃疡，而复发性口腔溃疡是狐惑病（白塞病）的主证，故初诊辨为狐惑病（白塞病）而用甘草泻心汤合防己黄芪汤加附子、桂枝证。白塞病也属免疫系统疾病，它是全身性血管炎症病变，从中医辨病角度应属少阳太阴厥阴合病。故从二诊开始，改为少阳太阴厥阴合病证，加用柴胡桂枝干姜汤。其后泼尼松从1片增至3片，血小板逐渐稳定在正常范围，后一直服用该合方，泼尼松渐减，终至停用，各项检查指标均在正常范围，提示该合方对于免疫性血小板减少症患者有较好的治疗作用。方中加用附子的目的见本节干燥综合征病例"按"，九诊及以后加用黑豆，是取其补肾解毒之用（详解见甘草粉蜜汤证）。

病例2. 张某，女，26岁，农民，河南通许县人。病历号：18050139。2018年5月21日初诊。

主　诉｜肢体瘀斑，血小板减少2年。

现病史｜患者以右上肢瘀斑1月、头晕1天于2016年9月27日入住某院，入院后检查：白细胞 10.90×10^9/L，红细胞 4.13×10^{12}/L，血红蛋白122.0g/L，血小板 110×10^9/L；抗SSA/Ro-60抗体阳性（＋）；抗SSA/Ro-52抗体阳性（＋）；抗核抗体核颗粒型1：320。请风湿免疫科会诊示：建议口服泼尼松，羟氯喹。住院期间给予激素、护胃、钙片等对症支持治疗，口服泼尼松每次4片，每天3次。患者于2016年10月6日出院，出院诊断：免疫性血小板减少症。其后泼尼松减量则血小板计数下降。患者又于2017年6月15日到北京大学人民医院检查，诊断为：免疫性血小板减少症。2018年5月3日因激素导致股骨头坏死入住郑州某骨伤病医院。听患者介绍出院找余诊治。刻诊：双髋关节痛，需拄双拐行走，腰、膝关节痛，阴天加重，头油重伴脱发，否认口腔溃疡病史，月经正常，舌质正红，苔白腻，脉弦。目前口服泼尼松1片/d，血小板 85×10^9/L。

辨　病｜少阳太阴厥阴合病（免疫性血小板减少症）。

辨　证｜甘草泻心汤合柴胡桂枝干姜汤证。

处　方｜清半夏20g，黄芩10g，黄连10g，干姜12g，柴胡20g，桂枝20g，当归12g，生牡蛎30g，天花粉12g，淡附片10g，黄芪50g，鹿角片15g，甘草20g，生姜10g，大枣5枚。12剂，每日1剂，每剂煎两次，每次久煎1小时。

2018年6月6日二诊：查血小板 109×10^9/L，嘱其泼尼松减至每日半片，上方加黑豆 30g。20 剂。

2018 年 6 月 26 日三诊：昨日查血小板 $82 \times 10^9/L$，夜尿多，手麻酸痛。

处　方｜清半夏 20g，黄芩 10g，黄连 10g，干姜 15g，生晒参 12g，白术 12g，淡附片 12g，黄芪 60g，防己 15g，柴胡 20g，桂枝 20g，生牡蛎 30g，天花粉 12g，当归 15g，白芍 20g，甘草 20g，川芎 10g，茯苓 12g，泽泻 15g，鹿角 15g，生姜 10g，大枣 5 枚。20 剂。

2018 年 7 月 11 日四诊：血小板 $101 \times 10^9/L$，泼尼松减至每日 1/4 片，腰、膝关节仍痛，但髋关节痛减，可不拄双拐行走，头油减、不脱发，上方加淡附片至 15g。20 剂。

2018 年 8 月 10 日五诊：查血小板 $136 \times 10^9/L$，另有小痒疹，膝关节仍痛。

处　方｜清半夏 20g，黄芩 10g，黄连 6g，干姜 15g，生晒参 15g，黄芪 60g，白术 12g，防己 15g，淡附片 12g，柴胡 20g，桂枝 20g，生牡蛎 30g，天花粉 12g，当归 15g，白芍 15g，黑豆 30g，甘草 20g，麻黄 10g，生姜 10g，大枣 5 枚。20 剂。

2018 年 9 月 3 日六诊：血小板 $164 \times 10^9/L$，患者自行停服泼尼松已 1 周，嘱不再服用。再取上方 30 剂。

2018 年 11 月 1 日七诊：血小板 $104 \times 10^9/L$，鼻干有血丝。

处　方｜清半夏 20g，黄芩 10g，黄连 6g，干姜 12g，生晒参 12g，白术 12g，淡附片 12g，柴胡 20g，桂枝 20g，生牡蛎 30g，天花粉 12g，当归 15g，白芍 20g，甘草 20g，川芎 10g，茯苓 12g，泽泻 15g，鹿角片 15g，黑豆 30g，生姜 10g，大枣 5 枚。30 剂。

2018 年 12 月 10 日八诊：血小板 $100 \times 10^9/L$，另自觉腰冷痛，上方加黄芪 60g，防己 20g。30 剂。

2019 年 2 月 28 日九诊：血小板 $100 \times 10^9/L$，前症均减。取 12 月 10 日方加鹿角片为 20g。30 剂。

2019 年 8 月 2 日十诊：除髋关节稍痛外，能上班干活，无其他不适，且因经济困难而停药数月。今查血小板 $60 \times 10^9/L$，腹胀，嗳气，髋关节稍痛。

处　方｜清半夏 20g，黄芩 10g，黄连 6g，干姜 12g，生晒参 12g，柴胡 20g，桂枝 20g，白芍 20g，生牡蛎 30g，天花粉 12g，当归 15g，川芎 10g，白术 12g，茯苓 12g，泽泻 15g，鹿角片 20g，黄芪 60g，防己 20g，黑豆 30g，淡附片 12g，生姜 10g，大枣 5 枚。30 剂。

2019 年 9 月 2 日十一诊：髋关节已基本不痛，今查血小板 $108 \times 10^9/L$，效不更方，继服上方30剂。

按 上述两例病情相似，均是干燥综合征并免疫性血小板减少，但例2伴有激素导致的股骨头坏死，故加鹿角片补益肾督，壮骨填髓。

一五 风引汤

【原　文】　《金匮要略·中风历节病脉证并治第五》风引汤：除热瘫痫。

风引汤方：大黄　干姜　龙骨各四两　桂枝三两　甘草　牡蛎各二两　寒水石　滑石　赤石脂　白石脂　紫石英　石膏各六两

上十二味，杵，粗筛，以韦囊盛之，取三指撮，井花水三升，煮三沸，温服一升。（《外台》卷十"疗大人风引，少小惊痫瘛疭，日数十发，医所不能疗，除热镇心，紫石汤方"，药味与本方相同，且其方后注云："此本张仲景伤寒论方。"）

【病　机】　阳热亢盛，引动肝风。

【功　用】　清泻阳热，平肝息风。

【临床应用】　主要用于病毒性脑炎引起的高热、抽搐及手足口病合并中枢神经系统感染等。

病证

张某，女，12岁，郑州市人。2001年6月8日初诊。

主　诉｜发作性抽搐、发热2个月。

现病史｜患者于2个月前，以狂躁、头痛、失眠住郑州市精神病院，按狂躁型精神病治疗1周，病情不减且出现发热，转河南省人民医院，诊为病毒性脑炎，在治疗过程中逐渐出现高热、抽搐（癫痫样发作）、狂躁，半月后转北京儿童医院，仍诊为病毒性脑炎，治疗半月后，病情加重，遂返郑州，入住郑州市第二人民医院，治疗1周病情仍未缓解，家属邀余到医院诊治。刻诊：高热（39～40℃），昏迷，抽搐（日发20余次），烦躁，腹胀满，10天未解大便，牙关紧闭，无法看舌，脉滑数。

　　辨　病｜痫证（病毒性脑炎）。

　　辨　证｜风引汤证。

　　处　方｜大黄 12g，干姜 6g，生石膏 30g，寒水石 30g，西滑石 30g，紫石英 30g，赤石脂 30g（无白石脂），桂枝 6g，生龙骨 30g，生牡蛎 30g，甘草 10g，羚羊角粉（另包）3g，甘草 10g，僵蚕 12g，蝉蜕 12g。3 剂，每日 1 剂，水煎半小时，分两次鼻饲管灌注。

　　2001 年 6 月 11 日二诊：解黑干大便 2 次，热稍减（38～39℃），抽搐次数减少，烦躁减。继服上方 6 剂。

　　2001 年 6 月 18 日三诊：体温 37.1℃，大便每日 2 次，烦躁再减，仍神志不清，可张口，日抽搐 3～5 次，舌质红，苔黄，脉弦。继服上方 35 剂。热退，神志渐清，可说话，但不利，抽搐停止，可饮食。再以上方研细末，装 0 号胶囊，每次 6 粒，日 3 次，服 4 个月，除记忆力下降、语言稍迟钝外，余无不适。2018 年 10 月 20 日，因月经不调来诊，言其自 2001 年服中药后记忆力、语言逐渐恢复正常，早已正常生活。

　　又，北京中医医院王玉光博士曾就一手足口病合并中枢神经系统感染病例，咨询于余，余建议其试用风引汤。相关文章发表于《北京中医药》2009 年第 4 期。读者可以查阅。

一六　防己地黄汤

【原　　文】　《金匮要略·中风历节病脉证并治第五》防己地黄汤：治病如狂状，妄行，独语不休，无寒热，其脉浮。

　　防己地黄汤方：防己一分　桂枝三分　防风三分　甘草一分

　　上四味，以酒一杯，浸之一宿，绞取汁；生地黄二斤，㕮咀，蒸之如斗米饭久，以铜器盛其汁；更绞地黄汁，和，分再服。

【病　　机】　血热阴虚，风阻经络（或风扰心神）。

【功　　用】　滋阴凉血，祛风通络（或祛风安神）。

【临床应用】   主要用于风湿或类风湿关节炎、失眠等病症。

（一）历节病

病例 1. 张某，女，49 岁，农民，洛阳市人。病历号：16070016。2016 年 7 月 4 日初诊。

主　诉｜全身关节肿痛半个月。

现病史｜双侧肘、膝、踝、手指关节肿（不红）、热、痛，伴发热不恶寒半月（37.9～39.5℃）。2016 年 7 月 1 日在医院检查示：血沉 130mm/h（参考值 0～20mm/h）；超敏 C 反应蛋白 188.58mg/L（参考值 0～20mg/L）；类风湿因子、抗链球菌溶血素 O 均正常。二便饮食尚可，舌质红，苔薄黄，脉弦数。

辨　病｜历节病。

辨　证｜防己地黄汤合麻杏苡甘汤证。

处　方｜桂枝 20g，防己 20g，防风 10g，生地黄 40g，麻黄 10g，杏仁 10g，生薏苡仁 30g，甘草 15g，生姜 3 片，大枣 5 枚。7 剂，每日 1 剂，每剂煎两次，每次煎半小时。

2016 年 7 月 13 日二诊：服上方后，体温最高时 39℃，昨日 37.7℃，关节痛减，另时有荨麻疹。

处　方｜桂枝 20g，防己 20g，防风 10g，生地黄 50g，知母 30g，生石膏 30g，麻黄 10g，杏仁 10g，生薏苡仁 30g，甘草 15g，生姜 3 片，大枣 5 枚。7 剂。

2016 年 8 月 3 日三诊：已不发热，关节痛再减，右足踝仍肿。上方加炒苍术 15g，黄柏 12g。14 剂。

2016 年 8 月 10 日四诊：上方尚有 7 剂未服，因他事来郑，前来就诊。未再发热，关节肿痛大减。

处　方｜生地黄 50g，桂枝 20g，防己 10g，防风 10g，知母 30g，生石膏 30g，麻黄 10g，杏仁 10g，生薏苡仁 30g，炒苍术 15g，黄柏 12g，甘草 15g。10 剂。

其后患者未来复诊，2017 年 2 月 12 日电话随访，言其服中药后诸症消失，未再发。

病例 2. 韦某，男，48 岁，干部，郑州市人。于 2009 年 10 月 30 日初诊。

主　诉｜右手关节红肿热痛 3 天。

现病史｜患者 3 天前突然出现右手红肿热痛，逐渐肿至肘关节，1 天前在河南省人民医院诊断为风湿性关节炎，因患者对多种抗生素过敏而求治于中医。症如前述，便秘，体温正常，舌质红，苔薄黄燥，脉滑数。

辨　病｜热痹（风湿性关节炎）。

辨　证｜防己地黄汤合白虎桂枝汤证。

处　方｜生地黄40g，防风10g，防己20g，桂枝10g，知母30g，生石膏30g，金银花30g，玄参20g，甘草15g。6剂，每日1剂，每剂煎两次，每次煎半小时。

2009年11月5日二诊：肿消大半，仍有热痛感，继服上方，6剂而愈。

病例3.李某，男，72岁，退休教师，郑州市人。病历号：16090098。2016年9月12日初诊。

主　诉｜腰部及四肢关节疼痛近1年。

现病史｜患者2015年2月16日因颈肩部剧痛，双肩关节疼痛，双膝、腰部疼痛，阵发性心悸胸闷，住院治疗，检查：HLA-B27（＋）；血沉27mm/h（参考值＜20.00mm/h）；C反应蛋白12.47mg/L（参考值＜10.00mg/L）；类风湿因子（－）；抗链球菌溶血素O（－）；心电图：频发房性期前收缩、完全性右束支传导阻滞。经中西药物治疗病情缓解而出院。2016年8月3日，诸症复发又入院治疗。入院诊断：强直性脊柱炎，冠心病，高血压。化验检查：HLA-B27（＋）；血沉104.00mm/h（参考值＜20.00mm/h）；C反应蛋白33.87mg/L（参考值＜10.00mg/L）。住院期间请余会诊，刻诊：颈肩部疼痛；拉直双臂、锁骨下则疼痛加重，左侧为甚。颈椎、双肩关节活动受限，不能上举、屈伸，双膝、腰部疼痛，关节疼痛处发热，不红肿，足踝肿痛，汗出，便秘，舌质红，苔黄，脉弦滑。

辨　病｜历节病（强直性脊柱炎）。

辨　证｜防己地黄汤合防己黄芪汤、白虎桂枝汤证。

处　方｜黄芪60g，白术20g，防己20g，桂枝20g，生地黄30g，防风10g，知母30g，生石膏30g，青风藤30g，甘草15g。7剂，每日1剂，每剂煎两次，每次煎半小时。

2016年10月10日二诊：诸症大减，大便仍干。

处　方｜黄芪60g，白术20g，防己20g，桂枝20g，生地黄60g，防风12g，知母30g，生薏苡仁30g，青风藤30g，甘草12g。10剂。

2016年10月21日三诊：诸症基本消失，续服上方15剂巩固疗效。

后于2016年12月27日，电话随访，言其服中药后，诸症未再反复。

按　　　上述 3 例均属热痹范畴，均用防己地黄汤治之，例 1 以发热、关节肿痛为主，故合麻杏苡甘汤；例 2 以局部红肿热痛为主，故合白虎桂枝汤加金银花、玄参；例 3 以颈肩腰膝汗出、足踝肿为主，故合防己黄芪汤、白虎桂枝汤。它们的辨证要点是：患处疼痛发热或红肿热痛，便秘，舌质红。关于方中之生地黄，《本经》：主折跌绝筋，伤中，逐血痹，填骨髓，长肌肉，作汤除寒热积聚，除痹。说明生地黄不仅能滋阴凉血，还能除痹通经。另据《中药大辞典》干地黄：【临床报道】"①治疗风湿、类风湿关节炎取干地黄 3 两……试治风湿性关节炎 12 例……类风湿关节炎 11 例"疗效较好，并说"据观察，地黄具有抗炎作用……与肾上腺皮质激素有相似之处"。

（二）不寐（失眠）

病例 1. 张某，男，68 岁，退休干部，郑州市人。于 2005 年 4 月 14 日初诊。

主　诉 | 失眠 15 年。

现病史 | 失眠，每晚服艾司唑仑 4 片，可睡 1 个多小时。刻诊：烦躁失眠，便秘，舌质红乏津，苔薄少，脉浮。

辨　病 | 不寐（失眠）。

辨　证 | 防己地黄汤合酸枣仁汤证。

处　方 | 生地黄 60g，防风 10g，防己 10g，桂枝 3g，知母 20g，川芎 10g，茯苓 12g，炒酸枣仁 12g，竹茹 20g，夜交藤 30g，甘草 15g，小麦 30g，大枣 5 枚。7 剂，每日 1 剂，每剂煎两次，每次煎半小时。嘱其逐渐减少艾司唑仑用量。

2005 年 4 月 20 日二诊：艾司唑仑减至 2 片，可睡 4 小时，大便每日 1 次，续服上方 20 剂，并减停艾司唑仑，睡眠基本正常。

病例 2. 李某，男，37 岁，工人，河南柘城人。2012 年 10 月 6 日初诊。

主　诉 | 失眠、抑郁半年。

现病史 | 因失眠、焦虑或抑郁或无故发笑半年，在当地某医院诊为抑郁症，用西药利培酮等治疗 3 个月，症状减轻，但因肝功能异常而停服西药。刻诊：失眠（每晚睡 3 小时左右）心烦，或焦虑不安，或心情抑郁，记忆力下降，头昏，大便干，舌质红，苔薄白，脉弦数。

辨　病｜不寐（失眠）。

辨　证｜防己地黄汤合酸枣仁汤证。

处　方｜生地黄 40g，桂枝 10g，防风 10g，防己 10g，知母 20g，云苓 15g，川芎 10g，炒酸枣仁 12g，制远志 10g，栀子 10g，淡豆豉 20g，淮小麦 30g，甘草 15g，大枣 5 枚。20 剂，每日 1 剂，每剂煎两次，每次煎半小时。

2012 年 11 月 2 日二诊：前症大减，化验肝功能较前好转，上方加柴胡 12g，黄芩 10g，黄连 6g。60 剂。此后其家人来看病，云服上方后诸症消失，已正常工作。

病例 3. 翟某，女，65 岁，退休干部，郑州市人。病历号：15010217。于 2015 年 1 月 19 日初诊。

主　诉｜失眠、多梦伴双下肢麻木 4 年。

现病史｜患糖尿病 20 年，近 4 年出现失眠，多梦，耳鸣，双下肢麻木。2 个月前因左膝关节疼痛行人工膝关节置换术，其后失眠加重。刻诊：失眠（每晚仅睡 2 小时），多梦，双侧耳鸣，便秘（3～4 天 1 次），小便、饮食尚可，双下肢麻木，左膝关节以下肿痛（平时注射胰岛素加口服降糖西药，血糖控制在 8mmol/L），舌质红，苔薄白乏津，脉弦。先按气血瘀滞用经验方三合汤加减。

处　方｜当归 15g，川芎 10g，白芍 20g，苍术 30g，茯苓 15g，泽泻 30g，紫苏叶 12g，木瓜 12g，大腹皮 12g，黄芪 60g，防己 12g，葛根 30g，金银花 20g，玄参 20g，黄连 10g。10 剂，每日 1 剂，每剂煎两次，每次煎半小时。

2015 年 3 月 13 日二诊：服上方后下肢麻木及肿痛均减轻，但失眠多梦及耳鸣不减，大便干，2 天 1 次，舌脉同前。

辨　证｜改为防己地黄汤合酸枣仁汤证。

处　方｜生地黄 60g，桂枝 10g，防己 10g，防风 10g，知母 30g，炒酸枣仁 15g，川芎 10g，淮小麦 30g，夜交藤 30g，当归 15g，黄连 10g，甘草 10g。7 剂。

2015 年 3 月 20 日三诊：每晚能睡 5 个小时，耳鸣亦减，仍多梦，大便仍 2 天 1 次。上方生地黄加至 80g，另加柴胡 12g，黄芩 10g，川楝子 12g。10 剂。

2015 年 3 月 30 日四诊：失眠、多梦、耳鸣均愈，下肢麻木也较前减轻，大便每日 1 次。再服三诊方 10 剂巩固疗效。

按　　　防己地黄汤《备急千金要方》所载之"治言语狂错，眼目霍霍，或言见鬼，精神昏乱。"及《金匮》防己地黄汤条文所述，都说明该方是治疗精神神经方面病症的方剂。《诸病源候论》卷二《风病诸候·风狂病候》："狂病者，由风邪入并于阳所为也。风邪入血，使人阴阳二气虚实不调，若一实一虚，则令血气相并，气并于阳，则为狂发，或欲走，或自高贤，称神圣是也。"上述3例虽均未出现狂躁，但失眠较重，病机均为血热阴虚，风扰心神，故均用防己地黄汤合酸枣仁汤加减。例3因合并糖尿病神经病变的下肢麻木，故初诊用余常用治疗糖尿病神经病变的三合汤加减，但失眠不减，说明药不对症，故二诊即改为防己地黄汤合酸枣仁汤加味，终使诸症消失。

一七 **桂枝芍药知母汤**

【原　　文】　《金匮要略·中风历节病脉证并治第五》八、诸肢节疼痛，身体魁羸，脚肿如脱，头眩短气，温温欲吐，桂枝芍药知母汤主之。

桂枝芍药知母汤方：桂枝四两　芍药三两　甘草二两　麻黄二两　生姜五两　白术五两　知母四两　防风四两　附子二两（炮）

上九味，以水七升，煮取二升，温服七合，日三服。

【病　　机】　风寒湿痹阻筋骨关节，化热伤阴。

【功　　用】　祛风除湿，温经散寒，滋阴清热。

【临床应用】　主要用于类风湿关节炎。

（一）历节病（类风湿关节炎）

病例1.赵某，女，25岁，职员，河南驻马店人。病历号：14100276。于2014年10月20日初诊。

主　诉｜双手指关节疼痛2月。

现病史｜患者2个月前出现双手指关节疼痛，于2014年8月4日于某医院检查：抗环瓜氨酸肽抗体 118.72RU/ml（参考值 0～20RU/ml），类风湿因子 IgM 230.94IU/ml（参考值 0～20IU/ml），类风湿因子 IgG、类风湿因子 IgA 均正常。诊断为类风湿关节炎，在该院用中药治疗效果欠佳。刻诊：双手指关节肿痛热，左肩痛、畏寒，大便稍干、日 1 次，舌质红，苔薄黄，脉弦。

辨　病｜历节病（类风湿关节炎）。

辨　证｜桂枝芍药知母汤合防己地黄汤证。

处　方｜桂枝 30g，白芍 30g，麻黄 10g，白术 15g，知母 30g，制附子 10g，生地黄 30g，黄芪 60g，防己 20g，防风 10g，青风藤 30g，甘草 20g，生姜 10g，大枣 5 枚。15 剂，每日 1 剂，每剂煎两次，每次久煎 1 小时。

2014 年 11 月 5 日二诊：症平稳（肿痛轻但不显著，亦无不适）。续服上方加制附子至 12g。10 剂。

2014 年 11 月 25 日三诊：手指关节肿痛热、肩冷痛均明显减轻，但便溏每日 1 次，上方生地黄减至 20g，继服 20 剂。

后以上方间断服药至 2015 年 3 月 19 日，症状基本消失。查：抗环瓜氨酸肽抗体：50.52RU/ml（参考值 0～20RU/ml），类风湿因子 IgM 40.90IU/ml（参考值 0～20IU/ml）；类风湿因子 IgG、类风湿因子 IgA 均正常。再服 2014 年 11 月 25 日方 20 剂。因症状消失，但怕复发，又于 2016 年 5 月 16 日查：类风湿因子 IgM、IgG、IgA，抗环瓜氨酸肽抗体，血沉，C 反应蛋白，均正常。又取 2014 年 11 月 25 日方 20 剂以巩固疗效。

病例 2. 王某，女，40 岁，河南西平县人。病历号：18040116。2018 年 4 月 16 日初诊。

主　诉｜双手指、膝关节疼痛近 1 年。

现病史｜患者因双手指、双膝关节疼痛于 2017 年 2 月在当地县医院诊断为类风湿关节炎，用中西药物后，疼痛缓解，停服西药后，疼痛发作同前。刻诊：晨僵，双手指、双膝关节疼痛，遇冷加重，大便溏泻，每日 3 次，舌质淡，苔薄白滑，脉沉弦。

辨　病｜历节病（类风湿关节炎）。

辨　证｜桂枝芍药知母汤证。

处　方｜桂枝 20g，白芍 20g，麻黄 10g，白术 15g，知母 20g，制附子 12g，防风 10g，细辛 10g，炙甘草 15g，生姜 10g，大枣 5 枚。12 剂，每日 1 剂，每剂煎两次，每次久煎 1 小时。

2018 年 5 月 3 日二诊：诸症稍减，再服上方 12 剂。

2018年5月15日三诊：晨僵，双手指、双膝关节疼痛大减，大便每日1次，但易汗出。上方加黄芪60g，防己20g，青风藤30g。14剂。

此方服至2018年8月25日，诸症消失而停药。2019年5月20日带其母亲来看病时，言其去年服中药后类风湿未再反复，检查类风湿因子、血沉均正常，表示感谢。

病例3. 全某，女，64岁，医务工作者，郑州市人。病历号：16100136。2016年10月26日初诊。

主　诉｜周身关节游走性疼痛伴间断性发热1个月。

现病史｜患者1个月前出现周身关节游走性疼痛伴间断性发热，今查：血沉54.4mm/h；类风湿因子1170IU/ml；C反应蛋白21.1mg/L；抗环瓜氨酸肽抗体定量118.78RU/ml（参考值0～25RU/ml）；抗核抗体核颗粒型（1∶320）＋核均质型（1∶320）；免疫球蛋白A（IgA）5.66g/L。诊断为类风湿关节炎。刻诊：周身关节疼痛，痛处扪之热，但关节怕冷，晨僵，体温37.2℃，口干，饮食、二便尚可，舌质正红，舌上津润无苔，脉沉弦。

辨　病｜历节病（类风湿关节炎）。

辨　证｜柴胡桂枝干姜汤合当归芍药散证。

处　方｜柴胡30g，黄芩10g，桂枝30g，干姜12g，天花粉20g，当归15g，川芎10g，白芍30g，白术15g，茯苓15g，泽泻15g，甘草20g，知母20g，生姜20g，大枣5枚。7剂，每日1剂，每剂煎两次，每次煎半小时。

2016年11月2日二诊：服上方疼痛加重，改为桂枝芍药知母汤证。

处　方｜桂枝30g，白芍30g，知母30g，麻黄10g，制附子15g，细辛10g，防己20g，青风藤30g，生地黄20g，甘草20g，生姜10g，大枣5枚。5剂。

2016年11月7日三诊：关节疼痛稍减，体温正常。

处　方｜桂枝30g，白芍30g，知母30g，麻黄10g，制附子15g，细辛10g，防己20g，青风藤30g，生地黄40g，生石膏30g，杏仁10g，薏苡仁30g，甘草20g，生姜10g，大枣5枚。10剂。

上方一直间断服至2017年6月9日，患者于2017年5月31日检查：类风湿因子347IU/ml；C反应蛋白3.37mg/L；血沉16.5mm/h。除晨僵外，关节疼痛基本消失，未再发热，舌质正红，苔薄白，脉沉弦。续服上方30剂。其后仍以上方加减间断服至2018年11月6日，并赴海南居住，关节疼痛未再反复。

病例4. 白某，女，47岁，郑州市人。病历号：16120140。2016年12月20日初诊。

主　诉｜全身疼痛1年半。

现病史｜患者1年半前在健身房锻炼，汗出受风后致全身疼痛，今年夏季又在地下室受潮湿而疼痛加重，当时在医院诊断为类风湿关节炎，用中药效欠佳。刻诊：双手指遇冷水疼痛，背困痛，足踝肿痛，头怕风且感头脑不清醒，下肢冷，易汗出，乏力，饮食、二便可，舌质淡红，苔薄白滑，脉沉紧。

辨　病｜历节病（类风湿关节炎）。

辨　证｜桂枝芍药知母汤证。

处　方｜桂枝20g，白芍20g，知母20g，麻黄10g，制附子12g，细辛6g，防己20g，白术20g，青风藤30g，黄芪60g，葛根30g，石菖蒲15g，甘草15g，生姜10g，大枣5枚。12剂，每日1剂，每剂煎两次，每次久煎1小时。

2017年1月4日二诊：前症均减，再服上方14剂。

此后续服上方至2017年2月8日，医院检查结果：类风湿因子476IU/ml（参考值0～40IU/ml）；血沉22mm/h（参考值0～20mm/h）。其后仍以上方加减间断服至2018年12月13日，诸症消失，化验结果正常而停药。

按　　以上4例均是类风湿关节炎患者，基本方均是桂枝芍药知母汤，例1因有化热之象（如关节肿痛热、舌质红等），故合防己地黄汤加青风藤；例2寒湿重（如便溏、关节遇冷痛甚、舌质淡等），故加细辛，后又加黄芪、防己、青风藤等；例3舌质正红，舌上津润无苔，关节痛处怕冷，但扪之热，低热，口干等化热之象，故合防己地黄汤、麻杏苡甘汤加减；例4伴头恶风且感头脑不清醒，汗出，足踝肿痛，故合防己黄芪汤加青风藤、葛根、石菖蒲等。青风藤所含青藤碱，对类风湿有一定疗效，故方中往往加用之。总之余所治的类风湿均未达到骨节变形的程度，虽然治疗时间较长，但对消除症状、化验指标阴转、阻止病情发展等方面，疗效尚属满意。

（二）痢后鹤膝风

黄某，女，38岁，农民，河南偃师人。1987年7月15日初诊。

主　诉｜双膝关节肿痛不红3天。

现病史｜患者半月前先病结膜炎，续得痢疾，均经治疗而愈。3天前出现双膝关节肿痛不红，食欲不振，泛泛欲呕，舌质正红，苔白腻，脉沉弦。

辨　病｜痢后鹤膝风（痢疾后综合征）。

辨　证｜桂枝芍药知母汤证。

处　方｜桂枝 15g，白芍 15g，知母 12g，麻黄 10g，苍术 20g，防风 10g，制附子 15g，甘草 6g，生姜 15g，生薏苡仁 30g，防己 30g。

5 剂，每日 1 剂，每剂煎两次，每次久煎 1 小时。服后肿消痛止而愈。

按　　痢疾后综合征也称肠病后类风湿、结膜 - 尿道 - 滑膜综合征，其病因及发病机制至今仍不甚清楚，临床上以结膜炎、尿道炎和关节炎为特征。清·陈修园《时方妙用》卷四"鹤膝风：胫细而膝肿是也。为风寒湿三气合痹于膝而成，初起发热头痛，宜五积散，痢后变成者，亦宜之"。可知陈氏诊治过该病。本案有结膜炎和关节炎，虽无尿道炎，也可诊为痢疾后综合征（痢疾后膝关节肿痛并非都是"鹤膝风"）。本案为湿热之邪未尽，流注筋骨关节之历节病，刻下热邪甚微，而寒湿颇盛，法当温阳祛寒，除湿清热，故用桂枝芍药知母汤加生薏苡仁、防己以治之，由于病程短，方证相符，故 5 剂而病愈。

一八　黄芪桂枝五物汤

【原　文】　《金匮要略·血痹虚劳病脉证并治第六》二、血痹阴阳俱微，寸口关上微，尺中小紧，外证身体不仁，如风痹状，黄芪桂枝五物汤主之。

黄芪桂枝五物汤方：黄芪三两　芍药三两　桂枝三两　生姜六两　大枣十二枚。

上五味，以水六升，煮取二升，温服七合，日三服。

【病　机】　营卫气血不足，风邪袭表，络脉痹阻。

【功　用】　通阳行痹。

【临床应用】　血痹，脑梗死后遗症。

（一）血痹

病例 1. 王某，女，52 岁，公务员，河南郑州人。病历号：14030159。2014 年 3 月 12 日初诊。

主　诉｜左下肢外侧麻木半年。

现病史｜左下肢股骨外侧有一如手掌大皮肤麻木或像风吹样感觉半年，抓之知痛痒，饮食、二便正常，舌质淡红，苔薄白，脉沉弦。

辨　病｜血痹。

辨　证｜黄芪桂枝五物汤证。

处　方｜黄芪 60g，桂枝 20g，白芍 20g，生姜 20g，大枣 5 枚。

7 剂，每日 1 剂，每剂煎两次，每次煎半小时。

2014 年 3 月 31 日二诊：前症减。另多梦，上方加柴胡 12g，黄芩 10g，川楝子 10g。12 剂。

2014 年 7 月 2 日三诊：左大腿外侧麻木及多梦已愈。近来自感视力疲劳，视物昏花，有时头痛，改用益气聪明汤加减，处方从略。

病例 2. 王某，女，59 岁，农民，河南西平县人。病历号：19070032。于 2019 年 7 月 3 日初诊。

主　诉｜右大腿麻木 3 个月。

现病史｜3 个月前出现右腿膝以上、腹股沟以下麻木，抓之知痛痒，久坐、久站加重，平卧及休息则缓解或消失，或有腰痛，舌质正红，苔薄白，脉沉弦。

辨　病｜血痹。

辨　证｜黄芪桂枝五物汤证。

处　方｜黄芪 60g，桂枝 20g，白芍 20g，炒杜仲 15g，川续断 15g，生姜 10g，大枣 5 枚。12 剂，每日 1 剂，每剂煎两次，每次煎半小时。

2019 年 7 月 31 日二诊：服上方后麻木消失，前几天劳累又轻微麻木，再服上方 15 剂。

按　　　肢体局部麻木或如微风所吹是谓"血痹"，为黄芪桂枝五物汤的主症，其病机为营卫气血不足，风邪袭表，络脉痹阻。《灵枢·邪气脏腑病形》："阴阳行气俱不足，勿取以针，而调以甘药。"仲景遵内经之旨制黄芪桂枝五物汤，益气通阳行痹，疗效较好。例 1、例 2 均是下肢局部麻木，属血痹证，故用黄芪桂枝五物汤；例 2 与劳累有关且伴有腰痛，故加杜仲、续断以补肾壮腰。

（二）半身汗出

朱某，女，47 岁，家庭主妇，河南南召县人。病历号：16040213。2016年 4 月 29 日初诊。

主　诉｜右半身汗出，右肩疼痛半年。

现病史｜患者右半身汗出，右肩疼痛，月经尚正常，饮食、二便可，舌质淡红，苔薄白，脉沉弦。

辨　病｜半身汗出症。

辨　证｜黄芪桂枝五物汤证。

处　方｜黄芪 60g，桂枝 18g，白芍 20g，葛根 30g，当归 20g，生姜 9g，大枣 30g。7 剂，中药颗粒剂，日 1 剂，早晚各 1 次，开水冲服。

2016 年 5 月 13 日二诊：前症均减，另右肩关节凉，鼻聋。上方加细辛3g，羌活 6g，防风 10g。10 剂。

2016 年 5 月 27 日三诊：半身汗出、右肩凉痛、鼻聋均大减，继服上方12 剂。

2016 年 12 月 7 日因近来感冒鼻塞、流清涕、咳嗽前来就诊，询前症均愈。乃治其感冒，处方从略。

按　　本案半身汗出伴右肩疼痛，故加葛根、羌活、防风、细辛以祛风通经。

（三）中风

曹某，男，70 岁，退休工人，河南洛阳人。于 2008 年 10 月 20 日初诊。

主　诉｜右侧肢体活动不遂半个月。

现病史｜患者于 10 月 5 日因突然右半身不遂，语言謇涩，饮水呛咳，住某县中医院，经 CT 检查，诊为脑干梗死，治疗半月，病情无好转，请余会诊。刻诊：右侧上下肢不能抬举，语言謇涩，饮水呛咳，时口角流涎，插鼻饲管注流质食物，二便正常，舌质淡，苔白滑，脉紧。

辨　病｜中风（脑干梗死）。

辨　证｜黄芪桂枝五物汤证。

处　方｜黄芪 80g，桂枝 30g，白芍 30g，巴戟天 30g，白术 15g，制远志

10g, 石菖蒲 15g, 炒白芥子 12g, 制附子 3g, 半夏 15g, 茯苓 15g, 生姜 10g, 大枣 5 枚。6 剂, 每日 1 剂, 每剂煎两次, 每次久煎 1 小时。鼻饲服用。

2008 年 10 月 27 日二诊: 右上下肢较前稍有力, 口角流涎少, 语言稍利, 可食少量煮鸡蛋。继服上方。

上方再服 15 剂, 拔掉鼻饲管, 可食半流质, 仍时有呛咳, 语言缓慢, 可下床倚人行走, 但右下肢抬不高, 右手握力较前好转, 后以上方加当归 15g, 山萸肉 12g, 服 4 个月, 除右上肢稍无力外, 余症消失。

按　　　本案为中风后遗症。《医宗金鉴·杂病心法要诀·中风死候·黄芪五物汤》:"黄芪五物虚经络, 偏废虚风无力瘫, 心清语謇因舌软, 舌强神浊是火痰, 补卫黄芪起不用, 益营芍桂枣姜煎, 左加当归下牛膝, 筋瓜骨虎附经添。"后注曰:"不仁不用在右者属气, 宜倍加黄芪; 在左者属血, 则加当归。"余每遵其法而用之, 疗效尚可。本案所加巴戟天等味是取地黄饮子与二陈汤之意化裁之。

一九　黄芪建中汤

【原　　文】　《金匮要略·血痹虚劳病脉证并治第六》十四、虚劳里急, 诸不足, 黄芪建中汤主之。

于小建中汤内加黄芪一两半, 余依上法。气短胸满者加生姜; 腹满者去枣, 加茯苓一两半; 及疗肺虚损不足, 补气加半夏三两。

小建中汤方: 桂枝三两（去皮）　甘草二两（炙）　大枣十二枚（擘）　芍药六两　生姜三两（切）　胶饴一升

上六味, 以水七升, 煮取三升, 去滓, 内胶饴, 更上微火消解, 温服一升, 日三服。呕家不可用建中汤, 以甜故也。

【病　　机】　阴阳气血俱虚。

【功　　用】　温中补气, 和里缓急。

【临床应用】　胃、十二指肠溃疡。

（一）十二指肠溃疡

病例1.郭某，男，33岁，农民，河南鹿邑人。病历号：17080112。于2017年8月14日初诊。

主　诉｜胃痛伴烧心2年。

现病史｜空腹胃痛或有烧心已2年。去年曾在某县医院做电子胃镜诊断为十二指肠溃疡。刻诊：晨起上腹痛，得食痛减，喜温喜按，偶有烧心，但不泛酸，二便正常，舌质正红，苔薄白，脉弦。

辨　病｜胃痛（十二指肠溃疡）。

辨　证｜黄芪建中汤证。

处　方｜炙黄芪40g，桂枝12g，白芍20g，藿香10g，清半夏18g，生姜9g，大枣20g，炙甘草18g。24剂，每日1剂，水冲两次服。

2017年9月15日二诊：服上方后诸症消失，但近几天晨起口气较重。上方加蒲公英30g。20剂。

2018年3月25日，电话随访，诸症至今未再发作。

病例2.宋某，女，58岁，退休干部，河南偃师人。病历号：17050101。2017年5月15日初诊。

主　诉｜胃痛5天。

现病史｜患者因胃痛于2017年5月10日做电子胃镜，检查提示：慢性浅表性胃炎；十二指肠球部溃疡（A1期）。刻诊：上腹隐痛，空腹痛甚，得食痛减半年，不烧心、泛酸，饮食、二便可，舌质淡红，苔薄白，脉弦。

辨　病｜胃痛（十二指肠球部溃疡）。

辨　证｜黄芪建中汤证。

处　方｜炙黄芪40g，桂枝18g，白芍20g，藿香10g，清半夏18g，生姜9g，大枣20g，炙甘草18g。14剂，中药颗粒剂，日1剂，早晚各1次，开水冲服。

2019年7月31日二诊：前年开的中药在他院又取20剂，胃痛已愈。前几天又出现空腹胃痛，得食痛减，舌脉同前。仍服上方60剂。

病例3.冯某，女，72岁，郑州市人。病历号：19050045。2019年5月9日初诊。

主　诉｜反复上腹痛2年。

现病史｜患者2年前因胆结石行胆囊切除术；2018年8月16日因上腹痛

做电子胃镜，检查示：慢性食管炎；慢性非萎缩性胃炎伴糜烂；多发胃息肉；十二指肠球部溃疡。刻诊：空腹上腹痛，得食痛减已2年，不烧心、泛酸，饮食、二便可，舌质正红，苔薄白，脉弦。

辨　病｜胃痛（十二指肠球部溃疡）。

辨　证｜黄芪建中汤证。

处　方｜炙黄芪30g，桂枝18g，白芍20g，藿香20g，清半夏24g，生姜9g，大枣30g，炙甘草18g。7剂，中药颗粒剂，日1剂，早晚各1次，开水冲服。嘱慎食生冷油腻。

2019年5月12日二诊：上腹痛稍减，咽中或有黏痰。上方加威灵仙20g，柴胡18g。7剂。

2019年5月24日三诊：上腹痛大减，咽中已无黏痰。

处　方｜炙黄芪30g，桂枝18g，白芍20g，藿香20g，清半夏24g，生姜9g，大枣30g，炙甘草18g。14剂。

2019年6月11日四诊：上腹痛已愈，再服上方10剂。

（二）慢性胆囊炎

病例4.王某，男，33岁，个体经营者，郑州市人。病历号：18080227。2018年8月8日初诊。

主　诉｜胃烧心，胸骨后泛酸1年。

现病史｜1年前烧心、胸骨后泛酸，于2017年9月3日做电子胃镜，检查示：慢性浅表性胃炎；2018年8月6日腹部B超示：胆囊壁毛糙。刻诊：烧心，胸中泛酸，上腹稍胀，饮食、二便可，舌质正红，苔薄白，脉弦。

辨　病｜烧心泛酸（慢性胆囊炎）。

辨　证｜大柴胡汤证。

处　方｜柴胡24g，黄芩10g，清半夏18g，炒枳实12g，白芍20g，乌梅20g，炙甘草15g，生姜9g，大枣20g。7剂，中药颗粒剂，日1剂，早晚各1次，开水冲服。

2018年9月7日二诊：烧心泛酸均不减，早上起床前后烧心泛酸加重，得食缓解或消失。

辨　证｜黄芪建中汤证。

处　方｜炙黄芪30g，桂枝12g，白芍20g，藿香20g，清半夏18g，生姜9g，大枣20g，炙甘草18g。12剂。

2019年5月24日三诊：去年服9月7日方后，烧心泛酸已愈，前几天又发作，症状与去年一样，再服上方12剂。

（三）反流性食管炎

病例5.傅某，男，48岁，职员，河南固始县人。病历号：16070223。
2016年7月29日初诊。

主　诉｜上腹胀，胸骨后疼痛6年。

现病史｜患者6年前出现上腹胀，胸骨后疼痛，于2016年1月27日做电
子胃镜，检查提示：反流性食管炎（A级）；胃息肉；慢性红斑性胃窦炎。给
予兰索拉唑肠溶片等西药，时轻时重，至今未愈。刻诊：上腹胀，胸骨后疼
痛，便溏、每日1次，饮食尚可。舌质正红，苔薄白，脉弦。

辨　病｜胸痛（反流性食管炎）。

辨　证｜大柴胡汤证。

处　方｜柴胡20g，黄芩10g，清半夏12g，炒枳实10g，白芍15g，僵蚕
10g，乌梅20g，威灵仙20g，甘草15g。7剂，每日1剂，每剂煎两次，每次
煎半小时。

2016年8月8日二诊：服上方后，症状不轻亦不重，上方加蒲公英30g。
10剂。

2016年8月19日三诊：诸症仍不减。仔细询问得知：上腹胀及胸骨后痛
均在空腹时加重，得食则减，舌脉同前。

辨　病｜胸痛（反流性食管炎）。

辨　证｜黄芪建中汤证。

处　方｜炙黄芪40g，桂枝15g，白芍20g，清半夏20g，藿香10g，炙甘
草20g，生姜10g，大枣5枚。10剂。

2016年8月29日四诊：服上方后，胀痛大减。继服上方至9月18日，
胀痛未再发作，又取上方10剂巩固之。

按　　黄芪建中汤本来应当用胶饴，但过去假劣者多，故去之。上述5
例病症不同，前3例均为十二指肠球部溃疡；例4为胆囊炎；例
5则为反流性食管炎。但其共同特点都是空腹加重，得食症减。
例4的烧心泛酸虽胃镜未发现食管反流，从其泛酸在胸骨后加之
有慢性胆囊炎分析，可能是胆汁反流性胃炎所致。余治疗反流性
食管炎属实证热证者，往往用大柴胡汤加减治之，但若用之无效
或加重者，如例4、例5，提示辨证有误，余改用黄芪建中汤后

效果较好。黄芪建中汤加藿香，是余的另一位先师郭子谦先生认为藿香为碱性药物，可中和胃酸，故习惯加之；据现代药理研究，半夏有抗胃溃疡作用，其抗胃溃疡作用的药理基础可能是减少胃液分泌、降低胃液游离酸度和总酸度、抑制胃蛋白酶活性、保护胃黏膜、促进胃黏膜的修复等。故余亦习惯加之。总之，黄芪建中汤适宜于阴阳气血俱虚而见空腹时症状加重、得食症状减轻的胃溃疡或十二指肠溃疡及食管反流等病症。

肾气丸

【原　　文】　《金匮要略·血痹虚劳病脉证并治第六》十五、虚劳腰痛，少腹拘急，小便不利者，八味肾气丸主之。

《金匮要略·痰饮咳嗽病脉证并治第十二》十七、夫短气有微饮，当从小便去之，苓桂术甘汤主之；肾气丸亦主之。

《金匮要略·妇人杂病脉证并治第二十二》十九、问曰：妇人病饮食如故，烦热不得卧，而反倚息者，何也？师曰：此名转胞，不得溺也，以胞系了戾，故致此病，但利小便则愈，宜肾气丸主之。

肾气丸方：干地黄八两　薯蓣四两　山茱萸四两　泽泻三两　茯苓三两牡丹皮三两　桂枝　附子（炮）各一两

上八味末之，炼蜜和丸梧子大，酒下十五丸，加至二十五丸，日再服。

【病　　机】　肾气亏虚。

【功　　用】　滋阴助阳，化生肾气。

【临床应用】　用于治疗肾虚型间质性肺疾病。

间质性肺疾病

病例1.闫某，男，55岁，干部，河南偃师人。于2015年9月12日初诊。

主　诉｜胸闷气短半年。

现病史｜患者于半年前出现胸闷气短，并逐渐加重，经洛阳市某医院 CT 检查，诊断为肺间质纤维化，因不愿服用激素而求治于余。现动则气喘，上三楼即喘甚，不咳、无痰，饮食、二便正常，舌质正红，苔薄白，尺脉沉。

辨　病｜喘证（肺间质纤维化）。

辨　证｜肾气丸证。

处　方｜熟地黄 30g，山药 30g，山萸肉 15g，茯苓 15g，泽泻 15g，丹皮 12g，制附子 10g，桂枝 12g，车前子 20g，怀牛膝 15g。15 剂，每日 1 剂，每剂煎两次，每次沸后久煎 1 小时。

2015 年 9 月 28 日二诊：服上方后气喘明显好转，上三楼稍喘，继服上方 4 个月。后气喘基本消失，复查 CT 病变较前好转。嘱其服金匮肾气丸半年，病情稳定。

病例 2. 张某，男，83 岁，河南郑州市人。病历号：16100108。2016 年 10 月 24 日初诊。

主　诉｜发热、咳嗽、吐痰 1 年余。

现病史｜患者以间断性胸闷、气喘 1 年余，曾因加重伴发热住省级医院诊断为间质性肺炎、冠心病、前列腺增生并结石、甲状腺右侧叶结节。给予对症处理，症状好转出院。

刻诊：动则气喘症状加重（室内活动即喘），咳吐白痰，量不多。目前服泼尼松每日 2 片，舌质正红稍黯，苔白滑，脉弦。

辨　病｜间质性肺炎。

辨　证｜三合汤方证。

处　方｜当归 15g，川芎 10g，白术 20g，白芍 15g，泽泻 30g，茯苓 15g，紫苏叶 12g，木瓜 12g，大腹皮 12g，黄芪 60g，防己 15g，干姜 12g，柴胡 15g，黄芩 10g，清半夏 12g，五味子 12g。3 剂，每日 1 剂，每剂煎两次，每次煎半小时。

服上方无不适，后继续服用上方 30 剂，症状平稳。

2017 年 1 月 9 日二诊：动则气喘加重，有白痰，说明辨证有误。改按肾气亏虚治之，用肾气丸加减。

处　方｜熟地炭 60g，山药 60g，山萸肉 15g，茯苓 20g，丹皮 10g，泽泻 30g，制附子 12g，肉桂 10g，干姜 10g，五味子 12g，杏仁 10g，清半夏 20g，厚朴 12g，炒苏子 20g。7 剂，每日 1 剂，每剂煎两次，每次久煎 1 小时。

服后动则气喘减轻，白痰减少，上方加减服用半年，并逐渐减少泼尼松用量。至 2017 年 6 月 17 日，能平路行走约 50 米，另不欲饮食，下肢水肿，上半身怕热，腰以下怕冷。泼尼松已减至隔日半片。

处　方｜熟地炭 60g，炒山药 60g，山萸肉 20g，丹皮 12g，茯苓 15g，泽泻 30g，淡附片 15g，肉桂 10g，车前子 30g，怀牛膝 20g，砂仁 10g，苇根 30g，冬瓜仁 30g，桃仁 10g，薏苡仁 30g。7 剂。

服上方，前症减，继续用上方加减服至 2017 年 10 月 13 日。

2017 年 10 月 13 日三诊：能行走约 200 米，泼尼松已减至每 5 天 1/4 片，下肢不肿，活动则咳嗽，吐白痰，流清涕。

处　方｜熟地炭 60g，炒山药 60g，山萸肉 20g，丹皮 12g，茯苓 15g，泽泻 30g，淡附片 15g，肉桂 10g，车前子 30g，怀牛膝 20g，砂仁 10g，干姜 10g，五味子 12g，当归 12g。7 剂。

服上方后活动耐力增加，坚持用上方至 2018 年 3 月 23 日。

2018 年 3 月 23 日四诊：可平路行走 250 米，若活动则咳嗽，有白黏痰，咳吐不利，饮食可，二便尚可，舌脉同前。

处　方｜熟地炭 60g，炒山药 60g，山萸肉 20g，丹皮 12g，茯苓 15g，泽泻 30g，淡附片 15g，肉桂 10g，车前子 3g，怀牛膝 20g，砂仁 10g，干姜 10g，五味子 12g，当归 12g，蜈蚣 1 条。12 剂。

2018 年 4 月 23 日五诊：动则气喘明显减轻，再服上方 14 剂。

2018 年 5 月 10 日六诊：咳喘再减，因天气渐热，患者想暂停中药汤剂，停用汤剂后，口服泼尼松隔日半片，症状稳定。

2018 年 11 月 22 日七诊：自 5 月 10 日停服中药汤剂后，自服金水宝、桂附地黄丸，泼尼松加至每日半片。刻诊：动则喘，可步行 200 米，晨起咳嗽，吐白痰，食欲不振，二便可，舌质正红，苔薄白滑，脉沉弦。

处　方｜熟地炭 30g，炒山药 60g，山萸肉 20g，丹皮 12g，茯苓 20g，泽泻 20g，锁阳 20g，盐补骨脂 20g，五味子 12g，当归 20g，砂仁 10g，怀牛膝 20g，炒小茴香 12g，干姜 12g，人参 15g，麦冬 15g，炙甘草 12g。10 剂。

2018 年 12 月 11 日八诊：服上方后，咳喘大减，可步行 250 米。再服上方 40 剂。

2019 年 2 月 19 日九诊：诸症再减，继服上方 30 剂。

后病情稳定，间断服用上方，每日加半片泼尼松，至 2019 年 5 月 30 日，患者可步行 300 米，晨起偶咳白痰，停服中药，每日服半片泼尼松，病情稳定至今（2019 年 9 月 30 日）。

病例 3.武某，男，73 岁，农民，河南偃师人。病历号：18110021。2018 年 11 月 5 日初诊。

主　诉｜咳喘 6 年，加重 1 年。

现病史｜患者 6 年前出现咳嗽吐黄或白痰带血丝，动则喘，给予对症治疗后症状时有反复。2018 年 10 月 26 日胸部 CT 示：双肺陈旧性肺结核、肺间质纤维化；肺气肿、肺大疱；纵隔内多个小淋巴结；冠状动脉走行区钙斑；双下肺动脉干增宽；左侧胸膜增厚、钙化。既往吸烟史 50 年，戒断 5 年，30 年前曾干电锯工 10 年。刻诊：咳嗽，吐黄痰带血丝，动则喘（室内活动即喘，下床不能行至卫生间），夜尿频（5 次）而不利，食欲、大便尚可，但精神差，舌黯红，苔白稍厚，脉弦滑。

辨　病｜痰饮（肺间质纤维化伴肺气肿、肺大疱）。

辨　证｜肾气丸证。

处　方｜熟地炭 40g，生山药 60g，山萸肉 20g，茯苓 20g，丹皮 12g，泽泻 20g，制附子 10g，肉桂 10g，人参 15g，麦冬 20g，五味子 12g，芦根 60g，桃仁 10g，冬瓜仁 30g，薏苡仁 30g，桑白皮 20g，鱼腥草 30g，黄芩 20g，炙甘草 10g。14 剂，每日 1 剂，每剂煎两次，每次久煎 1 小时。

2018 年 11 月 22 日二诊：服上方后咳喘均减，已无黄痰及血丝，可下床行走至卫生间，但大便溏，每日 5 次，舌黯淡，苔花剥、中后部白稍厚，脉弦滑。

处　方｜人参 20g，白术 15g，茯苓 30g，清半夏 20g，干姜 15g，五味子 12g，细辛 6g，熟地炭 40g，炒山药 60g，盐补骨脂 15g，制附子 10g，肉桂 10g，炙甘草 12g。14 剂。

2019 年 1 月 2 日三诊：咳喘稍加重，但大便成形，每日 3 次。

处　方｜人参 20g，白术 15g，茯苓 30g，清半夏 20g，干姜 15g，五味子 12g，细辛 6g，熟地炭 40g，炒山药 60g，丹皮 12g，泽泻 15g，制附子 10g，肉桂 10g，车前子 20g，怀牛膝 20g，麦冬 15g，盐补骨脂 12g，炙甘草 12g。25 剂。

2019 年 2 月 22 日四诊：咳喘大减，大便每日 2 次，小便较前利（夜尿 3 次）。续服上方 25 剂。

2019 年 3 月 29 日五诊：通过视频问诊，言其咳喘几乎消失，可上街行走，大小便基本正常。嘱其再做 CT 与前片对比。

2019 年 4 月 8 日六诊：胸部 CT 与上次片（2018 年 10 月 26 日）对比：右肺下叶前、外基底段小叶间隔增厚明显减轻；右肺下叶前、外基底段肺纤维化；慢性支气管炎、肺气肿、肺大疱；双肺多发钙化结节、索条影变化不明显，考虑陈旧性病灶；冠状动脉钙斑；双下肺肺动脉干增宽；左侧胸膜增厚并钙化。由于诸症消失，嘱其续服上方30剂后，停药观察。

按　　　间质性肺疾病是一组以肺间质为主要病变部位的疾病，病因多样，以咳嗽和活动后呼吸困难为主要临床表现，病情往往逐渐加重，最终导致呼吸衰竭。上述3案是余以肾虚为基本病机的探索性治疗，虽然有效，但影像学几无改变，尚需继续探索。

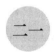 二一　薯蓣丸

【原　　文】　《金匮要略·血痹虚劳病脉证并治第六》十六、虚劳诸不足，风气百疾，薯蓣丸主之。

薯蓣丸方：薯蓣三十分　当归　桂枝　曲　干地黄　豆黄卷各十分　甘草二十八分　人参七分　芎䓖　芍药　白术　麦门冬　杏仁各六分　柴胡　桔梗　茯苓各五分　阿胶七分　干姜三分　白敛二分　防风六分　大枣百枚为膏。

上二十一味，末之，炼蜜和丸，如弹子大，空腹酒服一丸，一百丸为剂。

【病　　机】　阴阳气血俱虚，感受外邪。
【功　　用】　扶正祛邪。

【临床应用】　用于阴阳气血俱虚患者，其病常因受凉、感冒复发或加重者。
（一）水肿（慢性肾小球肾炎）

刘某，男，5岁，河南鹤壁市人。1986年4月20日初诊。

主　诉｜反复周身浮肿1年。

现病史｜患儿于1985年1月"感冒"后出现周身浮肿，颜面肿甚，咳嗽，气喘，小便不利。在当地医院尿常规检查：蛋白（＋＋＋）、红细胞（＋＋）、颗粒管型（＋），诊断为急性肾小球肾炎。经中西药治疗，1个月后浮肿消失，咳喘减轻，尿蛋白（＋）。其后虽中西药物并未间断，但每隔10～15天则"感

冒"一次，每"感冒"则发热而浮肿，咳喘复发，尿检蛋白、红细胞等增多。刻诊：面色㿠白、神疲懒言，周身浮肿，咳喘痰少，食欲不振，畏寒肢冷，小便不利，大便溏薄（每日 1~2 次）。尿常规检查：蛋白（++++）、红细胞（++）、颗粒管型+。血常规：白细胞 $6.5 \times 10^9/L$、红细胞 $3.0 \times 10^{12}/L$。舌质淡，苔薄白，脉沉细。

辨　病｜水肿病（肾小球肾炎）。

辨　证｜实脾饮证；薯蓣丸证。

处　方｜白术 15g，茯苓 10g，厚朴 6g，附子 6g，大腹皮 6g，黄芪 15g，干姜 3g，草果仁 3g，杏仁 3g，桂枝 3g，炙甘草 6g，山药 15g。每日 1 剂，水煎服。

薯蓣丸料 1 剂，为细末，炼蜜为丸，每丸 9g，每次 1 丸，日 2 次。

1986 年 5 月 20 日二诊：汤、丸并进，服 1 个月后，浮肿、咳喘消失，饮食大增，大便正常，精神较好，其间未再"感冒"。尿常规检查：蛋白+。嘱停服汤剂，继服薯蓣丸。服至 1986 年 11 月，一直未"感冒"，浮肿及其他症状也未再发。仍服薯蓣丸至 1987 年 4 月，其间多次尿常规检查均为（-），故停药观察。随访 2 年，诸症未再发。

（二）肺痨（肺结核）

王某，男，30 岁，工人，河南偃师人。于 1975 年 8 月 20 日初诊。

主　诉｜肺结核 2 年。

现病史｜2 年前患右上肺空洞型结核，一直用西药抗结核治疗，病情时轻时重。轻时仅有咳嗽，重则发热、咯血。近半年来，每因"受凉"而加重。刻诊：发热（39.5℃）不恶寒，咳嗽吐黄痰，痰中时带血丝，或咯血盈口，胸闷时痛，食欲不振，小便短黄，大便秘结，盗汗乏力，舌质红，苔薄黄，脉滑数。

辨　病｜肺痨（肺结核）。

辨　证｜千金苇茎汤合百苓丹证。

处　方｜冬瓜仁 30g，生意苡仁 30g，桃仁 12g，苇茎 30g，百部 15g，丹参 30g，黄芩 20g，大黄炭 10g，白及 15g，桔梗 15g，甘草 10g。15 剂，每日 1 剂，每剂煎两次，每次煎半小时。

二诊：上方连进 15 剂，热退、血止，精神佳，饮食增，仍咳嗽、痰少、盗汗。脉细稍数而无力，舌质正红，苔薄白。

处　方｜北沙参 30g，百部 15g，桃仁 10g，丹参 30g，白及 15g，麦冬 10g，五味子 10g，黄芩 10g，冬瓜仁 30g。30 剂。

薯蓣丸料，为细末，炼蜜为丸，每丸 9g，每次 1 丸，日 3 次。

三诊：前药连服 3 个月，诸症消失。X 线胸片示：右上肺空洞愈合。但仍有片状、密度较淡、边缘模糊之阴影。嘱停服汤剂，将薯蓣丸料中加百部、白及、黄芪，炼蜜为丸，服法同前。此丸连续服用半年，诸症未曾发作，X 线胸片示：病灶已钙化。停药观察 2 年未复发。

（三）尿血

杨某，男，12 岁，河南新乡人。1984 年 10 月 6 日初诊。

主　诉｜反复血尿半年。

现病史｜患儿于半年前因发热、头痛伴肉眼血尿住某市医院，经多种检查，未能明确诊断，予青霉素及止血剂治疗 2 周，热退、血尿止、尿常规检查正常而出院。1 月后又因"受凉"而尿血复发，伴鼻塞、流清涕，而无发热恶寒，省级某医院以"血尿待查"收住入院。住院期间，曾作多项检查，仍未明确诊断。经治疗（用药不详）半月，血尿止，但尿常规检查红细胞仍为＋～＋＋而出院。其后曾服中药清热利湿，凉血止血之剂 2 月余，其间因"受凉"而出现肉眼血尿 3 次，多次尿常规检查，红细胞轻则（＋＋），重则（＋＋＋＋）。刻诊：面色萎黄，神疲乏力，尿少色赤，大便正常，饮食尚可。舌质淡，苔薄白，脉沉细。尿常规检查：红细胞（＋＋＋）。

辨　病｜尿血。

辨　证｜薯蓣丸证。

处　方｜黄芪 20g，当归 10g，黑荆芥 3g，党参 10g，白术 10g，茯苓 10g，黑蒲黄 6g，三七粉 3g（冲服），炙甘草 10g。7 剂，每日 1 剂，每剂煎两次，每次煎半小时。

薯蓣丸料 1 剂，为细末，炼蜜为丸，每丸 9g，每次 1 丸，日 2 次。

二诊：前药服 2 个月，精神饱满，面色红润，脉较前有力，舌质淡红、苔薄白，尿常规检查正常。嘱停服汤剂，继续服薯蓣丸半年。

半年后函告：服丸药后未再"受凉"，尿血亦未复发，多次尿常规检查正常。嘱停药观察，追访 2 年未复发。

按　　由于《金匮要略》原条文未明言薯蓣丸所治的具体症状，而后世注《金匮》者多从病因病机及方义方面加以阐述，对其适应证则讳言之，致使该方临床应用较少。笔者体会，凡病机属阴阳气血俱虚，而病情因"受凉""感冒"复发或加重者，均可用薯蓣丸以治之，此即"虚劳诸不足，风气百疾"之谓欤。

二二 酸枣仁汤

【原　文】　《金匮要略·血痹虚劳病脉证并治第六》十七、虚劳虚烦不得眠，酸枣仁汤主之。

　　酸枣仁汤方：酸枣仁二升　甘草一两　知母二两　茯苓二两　芎藭二两
　　上五味，以水八升，煮酸枣仁得六升，内诸药，煮取三升，分温三服。

【病　机】　肝阴不足，心血亏虚。

【功　用】　养肝阴补心血，宁神除烦。

【临床应用】　本方余单独应用机会较少，多与他方合用，参见有关方证。

二三 麦门冬汤

【原　文】　《金匮要略·肺痿肺痈咳嗽上气病脉证治第七》十、大逆上气，咽喉不利，止逆下气者，麦门冬汤主之。

　　麦门冬汤方：麦门冬七升　半夏一升　人参二两　甘草二两　粳米三合
大枣十二枚

　　上六味，以水一斗二升，煮取六升，温服一升，日三夜一服。

【病　机】　肺胃津伤，虚火上逆。

【功　用】　清养肺胃，止逆下气。

【临床应用】　主要用于喉源性咳嗽，咳嗽变异性哮喘，气道高反应性咳嗽等。

（一）咳嗽（喉源性咳嗽）

　　病例1. 刘某，女，25岁，会计，郑州市人。病历号：13110413。2013年11月27日初诊。

主　诉｜咽痒，咳嗽，无痰 2 个月。

现病史｜2 个月前出现咽痒，咳嗽，无痰，与冷热无关，舌质红，苔薄白乏津，脉正常。

辨　病｜咳嗽（急性咽炎）。

辨　证｜麦门冬汤证。

处　方｜麦冬 40g，清半夏 12g，南沙参 30g，甘草 20g，大枣 5 枚，粳米 15g。7 剂，每日 1 剂，每剂煎两次，每次煎半小时。

2013 年 12 月 4 日二诊：咽痒、咳嗽均大减，继服上方 7 剂。

2013 年 12 月 11 日三诊：咽喉不痒，偶咳，续取上方 7 剂巩固之。

病例 2. 孙某，女，28 岁，职员，郑州市人。病历号：19090056。

主　诉｜咳嗽无痰，咽中不适 1 年。

现病史｜1 年前开始出现咳嗽，无痰，自觉咽中不适。症状轻重与冷热无关，曾按咽炎治疗无效，舌质红，苔薄白乏津，脉浮滑。

辨　病｜咳嗽（喉源性咳嗽）。

辨　证｜麦门冬汤证。

处　方｜麦冬 50g，清半夏 18g，北沙参 30g，炙甘草 18g，大枣 20g。7 剂，中药颗粒剂，日 1 剂，早晚各 1 次，开水冲服。

二诊：已不咳嗽，仅咽中稍不适，继服上方 10 剂巩固疗效。

（二）咳嗽（咳嗽变异性哮喘）

病例 1. 姚某，女，50 岁，教师，郑州市人。病历号：13110370。于 2013 年 11 月 25 日初诊。

主　诉｜咳嗽，咽痒，吐少许白黏痰，反复发作 1 年。

现病史｜1 年前出现咳嗽，咽痒，吐少许白黏痰，症状反复发作，曾服多种止咳化痰中西药效果不好，舌正红，苔薄白，脉浮。

辨　病｜咳嗽（咳嗽变异性哮喘）。

辨　证｜小青龙加石膏汤证。

处　方｜麻黄 10g，桂枝 15g，白芍 15g，干姜 12g，五味子 12g，细辛 3g，清半夏 12g，生石膏 30g，款冬花 12g，甘草 12g。3 剂，每日 1 剂，每剂煎两次，每次煎半小时。

2013 年 11 月 27 日二诊：上方服 2 剂，咳嗽咽痒加重，舌脉同前。说明辨证有误。

改辨证为：麦门冬汤证。

处　方｜麦冬40g，清半夏20g，生晒参15g，甘草20g，粳米20g，大枣5枚。2剂。

2013年11月29日三诊：服上方后诸症大减，再取上方7剂。

2014年10月1日四诊：言其去年服中药后咳嗽已愈，现胸痛，胸闷，颈痛，活动后加重10天，改方治之，处方从略。

病例2.陈某，女，63岁，退休工人，郑州市人。病历号：13110248。于2014年3月13日初诊。

主　诉｜咳嗽无痰，闻异味加重半年。

现病史｜半年前出现咳嗽，无痰，闻异味加重，舌质红，苔薄黄乏津，脉浮滑。

辨　病｜咳嗽（咳嗽变异性哮喘）。

辨　证｜麦门冬汤证。

处　方｜麦冬40g，清半夏20g，南沙参30g，甘草12g，粳米15g，大枣5枚。10剂，每日1剂，每剂煎两次，每次煎半小时。

2014年3月26日二诊：咳嗽大减，续取上方10剂，症状消失。

病例3.李某，男，41岁，山西长治人。

主　诉｜阵发性干咳11余年，反复并加重1月余。

现病史｜患者于11年前因感冒出现咳嗽、吐痰，经对症治疗感冒症状消失，仍有阵发性咳嗽，于晚上或遇刺激性气味加重，未予重视。此后每年均有发作，且逐年加重，每次均需治疗4~5个月的时间才能恢复。先后使用抗感染、镇咳及中药等多种治疗手段，疗效不佳。于2013年11月25日，由山西来郑州，入住河南省中医药研究院附属医院呼吸科病区。

入院症见：神志清、精神差，表情痛苦，阵发性剧烈干咳，咽痒不适，夜间尤甚，无法入睡，纳可，二便正常。

辨　病｜咳嗽（咳嗽变异性哮喘）。

辨　证｜定喘汤证。

处　方｜炙麻黄10g，杏仁10g，黄芩10g，白果10g，炒苏子10g，清半夏9g，款冬花10g，桑白皮10g，全蝎6g，甘草9g。2剂，每日1剂，每剂煎两次，每次煎半小时。

2013年11月27日，病区主任查房：患者服上方后症状几乎无变化，夜间仍阵发性剧烈干咳，断续2~3个小时，夜眠仍差。肺CT示：支气管炎并胸膜增厚；血常规示嗜酸性粒细胞比率较高。同意诊断咳嗽变异性哮喘，治疗给予泼尼松 15mg/d，早顿服，连服 3 天，并予布地奈德福莫特罗粉吸入剂吸入，2 次 /d，中药再进上方 2 剂。

2013 年 11 月 29 日，邀余会诊查房。患者口服上药并吸入激素后，咳嗽反进一步加剧，呈阵发性痉挛性干咳，咽痒不适，约每小时发作 1 次，严重影响睡眠。纳食、二便尚可。

辨　病｜燥咳（咳嗽变异性哮喘）。

辨　证｜麦门冬汤证。

处　方｜麦门冬 40g，半夏 9g，生晒参 5g，南沙参 30g，大枣 20g，甘草 21g。3 剂，每日 1 剂，每剂煎两次，每次煎半小时。

2013 年 12 月 2 日，患者服上药后，剧咳大减，已能安睡，仅偶尔咳嗽，无痰，未感胸闷、气短。患者病情已得到良好控制，因家中有事，要求出院带药回家治疗。嘱仍以上方 10 剂巩固疗效。

2017 年 9 月 8 日电话随访，言其自 2013 年服中药治疗后，咳嗽已愈，这几年未再发作。

按　　　上述 5 例可以看出，麦门冬汤证的辨证要点是：干咳无痰，咽干痒不适，或有少许白黏痰，与冷热无关，舌质红等。

 # 二四　小青龙汤（小青龙加石膏汤）

【原　　文】　《伤寒论·辨太阳病脉证并治中》：伤寒表不解，心下有水气，干呕，发热而咳，或渴，或利，或噎，或小便不利、少腹满，或喘者，小青龙汤主之。（40）

小青龙汤方：麻黄（去节）三两　芍药三两　五味子半升　干姜三两　甘草（炙）三两　细辛三两　桂枝三两　半夏（洗）半升

上八味，以水一斗，先煮麻黄，减二升，去上沫，内诸药，煮取三升，去滓，温服一升。

《金匮要略·痰饮咳嗽病脉证并治第十二》三十五、咳逆倚息不得卧，小青龙汤主之。《金匮要略·肺痿肺痈咳嗽上气病脉证治第七》十四、肺胀，咳而上气，烦躁而喘，脉浮者，心下有水，小青龙加石膏汤主之。

小青龙加石膏汤方：麻黄　芍药　桂枝　细辛　甘草　干姜各三两　五味子　半夏各半升　石膏二两

上九味，以水一斗，先煮麻黄，去上沫，内诸药，煮取三升。强人服一升，羸者减之，日三服，小儿服四合。

【病　　机】　外寒内饮，或兼饮郁化热。

【功　　用】　散寒化饮，或兼清解郁热。

【临床应用】　主要用于支气管炎、支气管哮喘、变应性鼻炎、间质性肺炎等。

（一）咳嗽

病例1.刘某，女，63岁，郑州市人。病历号：13120243。2013年12月16日初诊。

主　诉｜冬季咳嗽，遇冷加重3年。

现病史｜3年前出现冬季咳嗽，遇冷加重反复发作。今又受凉而咳嗽，吐泡沫痰，喉中痰鸣，无汗，纳可，便溏。患者形体偏瘦，舌质淡，苔白滑，脉弦。

辨　病｜咳嗽（慢性支气管炎）。

辨　证｜小青龙汤证。

处　方｜麻黄10g，桂枝15g，白芍15g，干姜12g，五味子12g，细辛3g，法半夏12g，款冬花12g，射干12g，甘草10g。7剂，每日1剂，每剂煎两次，每次煎半小时。

2013年12月23日二诊：服上方诸症均减，再服上方7剂而愈。

病例2.曹某，男，28岁，职员，郑州市人。病历号：13020163。2013年12月10日初诊。

主　诉｜遇冷咳嗽，吐白痰或黄痰2年。

现病史｜2年前出现遇冷反复咳嗽，吐白痰或黄痰。1年前余曾予小青龙加石膏汤而愈，今年又发作。刻诊：咳嗽吐白黏痰，遇冷加重半月，饮食、二便可，舌质正红，苔白，脉浮紧。

辨　病｜咳嗽（急性支气管炎）。

辨　证｜小青龙加石膏汤证。

处　方｜炙麻黄 12g，桂枝 18g，白芍 20g，干姜 12g，五味子 12g，细辛 3g，法半夏 18g，款冬花 20g，冬瓜仁 30g，生石膏 30g，甘草 15g。10 剂，每日 1 剂，每剂煎两次，每次煎半小时。

2014 年 12 月 23 日二诊：去年服上方后咳嗽已愈，今年又咳嗽吐白痰 5 天，舌脉同前。再服上方 10 剂。

2015 年 1 月 8 日三诊：患者连续 4 年在公历 12 月前后发作 1 次咳嗽吐痰，每年余都用小青龙加石膏汤 10 剂而愈，今年又咳嗽吐白痰 6 天，再取上方 10 剂。患者抽烟较多，嘱其戒烟并加强运动增强体质。

病例 3.曹某，女，43 岁，职员，郑州市人。病历号：17110063。2017 年 11 月 8 日初诊。

主　诉｜咳嗽、吐痰 2 个月。

现病史｜2 个月前出现流清涕，打喷嚏，继则咳嗽、吐白痰，舌正红，苔薄白滑，脉浮紧。

辨　病｜咳嗽（支气管炎）。

辨　证｜小青龙汤证。

处　方｜麻黄 10g，桂枝 12g，白芍 12g，干姜 12g，细辛 3g，清半夏 12g，五味子 12g，甘草 10g。1 剂，每日 1 剂，每剂煎两次，每次煎半小时。

2017 年 11 月 9 日二诊：咳嗽吐痰均减，再服上方 7 剂。

2018 年 4 月 24 日三诊：去年服中药后咳嗽已愈，今又咳嗽、吐白痰 20 余天。舌脉同前。仍服上方 8 剂。

2019 年 5 月 17 日四诊：去年咳嗽已愈，前几天喝冷饮后咳嗽咽痒，有少许白黏痰，所谓"形寒饮冷则伤肺"是也，仍用小青龙汤治之。再取上方 5 剂。

（二）咳喘

病例 4.陈某，女，61 岁，农民，河南淮阳人。病历号：13070230。2013 年 7 月 11 日初诊。

主　诉｜咳嗽反复发作 20 余年。

现病史｜诉咳嗽反复发作 20 余年，遇冷加重，自诉在病将愈时会吐白痰，咽痒甚，咳嗽时兼气喘，喉间哮鸣。腰痛，俯仰受限不适。此次发病，因吹电风扇所致。刻诊：咳嗽，吐清稀痰，喉间痰鸣，胸闷、气短、无汗，听诊：双肺可闻及哮鸣音。舌质稍淡，苔白滑，脉弦。

辨　病｜咳喘（支气管哮喘）。

辨　证｜小青龙汤证。

处　方｜麻黄10g，桂枝15g，白芍15g，干姜12g，五味子12g，细辛3g，法半夏12g，款冬花12g，甘草10g。7剂，每日1剂，每剂煎两次，每次煎半小时。

2013年7月19日二诊：诸症均大减，但汗出，上方加黄芪60g。14剂。服后诸症消失。

病例5. 宋某，男，84岁，退休干部，河南宜阳人。病历号：13070582。2013年10月28日初诊。

主　诉｜胸闷、气短30余年。

现病史｜30余年前出现咳喘、胸闷、气短，近几年反复发病，住院治疗。2013年9月9日在当地县医院检查CT示：两肺间质性炎症及老年肺表现。刻诊：咳嗽吐白痰，喘闷，喉间痰鸣，大便干，小便不利，双下肢凹陷性水肿，舌质淡，苔水滑，脉沉弦。

辨　病｜咳喘（间质性肺炎、老年肺）。

辨　证｜小青龙汤证。

处　方｜紫苏叶12g，桂枝15g，白芍15g，干姜12g，细辛3g，清半夏20g，五味子12g，款冬花12g，黄芪60g，炒苏子12g，黄芩10g，车前子30g（另包煎），甘草10g。30剂，每日1剂，每剂煎两次，每次煎半小时。

2014年1月10日二诊：诸症大减，再服上方30剂。

2014年3月5日三诊：诸症再减，继服上方30剂。

2014年5月16日四诊：服上方后除偶有咳嗽痰鸣外，胸闷气短，下肢水肿基本消失，近来感冒后，诸症均加重。刻诊：咳嗽吐白痰，胸闷气喘，喉间痰鸣，腹胀，大便干，小便不利，双下肢凹陷性水肿，舌质淡，苔白滑，脉沉弦。

辨　病｜咳喘（间质性肺炎、老年肺）。

辨　证｜小青龙汤合真武汤证。

处　方｜紫苏叶15g，桂枝20g，白芍20g，干姜12g，细辛3g，清半夏20g，五味子12g，款冬花12g，黄芪60g，炒苏子20g，当归20g，泽泻20g，大腹皮15g，茯苓20g，制附子10g，炙甘草10g。12剂，每日1剂，每剂煎两次，每次久煎1小时。

2014年6月18日五诊：诸症再减，继服上方30剂。

此后，间断服用上方至2019年9月9日（咳喘稍重，其家属来取20剂服之，缓解则停服），病情仍稳定，下肢无水肿，咳喘未加重。

（三）鼻鼽

病例6.关某，女，35岁，职员，郑州市人。病历号：19010054。2019年1月9日初诊。

主　诉｜流清涕、打喷嚏2年。

现病史｜2年前出现流清鼻涕、打喷嚏或有气短，晨起及遇冷加重，无汗，饮食、二便可，舌淡红，苔薄白滑，脉浮紧。

辨　病｜鼻鼽（变应性鼻炎）。

辨　证｜小青龙汤证。

处　方｜麻黄10g，桂枝20g，白芍20g，干姜12g，五味子12g，细辛10g，清半夏12g，甘草15g。7剂，每日1剂，每剂煎两次，每次煎半小时。

2019年1月16日二诊：流清涕、打喷嚏大减，上方加制附子10g。7剂。

2019年1月26日三诊：前症消失，继服上方12剂巩固疗效。

病例7.常某，女，30岁，职员，郑州市人。病历号：19040193。2019年4月22日初诊。

主　诉｜晨起流清涕、打喷嚏3周。

现病史｜3周前无明显诱因出现晨起流清涕，打喷嚏，无汗，遇冷加重，用西药对症治疗症状稍减，舌淡红，边有齿痕，苔薄白滑，脉浮紧。

辨　病｜鼻鼽（变应性鼻炎）。

辨　证｜小青龙汤证。

处　方｜麻黄10g，桂枝12g，白芍12g，干姜12g，五味子12g，细辛10g，清半夏12g，甘草12g。3剂，每日1剂，每剂煎两次，每次煎半小时。

2019年4月25日二诊：流清涕、打喷嚏大减，口稍苦。上方加柴胡15g，黄芩10g，乌梅10g。7剂，服后病愈。

按　　小青龙汤或小青龙加石膏汤证，即所谓的"内饮外寒"证。其辨证要点是：咳嗽或伴痰鸣或兼喘，吐白痰，或稀或黏，或流清涕，打喷嚏，遇冷发作或加重，无汗，舌淡或正红，苔白滑等。对于原条文所谓之"心下有水气"应活看。正如近代名医曹颖甫在《经方实验录》小青龙汤证案下说，"余屡用本方治咳，皆有奇效。顾必审其咳而属水气，然后用之，非以之尽治诸咳也。水气者何？言邪气之属于水者也。如本案张君因习游泳而得水气，其一例也。又如多进果品冷饮，而得水气，其二例也。又如远行冒雨露，因得水气，其三例也。更如夙患痰饮，为风寒所激，其四例也。凡此种水气之咳，本汤皆能优治之……其舌苔亦不必限于白腻。"临床确实如此，如病例2第三年发病即因喝冷饮而咳嗽，仍用小青龙汤而治愈。病例1，因有喉间痰鸣，故加射干、款冬花利咽化痰，止咳平喘。病例4，因有汗出，故加黄芪；寒饮内郁，往往化热，而见咳吐黄或白黏痰者，如病例2，可加冬瓜仁、生石膏等。病例5病症较为复杂，为间质性肺炎、老年肺，只要不呈进行性加重，病情能够缓解稳定，即为有效，从2013年服中药7年，病情仍能稳定，患者及家属较为满意。该案虽为小青龙汤加味，但均未用麻黄，而以紫苏叶代之，盖《伤寒论》小青龙汤方后云"若小便不利，少腹满者，去麻黄，加茯苓四两"，本案有小便不利（愚以为是前列腺肥大），故未用麻黄。四诊合真武汤后病情缓解较好，提示温（肾）阳利水更切合其病情。最后2例是小青龙汤治疗变应性鼻炎，辨证要点是流清涕，打喷嚏，遇冷加重，无汗，舌淡红，苔白滑。例6病程较长，故二诊加附子以温阳；例7，二诊因口苦，故加柴胡、黄芩、乌梅以清胆热。

二五 《千金》苇茎汤

【原　　文】　《金匮要略·肺痿肺痈咳嗽上气病脉证治第七》

《千金》苇茎汤：治咳有微热、烦满、胸中甲错，是为肺痈。

苇茎二升　薏苡仁半升　桃仁五十枚　瓜瓣半升

上四味，以水一斗，先煮苇茎，得五升，去滓，内诸药，煮取二升，服一升，再服，当吐如脓。

【病　　机】　热毒壅肺，痰瘀互结。

【功　　用】　清肺化痰，活血排脓。

【临床应用】　　主要用于肺部感染、肺癌、支气管扩张症等。

（一）咳喘

病例 1. 李某，女，74 岁，农民，河南滑县人。病历号：15040138。2017 年 1 月 10 日初诊。

主　诉｜反复发热、咳嗽、吐痰 21 年。

现病史｜患支气管扩张 21 年，反复发热、咳嗽、吐黄痰。此次发病 1 个月。查胸部 CT 示：两肺炎症；左肺支气管扩张并感染；纵隔淋巴结增多。刻诊：流清涕，打喷嚏，发热（38.2℃），咳嗽吐黄或白痰，胸闷气喘，易汗出，便溏、每日 2 次，舌淡红，苔白滑、中部微黄，脉浮数。

辨　病｜咳喘（两肺炎症、支气管扩张并感染）。

辨　证｜《千金》苇茎汤证。

处　方｜苇根 30g，冬瓜子 30g，桃仁 10g，薏苡仁 30g，柴胡 30g，黄芩 15g，清半夏 20g，桂枝 20g，白芍 20g，杏仁 10g，厚朴 12g，干姜 12g，五味子 12g，细辛 3g，紫苏叶 12g，甘草 10g。15 剂，每日 1 剂，每剂煎两次，每次煎半小时。

2017 年 1 月 20 日二诊：患者家属来取药，云前症均大减，继服上方 15 剂。

2017 年 2 月 14 日三诊：未再发热，咳喘吐痰大减，仍晨起流清涕、打喷嚏，汗出恶风，大便可，舌质淡红，苔薄白滑，脉浮虚。

辨　病｜咳喘（两肺炎症、支气管扩张并感染）。

辨　证｜《千金》苇茎汤合御寒汤证。

处　方｜苇根 30g，冬瓜仁 30g，桃仁 10g，薏苡仁 30g，羌活 6g，白芷 6g，防风 10g，升麻 6g，黄芪 50g，炒苍术 20g，黄柏 12g，黄连 3g，柴胡 15g，黄芩 12g，清半夏 12g，干姜 12g，五味子 12g，细辛 3g，甘草 10g。20 剂。

2017 年 3 月 6 日四诊：诸症基本消失，仅偶有咳嗽，继服上方 20 剂巩固疗效。

病例 2. 刘某，男，55 岁，司机，郑州市人。病历号：14070107。2014 年 7 月 7 日初诊。

主　诉｜咳嗽、吐黄痰反复发作 7 年，加重 1 个月。

现病史｜7 年前无明显诱因出现咳嗽吐黄痰，反复发作，近 1 个月上述症状加重。刻诊：咳嗽吐黄痰，胸闷气短，便秘，舌质红，苔薄黄，脉滑。查胸部 CT（2014 年 7 月 6 日）示：考虑支气管扩张并感染，左肺门相对增大。

辨　病｜咳喘（支气管扩张症合并肺部感染）。

辨　证｜《千金》苇茎汤合定喘汤证。

处　方｜苇根30g，冬瓜子30g，桃仁10g，生薏苡仁30g，麻黄10g，杏仁10g，桑白皮20g，黄芩20g，炒苏子12g，葶苈子30g，清半夏12g，鱼腥草30g，款冬花12g，白果12g，甘草10g，生姜3片。7剂，每日1剂，每剂煎两次，每次煎半小时。

2014年7月17日二诊：咳减痰少，痰中偶有血丝。上方加侧柏叶20g。14剂。

2014年8月1日三诊：咳嗽减，黄痰少无血丝，胸闷气短大减，大便畅，血糖偏高（空腹：8mmol/L）。

处　方｜苇根30g，冬瓜子30g，桃仁10g，生薏苡仁30g，麻黄10g，杏仁10g，桑白皮20g，黄芩20g，炒苏子12g，葶苈子30g，清半夏12g，鱼腥草30g，款冬花12g，白果12g，甘草10g，黄连10g。14剂。

2014年8月19日四诊：前症均已消失，再取上方14剂，嘱2～3日服1剂巩固疗效。

（二）咯血

病例3.刘某，女，56岁，郑东新区人。病历号：18040013。2018年4月3日初诊。

主　诉｜间断咯血3年余。

现病史｜患者于2016年6月以间断咯血1年余、再发3天为主诉住某院治疗，住院期间胸部CT示：左肺上叶、右肺中叶支气管扩张并感染，左肺炎症；双肺陈旧性病灶；双肺小结节影，建议动态观察；双侧胸膜局限性增厚。给予抗感染、营养支持等治疗，症状不减轻而出院。后又到他院门诊治疗，症状仍然不减轻。刻下症见：咳嗽，咳白痰，痰中带血（或多而盈口，或少而带血丝），便秘，舌质红，苔薄白，脉滑。

辨　病｜咯血（支气管扩张症伴咯血）。

辨　证｜《千金》苇茎汤合泻心汤证。

处　方｜苇根30g，冬瓜仁30g，桃仁10g，薏苡仁30g，大黄3g，黄连3g，黄芩12g，桑白皮20g，鱼腥草20g，炙甘草9g。7剂，每日1剂，每剂煎两次，每次煎半小时。

2018年4月10日二诊：咯血减，继服上方14剂。

2018年4月24日三诊：咯血再减，再服上方20剂。

2018 年 5 月 4 日四诊：咳停血止，继服上方 10 剂。患者昨日胸部 CT 复查示：支气管扩张，胸膜肥厚，主动脉硬化。

2018 年 5 月 16 日五诊：支气管扩张好转，已不咳嗽咯血，但易汗出，上方加霜桑叶 20g，20 剂以巩固疗效。

2019 年 10 月 9 日电话随访，言其未再咯血。

（三）咳嗽

病例 4.崔某，女，68 岁，退休工人，郑州市人。病历号：14070346。2014 年 7 月 24 日初诊。

主　诉｜患糖尿病 10 年，右肺不张 1 年。

现病史｜10 年前因血糖升高，诊为糖尿病，1 年前出现右肺不张，咳嗽吐黄痰，近来上诉症状加重，听诊可闻及右肺底湿啰音，双下肢水肿，舌质红，苔薄黄，脉弦稍数。

辨　病｜咳嗽（糖尿病合并肺部感染、右肺不张）。

辨　证｜《千金》苇茎汤合三合汤证。

处　方｜苇根 30g，冬瓜子 30g，桃仁 10g，生薏苡仁 30g，当归 20g，川芎 6g，白芍 20g，白术 12g，茯苓 10g，泽泻 30g，紫苏叶 20g，木瓜 10g，大腹皮 20g，葛根 30g，金银花 30g，玄参 30g，黄芪 60g，防己 10g，葶苈子 30g，黄芩 20g。7 剂，每日 1 剂，每剂煎两次，每次煎半小时。

2014 年 7 月 30 日二诊：诸症皆减，再取上方 7 剂。

2014 年 8 月 8 日三诊：咳嗽吐黄痰、下肢肿均大减，但右肺底部湿啰音不减，上方加黄连 6g，再服上方 14 剂。

2014 年 12 月 8 日四诊：诸症基本消失，但右肺底湿啰音仍可闻及。再服上方 8 剂。

按　　《千金》苇茎汤多用于肺部感染，其辨证要点是：咳吐黄痰或带血，舌质红，苔黄；X 线或 CT 胸片示肺部感染或支气管扩张。上述 4 例基本方均是《千金》苇茎汤，但病症不同，加药有别。例 1 为两肺炎症、支气管扩张并感染，主要症状是反复发热，咳喘吐痰、汗出便溏，提示痰热寒饮互壅于肺，故初诊、二诊用苇茎汤合小柴胡汤、桂枝加厚朴杏子汤再加干姜、细辛、五味子；三诊诸症大减，气虚明显，故去桂枝加厚朴杏子汤而合御寒汤，使肺部反复感染得以控制较长时间。例 2 伴有哮喘，故合定喘汤。例 3 则以咯血为主，虽无黄痰，但便秘，故合泻心汤，但需要指出的是，支气管扩张咯血日久，或久用抗生素者，往往导致脾虚出现泄泻，则需合柏叶汤加减。例 4 较为特殊，为糖尿病合并肺不张、肺部感染，糖尿病合并肺部感染与一般的肺部感染发病机制有所不同。余认为糖尿病合并呼吸系统感染的病机主要是气虚气滞，血瘀水停，加之痰热壅肺所致。《千金》苇茎汤加三合汤恰合其病机，故用之而效佳（请参阅三合汤方证）。

（四）肺痈（肺鳞状细胞癌）

病例 5. 牛某，男，46 岁，农民，河南偃师人。1989 年 6 月 2 日初诊。

主　诉｜发热、胸痛、咯血近 2 个月。

现病史｜患者因发热、胸痛、咯血 3 天于 1989 年 4 月 14 日在当地县医院拍胸部 X 线正位片示：双侧中心型肺癌。遂于 1989 年 4 月 16 日赴省肿瘤医院做支气管镜检：意见为"左上叶舌段黏膜及右上叶前段黏膜炎"。次日行肺穿刺活检，报告为"炎症细胞，不排除结核"。将该细胞活检片送省肿瘤研究所会诊，意见为：差分化鳞癌；小细胞未分化癌。遂于 1989 年 4 月 19 日住某医院简易病房按"肺鳞癌"予以化疗。1989 年 5 月 11 日 X 线胸片病灶明显好转，但症状并未减轻。继续化疗并加用抗生素、激素等至 1989 年 5 月 31 日，患者除出现食欲不振、白细胞减少、脱发等化疗不良反应外，发热、胸痛、咯血等症状反而加重，遂停化疗出院，求余诊治。刻诊：形体消瘦，头发脱落，面色晦黯，神疲乏力，发热，测体温 39℃，微咳，痰少色黄，痰中时而带血，时或咯血盈口，胸闷时痛，动则气短，食欲不振，二便尚可。舌质黯淡，苔厚黄腻，脉滑数。

辨　病｜肺痈（肺鳞状细胞癌）。

辨　证｜《千金》苇茎汤合桔梗汤证。

处　方｜冬瓜仁 30g，生薏苡仁 30g，苇茎 30g，桃仁 10g，全瓜蒌 30g，黄芩 20g，葶苈子 30g，桑白皮 30g，马兜铃 10g，桔梗 20g，生甘草 20g。7 剂，每日 1 剂，每剂煎两次，每次煎半小时。

1989 年 6 月 10 日二诊：服上方 8 剂，身热退，饮食增，胸痛减，痰中有时带血，但无咯血，仍胸闷。脉滑不数，舌苔微黄腻。

处　方｜冬瓜仁 30g，生薏苡仁 30g，苇茎 30g，桃仁 10g，全瓜蒌 30g，黄芩 20g，葶苈子 30g，桑白皮 30g，马兜铃 10g，桔梗 20g，生甘草 20g，太子参 30g，黄芪 20g，茯苓 20g，童便 50ml。20 剂。

1989 年 7 月 2 日三诊：上方服后，除偶有胸闷及稍感乏力外，余症均除，脉稍滑，沉取无力。舌淡黯、苔白。此日 X 线胸片病灶明显好转。

处　方丨冬瓜仁 30g，生薏仁 30g，苇茎 30g，桃仁 10g，全瓜蒌 30g，马兜铃 10g，桔梗 15g，生甘草 20g，党参 15g，白术 15g，黄芪 30g，三棱 15g，莪术 15g，蜈蚣 2 条，白及 15g，半夏 30g，茯苓 15g，童便 50ml。30 剂。

服上方期间，每月复查一次 X 线胸片，见病灶一次比一次好转，阴影变淡缩小，故未予变方。上方一直服至 1989 年 12 月 16 日，胸片示：病灶完全消失。自觉无任何不适，精神饱满，遂停药。1990 年 9 月及 1991 年 6 月两次胸片复查，均无异常。

按　　　本案的细胞学诊断，或谓"炎症细胞，不排除结核"，或谓"差分化鳞癌、小细胞未分化癌"，但终以中药而治愈。综观患者脉症，属痰热内积，瘀阻肺络。故用《千金》苇茎汤合桔梗汤加味，清化痰热，泻肺化瘀。其后热渐散而正也虚，正虚则痰瘀难除，故增益气健脾及豁痰破瘀之品，久服而收功。据余多年临床观察，肺癌患者多可表现为"肺痈"或"肺痿"证候。对类似"肺痈"者，每用《千金》苇茎汤合桔梗汤加味；类似"肺痿"者，则以《千金》苇茎汤合麦门冬汤加味。此外，若加童便，效果更好，童便有滋阴化瘀止血之功，而现代研究则发现人尿中有抗肿瘤活性物质（抗瘤酮）。

二六　人参汤

【原　　文】　《金匮要略·胸痹心痛短气病脉证治第九》五、胸痹心中痞，留气结在胸，胸满，胁下逆抢心，枳实薤白桂枝汤主之；人参汤亦主之。

人参汤方：人参　甘草　干姜　白术各三两

上四味，以水八升，煮取三升，温服一升，日三服。

【病　　机】　脾胃阳虚，寒邪上逆。

【功　　用】　温中散寒，益气健脾。

【临床应用】

胸痹（冠心病心绞痛）

林某，男，72 岁，河南偃师人。1998 年 10 月 15 日初诊。

主　诉 | 反复胸痛 3 年。

现病史 | 患冠心病胸痛 3 年，经常服硝酸甘油片、复方丹参滴丸、复方丹参片等，仍反复发作。刻诊：胸痛，活动则痛甚，神疲乏力，大便溏，每日 1～2 次，手足不温，小便清利，饮食尚可，易汗出，舌质淡红，苔薄白，脉沉弦。

辨　病 | 胸痹（冠心病心绞痛）。

辨　证 | 人参汤证。

处　方 | 生晒参 15g，炒白术 15g，干姜 15g，炙甘草 15g，制附子 12g，黄芪 30g。5 剂，每日 1 剂，每剂煎两次，每次久煎 1 小时。

1998 年 10 月 21 日二诊：上方服后胸痛未再发作，神疲乏力好转，大便每日 1 次。再服上方 14 剂。

1998 年 11 月 6 日三诊：服上方后，诸症消失，嘱其买人参归脾丸，每次 1 丸，日 3 次。2 个月后，诸症未再反复，复查心电图正常。

按　　　冠心病心绞痛属中医胸痹心痛范畴，该病是本虚标实之疾，但近些年来活血化瘀类中药的滥用，使本虚之证愈加凸显，尤其是气虚阳虚者更为多见，如本案即为常年服用复方丹参片、丹参滴丸等活血理气之品而致脾胃阳虚寒盛，故用人参汤加附子、黄芪，症状消失后用人参归脾丸以善其后。

二七　**附子粳米汤**

【原　　文】　《金匮要略·腹满寒疝宿食病脉证治第十》十、腹中寒气，雷鸣切痛，胸胁逆满，呕吐，附子粳米汤主之。

附子粳米汤方：附子一枚（炮）　半夏半升　甘草一两　大枣十枚　粳米半升

上五味，以水八升，煮米熟，汤成，去滓，温服一升，日三服。

【病　　机】　脾胃阳虚，寒湿内停。

【功　　用】　温中祛寒。

【临床应用】

肠鸣

王某，男，38 岁，河南郑州市人。1986 年 8 月 19 日初诊。

主　诉｜腹中肠鸣半年。

现病史｜腹中肠鸣不痛，遇冷加重半年，便溏、每日 3～5 次，饮食可。曾做 B 超诊为胆囊炎，但按胆囊炎服中西药治疗而症状不减。刻诊：症状同前，舌质淡，苔白滑，脉沉弦。

辨　病｜肠鸣。

辨　证｜附子粳米汤证。

处　方｜淡附片 30g，清半夏 30g，炙甘草 30g，干姜 30g，桔梗 20g，大枣 10 枚，粳米 30g。2 剂，每日 1 剂，每剂煎两次，每次久煎 1 小时。

1986 年 8 月 22 日二诊：肠鸣大减，大便成形，每日 1 次；效不更方，再服上方 2 剂而愈。

按　　　本案方中之桔梗是根据《本经》所述而用。《本经》桔梗：味辛微温，主胸胁痛如刀刺，腹满，肠鸣幽幽，惊恐悸气。

二八　大建中汤

【原　　文】　　《金匮要略·腹满寒疝宿食病脉证治第十》十四、心胸中大寒痛，呕不能饮食，腹中寒，上冲皮起，出见有头足，上下痛而不可触近，大建中汤主之。

大建中汤方：蜀椒二合（去汗） 干姜四两 人参二两

上三味，以水四升，煮取二升，去滓，内胶饴一升，微火煎取一升半，分温再服；如一炊顷，可饮粥二升，后更服，当一日食糜，温覆之。

【病　　机】　脾胃阳虚，中焦寒盛。

【功　　用】　温中补虚，降逆止痛。

【临床应用】

腹痛（胃癌术后化疗后胰头转移）

范某，女，62岁，河南郑州市人。2001年3月22日初诊。

主　诉｜胃癌切除术半年。

现病史｜患者胃癌切除术并化疗1疗程后半年，近查又转移至胰头。刻诊：上腹剧痛（每日需注射盐酸曲马多5～7次），脐上可触及拳头大包块，按之痛甚，有时呕吐，大便5～7天1次，但为稀便，食欲不振，消瘦乏力，面色苍白，手足冷，舌质嫩红无苔，脉沉细而弦。

辨　病｜腹痛（胃癌术后化疗后胰头转移）。

辨　证｜大建中汤证。

处　方｜生晒参15g，干姜12g，炒川椒10g，黄芪40g，桂枝15g，白芍20g，三棱12g，莪术12g，鬼箭羽30g，姜半夏20g，制附子12g，炙甘草15g。6剂，每日1剂，每剂煎两次，每次久煎1小时。

2001年3月28日二诊：服上方后，腹痛缓解（每日注射3次盐酸曲马多），食欲好转，未再呕吐，大便3天1次，舌质变淡，有薄白苔。再服上方7剂。其后以上方加减服用2个月，腹痛大减（改为口服盐酸曲马多），包块稍缩小，精神饮食均好转，大便3～4天1次。但自行停中药而服用中华灵芝宝1周，诸症再起，终不救。

按　　本案是胃癌术后、化疗后转移至胰头的晚期患者，虽然最终失败，但应用中药后对减轻患者痛苦、提高生活质量还是起到一定作用。

二九 大黄附子汤（附：温脾汤）

【原　　文】　《金匮要略·腹满寒疝宿食病脉证治第十》十五、胁下偏痛，发热，其脉紧弦，此寒也，以温药下之，宜大黄附子汤。

大黄附子汤方：大黄三两　附子三枚（炮）　细辛二两

上三味，以水五升，煮取二升，分温三服；若强人煮二升半，分温三服。服后如人行四五里，进一服。

【病　　机】　寒实内结。

【功　　用】　温阳泻结。

【临床应用】

腰痛

杨某，男，30岁，农民，河南偃师人。1986年5月20日初诊。

主　诉｜腰痛1年余。

现病史｜患左侧腰痛遇寒加重1年余，1个月前经按摩腰痛稍减。近半月来左侧腰部仍痛，伴左少腹及左股内侧拘急疼痛，遇寒则痛甚，且站立时排尿不出，必取蹲位始可小便，无尿频、尿急及尿痛，小便色微黄，大便稍硬，日1次，饮食正常，脉沉弦，舌质淡黯、苔白厚。7天前曾在某医院化验尿常规（－），肾及膀胱X线平片无异常发现。

辨　病｜腰痛。

辨　证｜大黄附子汤证。

处　方｜制附子30g，细辛10g，大黄10g。2剂，每日1剂，每剂煎两次，每次久煎1小时。

1986年5月22日二诊：服上方后，大便溏泻，日2～3次，昨夜12时许，突感左侧阴囊阵缩疼痛，持续约半小时后，于阴囊疼处汗出如洗，继而腰、少腹、股内疼痛顿减，小便时立位也能排出。继服上方2剂。药后诸症悉除。

按　　大黄附子汤治验仅此一例。本案乃寒邪客于足少阴、厥阴二经，以致经脉瘀阻不畅，膀胱开合失司所致，故用大黄附子汤温经散寒，兼以行瘀，收到短期佳效。

附：温脾汤

【原　　文】　　宋·许叔微《普济本事方》卷四《脏腑滑泻及诸痢方》温脾汤：治痼冷在肠胃间，连年腹痛泄泻，休作无时，服诸热药不效，宜先取去，然后调治易瘥，不可畏虚以养病也。

温脾汤方：厚朴（去粗皮，姜制）　干姜（炮）　甘草　桂心（去皮，不见火）　附子（生，去皮脐，各半两）　大黄（生，四钱，碎切，汤一盏渍半日，搦去滓，煎汤时，和滓下）

上细锉，水二升半，煎八合后，下大黄汁再煎六合，去滓澄去脚，不要晚食，分三服温服，自夜至晓令尽，不快，食前更以干姜丸佐之。

【病　　机】　　寒积内结肠胃。

【功　　用】　　温阳泻积。

【临床应用】

泄泻

郭某，男，69岁，新乡市红旗区人。病历号：14040104。2014年4月8日初诊。

主　诉 | 食生冷后泄泻3年。

现病史 | 患者于1978年夏季患痢疾经治疗而愈，其后每年夏季痢疾均会发作。3年前因食生冷而泄泻，其后痢疾未再发作，但平时泄泻、每日1~2次，若食生冷或辛辣则泄泻加重，至今未愈。刻诊：泄泻、每日3~4次，泻前左下腹痛，泻后痛止，食欲可，舌质淡，苔白厚滑，脉沉弦。2014年3月肠镜检查：直肠息肉。

辨　病 | 泄泻。

辨　证 | 寒积肠胃，温脾汤方证。

处　方 | 制附子12g，大黄12g，厚朴12g，干姜12g，乌梅15g，炙甘草12g。7剂，每日1剂，每剂煎两次，每次久煎1小时。

2014年4月21日二诊：上方服前2剂，每日泄泻4~5次，但觉舒适，腹已不痛，后5剂每日泄泻2~4次，停药后大便成形，每日1次。

处　方 | 制附子12g，大黄10g，厚朴12g，干姜12g，乌梅15g，肉桂6g，炙甘草12g。12剂。

2014年5月19日三诊：大便正常，再取上方14剂以巩固之。

2014年6月18日四诊：大便正常，近几日双手掌出现红色痒疹。用上方加僵蚕 10g，防风 10g，土茯苓 30g。14 剂。

2017 年 10 月 2 日来诊：服 2014 年的中药后泄泻及双手掌红色痒疹均消失。但 1 个月前因食生冷而泄泻又发作，大便每日 2～3 次。再服上方 10 剂而愈。

> **按** 温脾汤治验仅此一例。其辨证要点：泄泻日久，初因食生冷而患病，后则食生冷而发作；或有腹痛，泻后痛减；服温热类健脾或补肾中药（"服诸热药不效"）无效，舌质淡，苔白厚。

三〇 大柴胡汤

【原　　文】　《金匮要略·腹满寒疝宿食病脉证治第十》十二、按之心下满痛者，此为实也，当下之，宜大柴胡汤。

柴胡半斤　黄芩三两　芍药三两　半夏半升（洗）　枳实四枚（炙）　大黄四两　大枣十二枚（擘）　生姜五两（切）

上八味，以水一斗二升，煮取六升，去滓，再煎。温服一升，日三服。

《伤寒论》：太阳病，过经十余日，反二三下之，后四五日，柴胡证仍在者，先与小柴胡汤；呕不止，心下急，郁郁微烦者，为未解也，与大柴胡汤下之则愈。（103）

伤寒十余日，热结在里，复往来寒热者，与大柴胡汤。（136）

伤寒发热，汗出不解，心中痞硬，呕吐而下利者，大柴胡汤主之。（165）

【病　　机】　少阳阳明合病。

【功　　用】　和解少阳，清泻阳明。

【临床应用】

（一）咳嗽

病例 1. 张某，女，65 岁，农民，郑州市郊人。病历号：14120057。2014年 12 月 3 日初诊。

主　诉 | 夜间咳嗽、低热 1 周余。

现病史 | 1 周前患者出现夜间咳嗽、低热，来诊时已于河南省某院以肺部感染住院 1 周而症不减。询病史，患者 2 周前因于田间似闻"农药味"而呕吐不止，于当地按"胃炎"治疗不效，且于 1 周前因夜间咳嗽、发热而转入所住医院。刻诊：咳嗽夜甚，平卧时加重，侧卧则咳嗽减轻，无痰；1 周来仍至夜发热，体温 38℃，时有嗳气、恶心、甚或呕吐；素有便秘，现 2 日未行；患者体形略胖，"按之心下满痛"，项背不适、时痛；舌质红，苔薄黄，脉弦。2014 年 11 月 25 日胸部 CT 示：右肺炎症；右侧胸膜局限性增厚。

辨　病 | 咳嗽（右肺炎症）。

辨　证 | 大柴胡汤证。

处　方 | 柴胡 24g，黄芩 10g，清半夏 18g，炒枳实 12g，白芍 20g，大黄 3g，乌梅 10g，干姜 9g，甘草 12g。1 剂，水冲分 3 次服。嘱禁食油腻。

2014 年 12 月 4 日二诊：服药当晚，咳嗽大减，未再发热，嗳气明显减少、仍感恶心，已不再呕吐。再服上方加五味子 12g，4 剂。

2014 年 12 月 8 日三诊：家属述患者于二诊后第 2 日出院，现诸症悉除，为求巩固疗效而索药。再予上方 7 剂。

病例 2. 张某，女，91 岁，郑州市人。病历号：170253。2017 年 5 月 31 日初诊。

主　诉 | 咳嗽、吐白痰反复发作 7 个月。

现病史 | 7 个月前出现咳嗽，吐白痰，夜间加重，症状反复发作，住院 3 次均效不佳。大便或溏或正常，口苦，右上腹压痛，舌质正红有瘀斑，脉弦。胸部 CT：双肺散在条索影；双侧胸膜增厚。胆囊 CT：胆结石。

辨　病 | 咳嗽（肺部感染）。

辨　证 | 大柴胡汤证。

处　方 | 柴胡 20g，黄芩 10g，清半夏 12g，炒枳实 10g，白芍 15g，乌梅 15g，干姜 12g，五味子 12g，威灵仙 20g，甘草 12g，芦根 30g，冬瓜仁 30g，桃仁 10g，生薏苡仁 30g，炒苏子 12g。7 剂，每日 1 剂，每剂煎两次，每次煎半小时。

2017 年 6 月 8 日二诊：症大减，夜间偶咳，仍有少许白黏痰，再服上方 7 剂以巩固疗效。

病例 3. 周某，女，68 岁，郑州市人。病历号：16060176。2016 年 6 月 20 日初诊。

主　诉｜间断性咳嗽2年余。

现病史｜患者于2014年6月做甲状腺腺瘤切除术后，出现咳嗽夜甚，吐白黏痰，时轻时重，服中西药无效，至今未愈。刻诊：咳嗽，吐白黏痰，平卧重侧身减，口苦，右上腹压痛，大便正常，肝胆胰脾彩超：胆囊息肉样病变、胆囊壁毛糙，肝、胰、脾未见明显异常。曾有胃食管反流病史。

辨　病｜咳嗽（胃食管反流性咳嗽）。

辨　证｜大柴胡汤证。

处　方｜柴胡20g，黄芩10g，清半夏15g，炒枳实10g，白芍20g，乌梅15g，干姜12g，五味子12g，甘草12g。7剂，每日1剂，每剂煎两次，每次煎半小时。

2017年7月6日二诊：言去年服7剂中药后咳嗽愈，现又咳嗽3天，症状与去年同，仍与上方12剂。后告愈。

病例4. 常某，女，69岁，退休职工，郑州市人。病历号：16060181。2016年6月20日初诊。

主　诉｜阵发性咳嗽3年。

现病史｜患者3年前出现阵发性咳嗽，症状时轻时重。刻诊：阵发性咳嗽，夜甚，平卧胸闷，气短，吐黄痰，烧心，泛酸，汗出，右上腹压痛，舌质正红，苔薄黄，脉弦。CT（2016年1月9日）示：双肺间质性改变。曾多次用中西药治疗，效果欠佳。

辨　病｜咳嗽（双肺间质性改变）。

辨　证｜大柴胡汤证。

处　方｜柴胡24g，黄芩20g，清半夏18g，炒枳实12g，白芍20g，乌梅20g，干姜12g，五味子12g，芦根30g，冬瓜仁30g，桃仁10g，薏苡仁30g，甘草9g。7剂，中药颗粒剂，日1剂，早晚各1次，开水冲服。

2016年6月29日二诊：服上方1剂咳嗽即大减，胸闷、气短、烧心、泛酸等症状均大减，另伴手关节疼，上方加桂枝18g。12剂。

上方加减间断服至2016年9月13日，咳嗽、胸闷等症状基本消失。

病例5. 王某，男，87岁，住开封火电厂。病历号：18070087。2018年7月12日初诊。

主　诉｜咳嗽、咳痰1月余。

现病史｜患者于2018年6月2日以反复咳嗽、咳痰2年余，再发加重3天为主诉，收呼吸科治疗。经过治疗病情好转，于2018年6月12日出院，出院诊断：间质性肺炎；气胸；胸腔积液。出院后患者仍胸闷咳嗽，于2018年7月11日复查，胸部CT诊断意见：双肺间质性肺炎；左侧气胸；右心比例增大，升主动脉增粗，请结合其他检查；肝内钙化灶。刻诊：咳嗽、胸闷、吐白痰，夜甚，全身乏力，头晕，食欲不振，上腹胀，右上腹压痛，二便可，舌质淡红，苔薄白滑，脉弦。因右上腹压痛，怀疑有胆囊疾患，当天已吃早饭，故嘱其明早空腹做肝胆B超后再来开中药。2018年7月13日，彩色超声诊断报告：肝内钙化灶；胆囊壁毛糙。

辨　病｜咳嗽（间质性肺炎）。

辨　证｜大柴胡汤证。

处　方｜柴胡20g，黄芩10g，清半夏15g，炒枳实10g，白芍15g，乌梅20g，人参12g，干姜12g，五味子12g，茯苓20g，炙甘草12g，生姜10g，大枣20g。6剂，每日1剂，每剂煎两次，每次煎半小时。

2018年7月18日二诊：服上方后诸症均减，但大便溏，每日2～3次，上方加桂枝12g，盐补骨脂12g。7剂。

2018年8月1日三诊：诸症均再减，近2天背稍痛，上方加威灵仙20g。

处　方｜柴胡20g，黄芩10g，清半夏15g，炒枳实10g，白芍15g，乌梅20g，人参12g，干姜12g，五味子12g，茯苓20g，炙甘草12g，桂枝12g，盐补骨脂12g，威灵仙20g，生姜10g，大枣20g。14剂。

2018年8月21日四诊：夜间偶尔咳嗽、吐少许白痰，胸不闷，背不痛，头不晕，食欲大增，腹不胀，精神可，大便成形，每日1次，再服上方15剂。

2018年9月11日五诊：诸症基本消失，再服上方15剂。

2018年10月20日六诊：诸症消失，为巩固疗效，再取上方10剂。

病例6. 王某，女，62岁，农民，河南修武县人。病历号：19030143。2019年3月18日初诊。

主　诉｜夜间咽喉有黏痰30年。

现病史｜患者夜间咽喉有黏痰30年，严重时需坐起将黏痰吐出方可入睡，便溏，每日1～2次，右上腹按之痛，舌质淡红，苔薄白，脉弦。今查B超示：轻度脂肪肝；胆囊壁毛糙。

辨　病｜嗽证（食管反流性咳嗽）。

辨　证｜大柴胡汤证。

处　方｜柴胡20g，黄芩10g，清半夏20g，炒枳实10g，白芍15g，乌梅15g，干姜12g，五味子12g，茯苓20g，炙甘草15g，生姜10g，大枣5枚。7

剂，每日1剂，每剂煎两次，每次煎半小时。

2019年3月25日二诊：咽喉黏痰减少三分之一，另背沉痛，上方加威灵仙20g。7剂。

2019年4月1日三诊：诸症再减，续服上方7剂。

2019年4月11日四诊：前症均消失，再服上方10剂巩固疗效。

按　　　上述六例均为大柴胡汤加减治疗咳嗽的病例，其病症有右肺炎症、肺部感染、食管反流、双肺间质性改变、间质性肺炎等，它们共同的病机特点是少阳阳明太阴合病，临床特征是咳嗽夜甚，平卧加重，右上腹压痛。右上腹压痛（"按之心下满痛"），是少阳阳明合病即大柴胡汤证的主证。咳嗽本是小柴胡汤方证症状之一，平卧加重既是胸胁逆满的另一种表现，也是支饮上逆所致（《金匮》：咳逆倚息，短气不得卧，其形如肿，谓之支饮），饮为阴邪，阴邪旺于阴分，故咳嗽夜甚。既兼支饮，即病太阴，故为少阳阳明太阴合病。基本方为大柴胡汤加干姜、五味子、乌梅，即少阳阳明太阴同治之意。何以要用乌梅？《本经》乌梅：味酸平，主下气，除热，烦满，安心；《本草经疏》"热伤气，邪客于胸中，则气上逆而烦满，心为之不安，乌梅味酸，能敛浮热，能吸气归元，故主下气"，说明乌梅能降胆胃上逆之气而除热，故用之。若肺部感染较重者可合千金苇茎汤，如例2和例4；例2因有胆结石，故加威灵仙。《河南中医》1978年第6期24页载有治疗胆石症文章：治疗胆石症，威灵仙60g，水煎服，日2次，治疗120例，治愈（症状消失，大便中找到结石，1年后无复发）60例；好转（症状缓解，1年内有复发或症状消失，但B超检查胆囊内仍有较大结石）44例；无效16例。对结石直径小于15mm者尤其是泥沙样结石疗效显著。例5初诊因有气虚兼饮邪上逆之乏力、头晕，故加人参、茯苓；二诊便溏，每日2~3次，说明肾气不足，故加桂枝、盐补骨脂；三诊又见背痛，可能是胆囊炎所致，故加威灵仙以利胆。例6是谓"嗽证"，金元·刘河间《素问病机气宜保命集》："咳谓无痰而有声，肺气伤而不清也，嗽是无声而有痰，脾湿动而为痰也。"而本案除太阴脾湿之外，也与少阳阳明有关，平卧加重，也是食管反流性咳嗽范畴。

（二）哮喘（支气管哮喘、变应性鼻炎）

病例1.张某，女，43岁，郑州市二里岗人。病历号：16030192。2018年5月16日初诊。

主　诉｜流清涕，打喷嚏，咳嗽吐白或黄痰8年。

现病史｜患者于2010年11月17日，因流清涕、打喷嚏、咳嗽吐白或黄痰找余诊治，当时按痰饮用小青龙汤加减治之，疗效颇佳，其后经常反复发作，均以小青龙汤加减治之，或有效，或效不佳，直至2016年3月18日，因间断咳嗽、胸闷6年，加重1周，住院治疗。查体：双肺可闻及哮鸣音，心脏听诊无明显异常，双下肢无水肿。入院诊断：支气管哮喘；变应性鼻炎。给予吸入药物等对症支持治疗，现患者症状较前缓解，一般情况可，予以办理出院。出院后仍用布地奈德吸入剂每日2～3次，但哮喘仍时有发作，其后或用小青龙汤加减，或用桂枝加厚朴杏子汤加减，或用射干麻黄汤加减，仍是或有效，或效不佳。直至2018年5月16日，哮喘又发作，布地奈德吸入剂每日2次，但仍有胸闷及喉间痰鸣。

刻诊：胸闷气喘，咳嗽有少许黄黏痰，后半夜发作或加重，晨起鼻、眼痒，流清涕，打喷嚏，易汗出，背冷，口苦，目周黯黑，月经色黯有块，右上腹压痛，饮食、二便可，舌质正红有瘀斑，苔薄白，脉沉弦。2018年5月16日B超示：胆囊壁毛糙。

辨　病｜哮喘、鼻鼽（支气管哮喘）。

辨　证｜大柴胡汤合桂枝茯苓丸证。

处　方｜柴胡20g，黄芩10g，清半夏12g，炒枳实10g，白芍20g，乌梅15g，干姜12g，五味子12g，细辛6g，桂枝15g，茯苓15g，丹皮12g，炒桃仁10g，炙甘草15g。7剂，每日1剂，每剂煎两次，每次煎半小时。

2018年5月23日二诊：服上方后未再用布地奈德吸入剂，夜间胸闷气喘、晨起流清涕、打喷嚏均未发作，汗出背冷消失，白天咳嗽有黄痰，月经来潮（6天）色黯有块较前好转，目周黯较前变淡。上方加冬瓜仁30g，7剂。

此后以上方服至2018年6月22日，诸症消失而停药，至今未再发作。

病例2.金某，男，33岁，住郑州市中原路。病历号：18090200。2018年9月28日初诊。

主　诉｜秋季鼻塞，流清鼻涕，打喷嚏，咳嗽胸闷气短，遇冷加重5年。

现病史｜患者2015年9月17日做肺功能检查，诊断意见：极重度混合性通气功能障碍，支气管舒张试验（＋）；综合以上分析，符合慢性阻塞性肺病的肺功能特点，支气管舒张剂治疗有改善作用。

刻诊：患者鼻塞，流清鼻涕，打喷嚏，咳嗽胸闷气短，遇冷加重5年，易汗出，便溏，每日1～2次，舌质淡红，苔薄白，脉浮虚。

辨　病｜哮喘（支气管哮喘）。

辨　证｜御寒汤证。

处　方｜羌活6g，白芷6g，防风10g，升麻6g，黄芪50g，黄柏12g，黄连3g，党参20g，陈皮6g，款冬花10g，麻黄6g，干姜12g，五味子12g，细辛6g，甘草12g。12剂，每日1剂，每剂煎两次，每次煎半小时。

2018年10月15日二诊：服上方前症均减，但晨起有黄涕。

处　方｜羌活6g，白芷6g，防风10g，升麻6g，黄芪60g，黄芩12g，黄连3g，人参12g，陈皮6g，款冬花12g，佛耳草15g，麻黄10g，干姜12g，五味子12g，细辛6g，甘草12g。12剂。

2018年11月1日三诊：服上方后仍时轻时重，刻诊：夜间胸闷，晨起流清涕，咽中有黄痰，按之心下满痛，便溏，每日1次，舌质淡红，苔薄白，脉弦。患者云：每年体检均有慢性胆囊炎。辨证改为大柴胡汤合桂枝茯苓丸证。

处　方｜柴胡20g，黄芩10g，清半夏12g，炒枳实10g，白芍20g，乌梅15g，干姜12g，五味子12g，细辛6g，桂枝20g，茯苓20g，桃仁10g，丹皮12g，炙甘草15g，生姜10g，大枣5枚。7剂。

2018年11月12日四诊：服上方诸症均消失，再服上方12剂。

病例3.李某，女，33岁，郑州市人。病历号：18080146。2018年8月15日初诊。

主　诉｜发作性哮喘5年，再发20天。

现病史｜5年前患哮喘，胸闷、痰鸣，发作与冷热季节及异味均无关，若发作用布地奈德吸入剂2～3次/d可缓解。曾于2018年2月11日检查过敏原，均为（-）。最近发作20天，有痰鸣但不咳，时胸闷，按之心下满痛，大便正常，舌质正红，苔薄白，脉弦。B超示：胆囊壁厚、毛糙。

辨　病｜哮喘（支气管哮喘）。

辨　证｜大柴胡汤合桂枝茯苓丸证。

处　方｜柴胡24g，黄芩10g，清半夏18g，炒枳实12g，白芍20g，乌梅20g，桂枝18g，茯苓20g，丹皮10g，桃仁10g，甘草15g。7剂，中药颗粒剂，日1剂，早晚各1次，开水冲服。

2018年8月27日二诊：哮喘大减，已停用布地奈德吸入剂，时有胸闷，大便干。上方加大黄 3g，12 剂。

2018 年 10 月 15 日三诊：服上方哮喘未再发作，胸闷消失，再取上方 12 剂巩固疗效。

病例 4. 谷某，女，34 岁，郑州市人。病历号：18110161。2018 年 11 月 20 日初诊。

主　诉｜反复变应性鼻炎 10 年，哮喘 7 年。

现病史｜7 年前出现流鼻涕、打喷嚏伴胸闷，平时用布地奈德吸入剂 2 ~ 4 次 /d。刻诊：晨起流清鼻涕，打喷嚏，夜半后咳嗽吐白痰伴哮喘发作，胃不适，二便可，带下多如腐渣样，曾有胆囊结石，现每日用布地奈德吸入剂 2 次，舌质淡红，边有齿痕，苔薄白，脉弦。

辨　病｜哮喘·鼻鼽（支气管哮喘、变应性鼻炎）。

辨　证｜大柴胡汤合桂枝茯苓丸证。

处　方｜柴胡 20g，黄芩 10g，清半夏 12g，炒枳实 10g，白芍 20g，乌梅 15g，干姜 12g，五味子 12g，细辛 10g，桂枝 20g，茯苓 15g，丹皮 10g，桃仁 10g，炙甘草 15g，生姜 10g，大枣 5 枚。7 剂，每日 1 剂，每剂煎两次，每次煎半小时。

2018 年 11 月 27 日二诊：布地奈德吸入剂仅夜间用 1 次，前症基本消失，嘱其停用布地奈德，再服上方 14 剂。

病例 5. 张某，男，53 岁，河南鄢陵县人。病历号：18110151。2018 年 11 月 19 日初诊。

主　诉｜反复流清涕、打喷嚏 1 年。

现病史｜1 年前出现间断流清涕，打喷嚏，在外院诊断为变应性鼻炎、支气管哮喘，用布地奈德吸入剂 4 次 /d，症状可控。查肝胆 B 超示：胆囊结石。刻诊：晨起流清涕，打喷嚏，夜间胸闷气短，咳嗽有白痰，饮食、二便可，舌正红，苔薄白，脉弦。

辨　病｜哮喘、鼻鼽（支气管哮喘、变应性鼻炎）。

辨　证｜大柴胡汤合桂枝茯苓丸证。

处　方｜柴胡 20g，黄芩 10g，清半夏 12g，炒枳实 10g，白芍 20g，乌梅 15g，干姜 12g，五味子 12g，桂枝 20g，茯苓 15g，丹皮 10g，桃仁 10g，炙甘草 15g，生姜 10g，大枣 5 枚。7 剂，每日 1 剂，每剂煎两次，每次煎半小时。

2018 年 11 月 27 日二诊：布地奈德吸入剂 2 次 /d，诸症消失，嘱其停用布地奈德，再取上方 14 剂。

2018年12月13日三诊：遇冷哮喘又发作2次，但时间短，上方加细辛10g，15剂。

2018年12月31日四诊：服上方后前症消失，未再发作，再取上方15剂以巩固疗效。

病例6.王某，男，35岁，职员，河南新蔡人，现住郑州市。病历号：19080074。2019年8月9日初诊。

主　诉｜间断性咳嗽、胸闷15年。

现病史｜患者15年前上高中时所住宿舍在1楼，阴冷潮湿，某天突然出现剧烈干咳，咳甚则胸部憋闷，其后即间断性咳嗽至今未愈。2015年曾为此而请某院士诊治，经检查诊断为嗜酸粒细胞性支气管炎，所用西药有：氯雷他定分散片、孟鲁司特钠片、右美沙芬片、布地奈德福莫特罗粉吸入剂。上药应用半月咳嗽不减轻而停用，其后又到广州呼吸疾病研究所就诊，仍然按嗜酸性粒细胞性支气管炎服用西药治疗3个月，咳嗽仍然不轻。2019年7月15胸部CT检查示：右肺中叶慢性炎症；腹部B超示：胆囊结石。刻诊：咳嗽、胸闷夜间加重，吐黄痰带血丝，便秘，右上腹压痛，舌质红，苔薄黄。

今查血常规：嗜酸性粒细胞计数0.73×10⁹/L、中性粒细胞百分比37.60%、嗜酸性粒细胞百分比8.3%。

辨　病｜喘证（嗜酸性粒细胞性支气管炎）。

辨　证｜大柴胡汤合桂枝茯苓丸证。

处　方｜柴胡24g，黄芩20g，清半夏12g，炒枳实12g，白芍20g，大黄3g，乌梅20g，干姜12g，五味子12g，桂枝18g，桃仁10g，茯苓20g，丹皮20g，冬瓜仁30g，甘草12g。7剂。

2019年8月16日二诊：咳嗽胸闷大减。上方加桑白皮20g。7剂。

2019年8月21日三诊：自觉咳嗽程度减半，胸不闷，有少许白痰，无黄痰及血丝。再服上方12剂。

2019年9月6日四诊：不咳，无痰，咳嗽病已愈，但服上方则便溏，每日2次，不服中药则大便正常。

处　方｜柴胡24g，黄芩20g，清半夏12g，炒枳实12g，白芍20g，乌梅20g，干姜12g，五味子12g，桂枝18g，桃仁10g，茯苓20g，丹皮10g，冬瓜仁30g，炙甘草15g。12剂。

2019年10月22日，电话随访，患者至今仍未咳嗽。今查血常规：嗜酸性粒细胞计数0.71×10⁹/L、中性粒细胞百分比48.20%、嗜酸性粒细胞百分比

9.2%、嗜碱性粒细胞百分比 1.2%。由于嗜酸性粒细胞仍未降至正常范围，嘱其继续服中药。

按 　　大柴胡汤合桂枝茯苓丸治疗支气管哮喘是胡希恕先生的独创经验。冯世纶教授主编的《中医临床家胡希恕》一书，在"专病论治"中有"治疗哮喘独特经验"专篇，胡老认为"从六经辨证来看，哮喘常表现为太阳病或少阳病，尤以太阳少阳并病、少阳阳明并病和三阳并病为最多见"；"哮喘发作时有胸满、胁痛、汗出、咽干、便干等，多属少阳阳明并病；又哮喘多发于夜晚，发作时或不发作时皆无咳痰，可排除痰饮为患，这样引起此类哮喘的主要原因当属瘀血阻滞。因此，此类哮喘多呈现少阳阳明合病兼瘀血，为大柴胡汤合桂枝茯苓丸方证"。该方证临床如何应用以及该方证与麻黄剂方证的鉴别，胡老在该书中业已详细论及。然而据余的临床体察，除胡老所论之外，还需结合肝胆B超检查，凡胆囊壁厚、毛糙，或胆囊有息肉或结石的支气管哮喘、变应性鼻炎均可用大柴胡汤合桂枝茯苓丸治之，且疗效较好，若不伴胆囊疾患者疗效较差。如病例 1 在 2018 年之前按痰饮用小青龙汤、射干麻黄汤、桂枝加厚朴杏子汤等，或有效，或效不佳，仍发作。至 2018 年 5 月 16 日，让其做肝胆B超发现胆囊壁毛糙，方改为大柴胡汤合桂枝茯苓丸加乌梅、干姜、五味子、细辛治之，取得了近期佳效（能否根治尚需观察）。病例 2 初用李东垣的御寒汤加味（吾常用其治疗该病之气虚者），有效但仍反复，三诊询知其素有慢性胆囊炎，方改为大柴胡汤合桂枝茯苓丸加乌梅、干姜、五味子、细辛治之，也取得了近期佳效。病例 3 因无流清鼻涕、打喷嚏，故只用大柴胡汤合桂枝茯苓丸而未加干姜、细辛、五味子。病例 4、5 均伴变应性鼻炎而见流清涕、打喷嚏的症状，而这些症状吾认为是合并太阴寒饮的表现，故加干姜、细辛、五味子；加乌梅者，乌梅能降胆胃之气上逆且有利胆、抗过敏、抗菌等作用，故用之。例 6 病程 15 年，始缘居住阴冷潮湿，亦为合病太阴寒饮，故径加干姜、五味子而收效。

（三）发热（少阳、阳明合病）

病例 1.赵某，男，5 岁，郑州市人。病历号：14030130。2014 年 3 月 11

日初诊。

主　诉│发热1天。

现病史│昨天突然出现发热，测体温38.5℃，伴恶心呕吐，大便干。腹诊：右上腹压痛，舌质红，苔薄黄，脉浮数。

辨　病│少阳、阳明合病。

辨　证│大柴胡汤证。

处　方│柴胡12g，黄芩10g，清半夏6g，炒枳实6g，白芍10g，大黄3g，生姜3g，甘草9g，大枣10g。2剂，中药颗粒剂，日1剂，早晚各1次，开水冲服。

2014年3月14日二诊：服上方1剂热即退，但仍时恶心，守上方再服3剂而愈。

病例2.张某，男，50岁，干部，郑州市人。2017年12月5日初诊。

主　诉│高热伴寒战1天。

现病史│患者1天前出现发热伴寒战，测体温40.0℃，时恶心，腹胀，大便干。查血常规：白细胞22.0×10^9/L，余正常。腹诊：右上腹压痛明显，舌质红，苔黄厚微燥，脉弦数。

辨　病│少阳、阳明合病。

辨　证│大柴胡汤证。

处　方│柴胡36g，黄芩10g，清半夏18g，枳实12g，白芍30g，大黄9g，甘草9g，生姜9g，大枣20g。3剂，中药颗粒剂，日1剂，早晚各1次，开水冲服。

2017年12月8日二诊：上方服半剂发热减，1剂而热退，3剂服完诸症悉除。查血常规：白细胞13.0×10^9/L。上方减柴胡为24g，再取3剂以巩固疗效。

病例3.崔某，男，43岁，工人，河南偃师人。1990年6月8日初诊。

主　诉│发热、头晕10余日。

现病史│10天前患者出现发热，时有头晕，村卫生所予氨苄西林等静脉滴注4天，症状稍有缓解。现仍发热（体温38.2℃），微恶寒，时自汗出，头晕乏力，不欲饮食，小便黄，大便正常，皮肤无黄染，肝脾未触及，右上腹按之痛甚（不按则自觉不痛），脉弦稍数，舌质淡，苔薄黄（限于条件，未做B超及其他化验检查）。

辨　病│少阳、阳明合病。

辨　证│大柴胡汤证。

处　方丨柴胡 60g，黄芩 30g，半夏 15g，枳实 15g，大黄 10g，白芍 30g，金银花 30g，甘草 15g，生姜 10g，大枣 5 枚。2 剂，每日 1 剂，每剂煎两次，每次煎半小时。

1990 年 6 月 10 日二诊：已不发热（体温 36.5℃），能食，头已不晕，右上腹按之稍痛，脉弦不数，舌质淡、苔薄黄。上方减柴胡为 30g，加郁金 12g，干姜 10g，黄连 10g。3 剂，服后诸症消失。

病例 4.朱某，女，58 岁，农民，河南偃师人。1991 年 6 月 10 日初诊。

主　诉丨发热伴腹痛 1 周。

现病史丨1 周前无明显诱因出现发热，伴腹痛，曾肌内注射庆大霉素、地塞米松，静脉滴注氨苄西林等，病情不减。现发热，汗出，恶寒，右侧腹部自胁下至少腹剧痛，按之痛甚，且有尿意感，小便黄，大便正常，干呕，不欲食，脉弦数，舌质红，苔黄腻。

辨　病丨肠痈（急性阑尾炎）。

辨　证丨大柴胡汤合大黄牡丹汤证。

处　方丨柴胡 60g，黄芩 30g，半夏 15g，枳实 15g，大黄 15g（后下），白芍 30g，冬瓜仁 30g，桃仁 15g，丹皮 12g，金银花 30g，甘草 6g。2 剂，每日 1 剂，每剂煎两次，每次煎半小时。

1991 年 6 月 12 日二诊：服上药后每日泻下 3～4 次，体温 36.5℃，能食不呕，右下腹按之稍痛，时有嗳气，舌质红，舌苔薄黄，脉弦。

处　方丨柴胡 30g，黄芩 20g，半夏 15g，枳实 15g，白芍 30g，冬瓜仁 30g，桃仁 15g，大黄 10g，丹皮 10g，生薏苡仁 30g，甘草 10g。5 剂，服后病愈。

按　　　发热的病证颇多，如太阳病、阳明病、温病等，余用大柴胡汤治杂病发热的指征是右上腹压痛（即"按之心下满痛"），大便干，舌质红，舌苔黄，脉弦数。病例 4 因在农村离县城较远，未到县医院就诊，限于条件，仅从症状体征诊为急性阑尾炎，用大柴胡汤合大黄牡丹汤加减而愈。

（四）腹满痛（慢性胆囊炎）

病例 1.王某，女，29 岁，郑州市航空港湾人。病历号：17050120。2017 年 5 月 17 日初诊。

主　诉丨上腹胀痛、背痛，嗳气不舒 1 年。

现病史丨患者 1 年前出现上腹胀痛、背痛，嗳气不舒，口苦，大便不干，右肩胛下角压痛。曾做肝胆胰脾彩超示：胆囊壁毛糙。触诊：按之心下满痛（墨菲征阳性），舌正红，苔薄白，脉弦。

辨　病丨腹满痛（慢性胆囊炎）。

辨　证丨大柴胡汤证。

处　方丨柴胡20g，黄芩10g，清半夏12g，炒枳实10g，白芍20g，乌梅15g，威灵仙20g，甘草10g。7剂，每日1剂，每剂煎两次，每次煎半小时。嘱其忌食油腻。

2017年5月31日二诊：前症基本消失，再取上方12剂巩固疗效。

病例2.任某，男，51岁，郑州市人。病历号：16110139。2016年11月17日初诊。

主　诉丨右上腹疼痛4个月。

现病史丨4个月前症见右上腹疼痛，按之痛甚，后背疼，口苦，大便日1次，质稍干。舌质红，苔薄黄，脉弦。2016年11月3日查彩超示：脂肪肝；肝内钙化灶；胆囊息肉样变并胆囊壁毛糙。

辨　病丨腹满痛（慢性胆囊炎伴息肉）。

辨　证丨大柴胡汤证。

处　方丨柴胡20g，黄芩10g，清半夏12g，炒枳实10g，白芍20g，大黄3g，乌梅20g，僵蚕10g，威灵仙30g，甘草10g，生姜3片，大枣5枚为引。7剂，每日1剂，每剂煎两次，每次煎半小时。

2016年11月30日二诊：服上方后右上腹疼痛、后背疼、口苦等症状均大减，大便正常，舌正红，苔薄白，脉弦，继服上方20剂。后电话随访已无不适。

按　　　本案右上腹压痛、口苦、大便干等均为大柴胡汤方证典型证候，故用大柴胡汤；加乌梅、僵蚕者，据重庆龚志贤先生《龚志贤临床经验集》介绍；济生乌梅丸（清·陈修园《时方歌括》所载者），即乌梅、僵蚕加象牙屑（现已禁用）或穿山甲，为济生乌梅丸加味，治疗直肠息肉，声带息肉，宫颈息肉，疗效较好。《本经》乌梅：味酸平，主下气，除热，烦满，安心，肢体痛，偏枯不仁，死肌，去青黑痣，恶肉。而西医之"息肉"应属中医"恶肉"之一。《本草纲目》僵蚕"散风痰结核"，胆囊息肉则是胆热风痰瘀积所致，故加乌梅、僵蚕以除胆热，化恶肉，散风痰而诸症得除。威灵仙有利胆作用，故加之（详见前咳嗽按语）。

（五）心悸（胃食管反流所致）

病例 1. 张某，男，43 岁，河南项城人。病历号：16070078。2016 年 7 月 13 日初诊。

主　诉｜阵发性心慌 10 年。

现病史｜10 年前出现阵发性心悸，经中西医对症治疗好转。2014 年诊断为心房纤颤并做消融术治疗，术后心悸仍时有发作。刻诊：心悸，每日发作 3～5 次，上腹胀，得食加重，时有泛酸，失眠，口苦，右上腹压痛，大便干，每日 1 次，舌质红，苔薄黄，脉结代。电子胃镜示：反流性食管炎（A 级）。彩超示：胆囊壁厚、毛糙。

辨　病｜心悸（胃食管反流所致房颤）。

辨　证｜大柴胡汤证。

处　方｜柴胡 24g，黄芩 10g，清半夏 18g，炒枳实 12g，白芍 20g，乌梅 20g，大黄 3g，茯苓 20g，甘草 18g。15 剂，中药颗粒剂，日 1 剂，早晚各 1 次，开水冲服。

2016 年 7 月 27 日二诊：诸症稍减，仍失眠，活动后易心悸。上方加生晒参 15g，生龙骨 30g，生牡蛎 30g。20 剂。

2016 年 8 月 19 日三诊：诸症大减，偶有心悸，腹胀泛酸消失，再服上方至 2016 年 11 月 11 日，诸症消失，但又腰痛，故调方治其腰痛。

按　　　本案之心房纤颤，是因食管反流所致者，上腹胀得食加重，右上腹压痛，口苦便干，正是少阳阳明合病之候，故用大柴胡汤。少阳枢机不利，饮热上逆于心，则心悸，故初诊加乌梅以下气、除热、安心，茯苓以利水化饮；二诊仍失眠且活动后心悸加重，提示有气虚之象，故加生晒参以补气，龙牡以安神。或曰：胃食管反流者，本来就有泛酸或烧心，何以仍用味酸之乌梅？《素问·至真要大论》曰："诸呕吐酸，暴注下迫，皆属于热。"又谓："少阳之胜，热客于胃，烦心心痛，目赤欲呕，呕酸善饥。"说明柴胡剂加乌梅所治之烧心泛酸，为胆胃邪热上逆所致，且乌梅可除热下气，故用之。

胃食管反流病和心房纤颤分别是消化疾病和心律失常等两个不同领域的常见病，均对人民身体健康产生了极大的危害，并产生了巨额的医疗支出。这两种疾病的临床报道和基础研究非常广泛和深入，但是很少有学者将心房纤颤与胃食管反流病联系在一起，直至近年来才陆续出现相关病例报道和临床的统计学研究，因此对于一些特发性的心房纤颤，胃食管反流可能是其独立的致病因素。（《中华胃食管反流病电子杂志》2015年第1期）

病例2.张某，女，60岁，郑州市人。病历号：18070145。2018年7月20日初诊。

主　诉｜上腹胀，按之加重，胸闷心悸10年。

现病史｜10年前患者出现上腹胀，按之加重，胸闷心悸。曾在某省级医院做心电图诊断为房性期前收缩；彩超示：胆囊壁毛糙；胃镜示：胆汁反流性胃炎、食管炎。用中西药物治疗时轻时重。刻诊：右上腹压痛，饭后上腹胀，胸闷心悸，食后加重，偶有泛酸，二便可，空腹血糖7.0mmol/L；舌正红，苔薄白，脉弦。

辨　病｜腹胀满·心悸（胃食管反流所致房性期前收缩）。

辨　证｜大柴胡汤证。

处　方｜柴胡18g，黄芩10g，清半夏12g，炒枳实12g，白芍20g，乌梅20g，茯苓30g，黄连9g，甘草9g。12剂，中药颗粒剂，日1剂，早晚各1次，开水冲服。

2018年8月1日二诊：服上方后前症均减，再服上方12剂。此后以上方稍作加减，服至2018年9月17日诸症消失而停药。

按　　　大柴胡汤所治的胃食管反流性房性期前收缩，其机制已如前案所述，但必须是属实证热证者。若胸闷心悸活动后加重，或得食后减轻，则往往属于虚证，慎不可用本方治之。

（六）胸痹心痛（冠心病支架植入术后）

病例1.宋某，男，54岁。病历号：18010197。2018年1月26日初诊。

主　诉｜冠心病、急性心肌梗死、支架植入术后5年。

现病史｜患者5年前出现胸闷，胸痛，心慌，4年前因冠心病急性心肌梗死行支架植入术，植入支架3个，仍心慌，曾用归脾汤加减治疗效果欠佳。刻诊：胸闷，胸痛，心慌，夜半后易发作，白天活动后减轻，失眠，夜间3时燥热不适，汗出，右上腹压痛，大便日1次，稍干，舌质正红，苔薄黄，脉弦。心电图：窦性心律；ST-T异常改变（侧下壁、前壁、后壁）；胸导联R波递增不良。彩超示：肝囊肿、胆囊息肉样病变、胆囊壁毛糙。

辨　病｜胸痹心痛（冠心病、陈旧性心肌梗死、支架植入术后）。

辨　证｜大柴胡汤证。

处　方｜柴胡20g，黄芩10g，炒枳实12g，清半夏18g，白芍20g，乌梅20g，茯苓20g，生姜9g，大枣30g，炙甘草15g。7剂，每日1剂，每剂煎两次，每次煎半小时。

2018年2月2日二诊：服上方后，胸闷痛、心慌明显好转，睡眠较前改善，仍大便干。继服上方加大黄3g，20剂。

2018年2月22日三诊：睡眠正常，胸闷、心慌偶尔出现，但夜间5时左右燥热，大便正常。上方加生牡蛎30g。

处　方｜柴胡24g，黄芩10g，炒枳实12g，清半夏18g，白芍20g，乌梅20g，茯苓20g，大黄3g，牡蛎30g，生姜9g，大枣30g，炙甘草15g。14剂。

2018年3月8日四诊：胸闷、心慌基本消失，大便正常，再服上方20剂。

2018年3月28日五诊：胸闷、心慌消失，偶有夜间燥热，大便正常，舌质正红，苔薄白，脉弦。再服上方去大黄，加威灵仙20g，20剂以巩固疗效。电话随访至今，无不适。

病例2.南某，女，71岁，退休教师，郑州市人。病历号：16090052。2016年9月7日初诊。

主　诉｜冠心病、心绞痛15年。

现病史｜患者15年前出现胸闷、胸痛，于2001年及2011年两次植入支架3个，但胸闷或痛仍时有发作，尤其在劳累、生气、夜间、精神紧张时更易发作。刻诊：胸闷或痛，夜间较白天重，口苦，便秘，右上腹压痛，舌质红，苔薄白，脉弦。今日在本院查彩超示：脂肪肝、胆囊壁毛糙。

辨　病｜胸痹心痛（冠心病、支架植入术后）。

辨　证｜大柴胡汤证。

处　方｜柴胡24g，黄芩10g，清半夏18g，炒枳实12g，白芍20g，乌梅20g，大黄6g，茯苓20g，甘草9g，生姜9g，大枣20g。7剂，中药颗粒剂，日1剂，早晚各1次，开水冲服。

2016年9月14日二诊：胸闷痛大减，但后背稍痛，上方加威灵仙20g。14剂。

2016年9月28日三诊：服上方后，胸闷疼痛未再发作，背痛消失，但夜间觉咽中有少许白痰，稍头晕。

处　方｜柴胡 24g，黄芩 10g，清半夏 18g，炒枳实 12g，白芍 20g，乌梅 20g，大黄 6g，茯苓 20g，葛根 20g，泽泻 20g，干姜 6g，甘草 9g，生姜 9g，大枣 20g。14 剂。

其后电话随访，诸症未再发作。

按　　胸痹心痛病，往往是本虚标实，正如《金匮要略·胸痹心痛短气病脉证治》篇所云："阳微阴弦，即胸痹而痛，所以然者，责其极虚也。今阳虚知在上焦，所以胸痹心痛者，以其阴弦故也。"上焦阳虚，阴邪（包括痰饮水湿、气滞血瘀等）内盛是其基本病机。一般情况下，胸闷心痛突然发作、或饭后或夜间发作、或生气或大怒发作、或活动后缓解者，多属实证，而实证也有痰饮水湿、气滞血瘀之不同，需详加辨之；若胸闷心痛活动加重，或劳累加重者，则属虚证。大柴胡汤加减方证所治之胸痹心痛，属特殊类型者。如上述两例虽然均做过支架植入术，但胸闷心痛仍然发作，其症状均为夜间加重，白天活动后减轻，且伴右上腹压痛、口苦便秘以及胆囊疾患，辨为大柴胡汤证而疗效颇佳。

（七）经前期头痛

付某，女，43 岁，郑州市人。病历号：16080126。2016 年 8 月 15 日初诊。

主　诉｜经前 1 周头痛，痛甚则恶心呕吐 10 年。

现病史｜患者经前 5、6 天头痛，痛甚则恶心呕吐，饮食正常，大便秘结，月经周期、色、量均可，舌质红，苔薄黄，脉弦。

辨　病｜经前期头痛。

辨　证｜大柴胡汤证。

处　方｜柴胡 20g，黄芩 15g，清半夏 12g，炒枳实 10g，白芍 20g，大黄 3g，炙甘草 10g，生姜 3 片，大枣 5 枚。10 剂，每日 1 剂，每剂煎两次，每次煎半小时。

服上方后前症消失，2018 年 12 月 14 日因经前胸闷来诊，上方加茯苓 15g，14 剂。得愈。

按　　经前期头痛乃经前期紧张综合征的表现之一，精神紧张、劳累、生气、内分泌失调等均可导致此病，若体质偏郁热而便秘者，可用大柴胡汤治之，本案即其例。

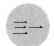 # 茯苓桂枝白术甘草汤方

【原　　文】　《金匮要略·痰饮咳嗽病脉证并治第十二》十六、心下有痰饮，胸胁支满，目眩，苓桂术甘汤主之。

茯苓桂枝白术甘草汤方：茯苓四两　桂枝　白术各三两　甘草二两

上四味，以水六升，煮取三升，分温三服，小便则利。

《伤寒论·辨太阳病脉证并治》伤寒，若吐若下后，心下逆满，气上冲胸，起则头眩，脉沉紧，发汗则动经，身为振振摇者，茯苓桂枝白术甘草汤主之。（67）

【病　　机】　脾运不健，饮停于胃。

【功　　用】　温阳蠲饮，健脾利水。

【临床应用】

（一）胸痹（慢性支气管炎伴心肌缺血）

赵某，男，53岁，工人，河南偃师人。于1983年11月10日初诊。

主　诉丨咳嗽、胸闷、气短1个月。

现病史丨患者1个月前突感胸闷、气短，时而微咳，遇寒加重。服抗感染、止咳、平喘药无效。现胸部阵发性憋闷，气短，不咳，食欲不振，脘腹微满，大便溏薄（2次/d），口淡不渴，脉沉弦，舌质淡，苔白滑。心电图示：心肌缺血；胸片：两肺纹理增粗，余（－）。

辨　病丨胸痹（慢性支气管炎伴心肌缺血）。

辨　证丨苓桂术甘汤证。

处　方丨茯苓30g，桂枝30g，白术20g，炙甘草15g，半夏15g，枳实10g，薤白15g。5剂，每日1剂，每剂煎两次，每次煎半小时。

1983年11月16日二诊：服上方后，饮食增加，大便正常，脘腹不满，有时仍感胸闷，舌质淡、苔白，脉稍弦。前方去枳实，再进5剂，症状消失，复查心电图正常。

按　　　　胸痹为本虚标实之疾，本案素有脾虚不运，痰饮内停之咳喘，加之受寒后痰饮逆于胸中，痹阻清阳，故出现前述诸症，方用苓桂

术甘汤健脾利水，温阳蠲饮以治本，加枳实、薤白、半夏降气通阳以治标，标本合治，疗效颇佳。

（二）痰饮（胃潴留）

赵某，女，46岁，农民，三门峡市人。1991年5月8日初诊。

主　诉｜午后上腹胀，伴泛酸3年。

现病史｜患者午后上腹胀，平卧按揉上腹部则振水声响可闻及于外，时吐酸水，已3年，饮食、二便尚可，舌质淡，苔白滑，脉沉弦。

辨　病｜痰饮（胃潴留）。

辨　证｜苓桂术甘汤证。

处　方｜茯苓30g，白术30g，桂枝20g，公丁香3g，淡吴萸6g，黄连3g，炙甘草15g。7剂，每日1剂，每剂煎两次，每次煎半小时。

1991年5月18日二诊：服上方后，上腹已不胀，未再吐酸水，振水音减轻三分有二。继服上方14剂，诸症消失。

按　　　"心下有痰饮"，逆于上则出现咳喘胸满目眩等，流于下则可能出现肠鸣泄泻等。本案为饮停于中而不化，故上腹出现振水声响及胀满、吐酸，用苓桂术甘汤加公丁香温阳蠲饮、健脾利水以治本，用吴茱萸、黄连以治吐酸之标。

（三）痰饮（颤证）

赵某，女，77岁，退休干部，郑州市人。病历号：13070023。2019年4月24日初诊。

主　诉｜不自主摇头、手颤、双下肢震颤不能站立1月余。

现病史｜患者于1个半月前在省某医院因白内障做手术，术后恢复良好，但1月前出现头摇手颤，双下肢震颤不能站立；咨询白内障手术大夫，言其与手术无关。于2019年3月27日在郑州市某医院做颈椎、腰椎CT检查，诊断意见：颈椎病；L3/L4、L4/L5椎间盘膨出；L5/SI椎间盘突出；腰椎退行性改变，L4椎体滑脱。该医院大夫认为CT片结果与症状不相符合，可能是帕金森病。刻诊：症状如前述，饮食、二便可，舌质淡红、苔薄白滑，脉弦。

辨　病｜痰饮（颤证）。

辨　证｜苓桂术甘汤证。

处　方｜茯苓20g，桂枝20g，白术20g，甘草15g，泽泻20g，白芍

12g。7剂，每日1剂，每剂煎两次，每次煎半小时。

2019年5月6日二诊：上方服第2剂手及下肢未再颤抖，头仍摇。再服上方10剂巩固疗效。

按　本案虽然CT报告有颈椎病和腰椎间盘膨出或突出，但症状难与其相符。《伤寒论》苓桂术甘汤证"身为振振摇"一症，与患者的"肢体震颤"颇相类似，舌脉亦支持"痰饮病"的诊断，故用该方加泽泻、白芍以利水柔肝。方证相应，效如桴鼓。

附案：中心性视网膜炎

李某，男，24岁，农民，河南偃师人。1984年3月5日初诊。

患者因视力下降在某县人民医院检查诊断为中心性视网膜炎，用激素、杞菊地黄丸、明目地黄丸、针刺等方法治疗半年，效果欠佳，余介绍给某老师诊治。刻诊：视力左0.7、右0.4，便溏，每日1～2次，乏力，舌质淡，苔薄白，脉沉弦。患者诊断明确：中心性视网膜炎，证属苓桂术甘汤。建议此方化裁治疗。处方：茯苓20g，桂枝15g，白术20g，炙甘草15g，制附子10g，黄芪30g。15剂，每日1剂，每剂煎两次，每次久煎1小时。此后以上方稍做加减，共服药2个月，视力基本恢复正常，左1.2、右1.0而停药，随访2年未复发。

按　本案系余同乡，诊治经过余全程参与，故知之甚详。一般而论，视力下降多以补肝肾为法，本案则用苓桂术甘汤加黄芪、附子，按痰饮上逆、蒙蔽清阳为治，且疗效较好，说明辨证论治的重要性。

 # 三二　甘遂半夏汤

【原　文】　《金匮要略·痰饮咳嗽病脉证并治第十二》十八、病者脉伏，其人欲自利，利反快，虽利，心下续坚满，此为留饮欲去故也，甘遂半夏汤主之。

甘遂半夏汤方：甘遂大者三枚　半夏十二枚（以水一升，煮取半升，去滓）　芍药五枚（《外台》作一两）　甘草如指大一枚（炙）

上四味，以水二升，煮取半升，去滓，以蜜半升，和药汁煎取八合，顿服之。

【病　　机】　饮留胃肠而有欲去之势。

【功　　用】　攻逐水饮，散结安中。

【临床应用】

痰饮（泄泻）

王某，男，61岁，退休工人，河南偃师人。2001年6月20日初诊。

主　诉｜腹泻时轻时重5年。

现病史｜患者于15年前患食管中段癌而手术切除，术后未行放、化疗，饮食正常，亦未发现转移。近5年来经常泄泻，时轻时重，时泻时止，泻时每日可达10～15次，不泻时每日1～2次，不影响精神和饮食，曾服多种中西药均无效。近3个月来饮食正常，但体重下降6kg，自觉上腹部硬满不舒，若泻则硬满减。余曾用四神合理中加减方10剂无效。遂赴某医院检查，诊为：食管癌复发，未发现食管梗阻；直肠息肉。住该院半月，泄泻不减而出院，遵医嘱按时赴该院继续放疗。刻诊：消瘦，饮食正常，上腹硬满，泄泻、每日10次，泻后上腹硬满减轻，舌质淡红，苔白厚滑，脉沉。

辨　病｜痰饮（泄泻）。

辨　证｜甘遂半夏汤方证。

处　方｜煨甘遂3g，清半夏30g（同煎半小时，去滓），炒白芍15g，甘草10g（同煎半小时，去滓），两药汁合并加蜂蜜50ml煎15分钟，空腹顿服，1剂。

服后泻出水样大便12次，上腹硬满消失。第二天大便4～5次，为较稀之溏便，上腹舒适，舌苔薄白滑润。改按痰饮未尽、脾肾阳虚治之。

处　方｜清半夏30g，制天南星15g，炮干姜15g，赤石脂30g，淡吴萸10g，煨肉豆蔻10g，盐补骨脂12g，炙甘草12g。5剂，每日1剂，每剂煎两次，每次煎半小时。

5天后，大便溏，每日1～2次。继服上方12剂，大便成形，每日1次，上腹舒适，体重未再下降而停药，直至2003年食管癌转移至肝而病逝，泄泻未再发作。

按 甘遂半夏汤治验仅此一例。甘遂半夏汤证的辨证要点：泄泻，时泻时止，上腹硬满，泻后硬满减轻或消失。

 # 三三 十枣汤

【原　　文】　　《金匮要略·痰饮咳嗽病脉证并治第十二》二十二、病悬饮者，十枣汤主之。

十枣汤方：芫花（熬）　甘遂　大戟各等分

上三味，捣筛，以水一升五合，先煮肥大枣十枚，取八合，去滓，内药末，强人服一钱匕，羸人服半钱，平旦温服之；不下者，明日更加半钱。得快下后，糜粥自养。

【病　　机】　　水饮内结。

【功　　用】　　攻逐水饮。

【临床应用】

臌胀（肝硬化腹水）

贾某，男，48岁，农民，河南偃师人。1988年2月8日初诊。

主　诉｜突发腹痛、呕吐、便闭10天。

现病史｜患者于1983年秋因肝硬化腹水伴脾功能亢进在省城某医院行"脾切除术"。术后身体未能恢复如初，但尚能参加轻体力劳动。10日前突然腹痛，呕吐，便闭，急送某县医院以肠梗阻收住入院。经补液、胃肠减压、抗感染等治疗3天，腹痛止，呕吐平，大便通，但逐渐出现小便不利、腹部胀满。自住院第5起，患者自感静脉滴注之液体，皆迅速渗入腹腔，愈输液则腹愈胀。肝功能及尿常规检查无异常，故又输液2天，患者腹胀难忍，遂出院求余诊治。症见：四肢消瘦，腹大如瓮，胀满难忍，不欲饮食，小便短赤不利，大便5日未行，脉滑数（120次/min），舌体红瘦，苔薄黄，体温36.8℃。

辨　病｜臌胀（肝硬化腹水）。

辨　证｜己椒苈黄丸证。

处　方｜大黄 30g，椒目 15g，汉防己 20g，葶苈子 30g，炒二丑 15g，大腹皮 15g。嘱服 1 剂，以观动静。

1988 年 2 月 9 日二诊：诸症丝毫不减，大便仍未行，舌脉如前。似病重药轻之故。拟峻下逐水。

处　方｜煨甘遂 6g，醋芫花 6g，广木香 10g，沉香 3g，大枣 10 枚，水煎 1 次顿服。自上午 10 时许服药后 15 分钟，至 16 时，泻下稀水样便 8 次，共约 4000ml，小便也利，腹胀顿除，欲饮食，感乏力，诊其脉已不数（78 次 / min）。继以益气健脾、理气养胃之剂，调理数日而愈。

按　　臌胀症一般情况下其来也渐，但本例则得之于数日之内，乃因腑气不通，水液骤停所致，幸其脉症无虚衰之兆，故用泻下逐水之法。初用己椒苈黄丸加味，虽不效，但无不良反应，可知为病重而药轻，继则用十枣汤加减，一剂而胀消水除，可谓效如桴鼓者也。

三四　木防己汤

【原　　文】　《金匮要略·痰饮咳嗽病脉证并治第十二》二十四、膈间支饮，其人喘满，心下痞坚，面色黧黑，其脉沉紧，得之数十日，医吐下之不愈，木防己汤主之。虚者即愈，实者三日复发，复与不愈者，宜木防己汤去石膏加茯苓芒硝汤主之。

木防己汤方：木防己三两　石膏十二枚，如鸡子大　桂枝二两　人参四两
上四味，以水六升，煮取二升，分温再服。

【病　　机】　饮停膈间，寒热虚实错杂。

【功　　用】　利水散结，益气通阳清热。

【临床应用】

（一）咳喘（肺心病心衰）

孙某，男，72岁，农民，河南偃师人。1990年6月9日初诊。

主　诉｜咳喘10余年，加重半年。

现病史｜咳嗽气喘10余年，时吐黄痰，昼日动则胸满喘甚，张口抬肩，入夜俯首倚物而睡，困苦难堪，食欲不振，心下痞坚，口唇紫暗，颜面及下肢水肿，小便不利，大便自调。刻下症状如前，脉弦紧，舌紫黯、苔薄黄。

辨　病｜咳喘（肺心病心衰）。

辨　证｜木防己汤证。

处　方｜防己30g，桂枝30g，生石膏30g，党参20g，丹参30g，全瓜蒌30g，茯苓30g，葶苈子30g，五味子12g，生薏苡仁30g，冬瓜仁30g，半夏15g，砂仁10g。2剂，每日1剂，每剂煎两次，每次煎半小时。

1990年6月11日二诊：咳喘胸满减轻，浮肿消退大半，晚间已能平卧，饮食增，小便利，心下稍软。药已中的，前方再进6剂。

1990年6月18日三诊：浮肿消失，饮食正常，偶有咳嗽，动则稍喘，心下虚软。脉弦，舌质黯，苔薄白。前方去葶苈子，再进3剂以巩固疗效。

按　　木防己汤证为"膈间支饮，其人喘满，心下痞坚，面色黧黑，其脉沉紧"，与西医学之肺心病伴心衰者颇相类似。日本矢数道明先生即常用木防己汤治疗该病症。本例因痰热瘀阻之象较明显，故加丹参、冬瓜仁、薏苡仁、葶苈子、瓜蒌等。仅服11剂而症状得以控制，疗效较好。

（二）支饮（冠心病心衰）

张某，男，84岁，农民，郑州市惠济区人。病历号：18100181。2018年10月30日初诊。

主　诉｜间断性心前区不适10年余，再发并加重4天。

现病史｜患者于10年前无明显诱因出现心前区闷痛，劳累或饱餐后明显，休息后未见明显缓解，遂至当地医院就诊，完善相关检查后诊断为冠心病不稳定型心绞痛，予改善心肌供血、营养心肌等药物治疗后症状好转出院（具体用药不详），平素规律服药控制症状。半年前患者无明显诱因出现下肢水肿，未予重视。4天前因劳累再次出现胸闷痛、心慌，休息后稍缓解，门诊以胸痹、冠心病为诊断收住入院，症见：心前区闷痛，心慌，气喘，活动后明显，不可平卧，端坐呼吸，倦怠乏力，下肢重度水肿，纳眠差，小便调，大便每日3次。

住院后完善相关检查，诊断为：冠心病，不稳定型心绞痛，快速性心房纤颤，心功能Ⅳ级；肺部感染。住院期间，除常规西药外，请予会诊，服用中药。刻诊：症如前述，舌质淡红，苔白滑，脉结代。

辨　病｜支饮（冠心病心衰）。

辨　证｜木防己汤证。

处　方｜防己20g，人参20g，茯苓30g，桂枝30g，生石膏30g，炙甘草15g。12剂，每日1剂，每剂煎两次，每次煎半小时。

2018年11月12日二诊：前症消失，但乏力汗出，今日出院，所带西药：地高辛半片/d，螺内酯3片/d，氢氯噻嗪3片/d。舌质正红，苔薄白，脉弦、时一止。中药仍取上方7剂。嘱其螺内酯与氢氯噻嗪各减为1片/d，地高辛仍维持半片/d。

2018年11月20日三诊：乏力好转，嘱其停用利尿西药，地高辛仍维持半片/d。中药继服上方7剂。

2018年11月27日四诊：下肢稍水肿，仍感乏力，易汗出，脉弦。有气虚湿滞之象。

处　方｜防己20g，人参20g，茯苓30g，桂枝30g，生石膏30g，炙甘草15g，黄芪60g，紫苏叶12g，大腹皮12g。12剂。

2018年12月17日五诊：服上方，下肢水肿消失，乏力、汗出大减，继服上方14剂。

其后停服中药，地高辛半片/d，诸症未再反复。

按　　本案为冠心病心衰中西药并用的案例。四诊现气虚湿滞之象，故加黄芪、紫苏叶、大腹皮以益气、理气、利湿。

三五 泽泻汤

【原　　文】　《金匮要略·痰饮咳嗽病脉证并治第十二》二十五、心下有支饮，其人苦冒眩，泽泻汤主之。

泽泻汤方：泽泻五两　白术二两

上二味，以水二升，煮取一升，分温再服。

【病　　机】　饮停心下而上逆。

【功　　用】　健脾利水除饮。

【临床应用】　主要用于支饮引起的眩晕、分泌性中耳炎等。

（一）支饮（眩晕）

病例 1. 谷某，女，85 岁，郑州市人。病历号：18030023。2018 年 3 月 2 日初诊。

主　诉｜间断性眩晕呕吐 4 年。

现病史｜4 年前无明显诱因出现眩晕呕吐，发作时天旋地转，不敢睁眼，睁眼则眩晕呕吐加重，近几日每日发作 3 次，右肩稍痛，饮食、二便尚可，舌质淡红，苔白滑，脉弦。

辨　病｜支饮（眩晕）。

辨　证｜泽泻汤证。

处　方｜白术 30g，泽泻 60g，当归 15g，川芎 10g，白芍 15g，葛根 20g。12 剂，每日 1 剂，每剂煎两次，每次煎半小时。

2018 年 4 月 25 日二诊：服上方眩晕未再发作，再服上方 12 剂巩固疗效。

病例 2. 崔某，女，56 岁，郑州市人。病历号：19040119。2019 年 4 月 22 日初诊。

主　诉｜间断性眩晕 2 年。

现病史｜2 年前出现发作性眩晕，发作时天旋地转，睁眼眩晕加重，不耳鸣，不呕吐，劳累或生气易诱发。3 天前发作 1 次，刻诊：自觉无不适，饮食、二便正常，舌质淡红，苔薄白，脉弦。

辨　病｜支饮（眩晕）。

辨　证｜泽泻汤证。

处　方丨生白术 30g，泽泻 60g。7 剂，中药颗粒剂，日 1 剂，早晚各 1 次，开水冲服。

2019 年 4 月 29 日二诊：服后眩晕未再发作，亦无不适，续服上方 7 剂。

按　　泽泻汤主要用于周围性眩晕，尤其对梅尼埃病效果较好；例 1 因伴有肩痛，故加当归、川芎、白芍、葛根以养血舒筋。

（二）支饮（分泌性中耳炎）

王某，女，40 岁，农民，河南偃师人。1988 年 7 月 1 日初诊。

主　诉丨头晕、左耳闷痛半月。

现病史丨患者半个月前出现头晕，左耳闷痛，到县人民医院五官科检查，诊断为分泌性中耳炎，抽出水样液体两次。刻诊：头晕，耳闷不痛，稍恶心，二便可，舌质淡红，苔白滑，脉弦。

辨　病丨支饮（分泌性中耳炎）。

辨　证丨泽泻汤证。

处　方丨生白术 30g，泽泻 40g，柴胡 12g。3 剂，每日 1 剂，每剂煎两次，每次煎半小时。

1988 年 7 月 4 日二诊：服上方后头晕耳闷消失，再服上方 5 剂巩固疗效。

按　　分泌性中耳炎是以中耳积液及听力下降为特征的中耳非化脓性炎性疾病。自 1988 年用泽泻汤加柴胡治疗本案后，又用该方治疗过 4 例分泌性中耳炎，效果均佳，惜资料不完整，未做整理。

 # 三六　厚朴大黄汤

【原　文】　《金匮要略·痰饮咳嗽病脉证并治第十二》二十六、支饮胸满者，厚朴大黄汤主之。

厚朴大黄汤方：厚朴一尺　大黄六两　枳实四枚

上三味，以水五升，煮取二升，分温再服。

文献：《外台·支饮方》："夫酒客咳者，必致吐血，此坐以极饮过多所致也。其脉虚者，必冒，其人本有支饮在胸中也。支饮胸满，厚朴大黄汤主之方。"

【病　　机】　　饮热壅肺，气逆络伤。

【功　　用】　　逐饮泻热，降气止血。

【临床应用】　　主要用于肺部病症咯血。

咯血

病例1.马某，男，60岁，干部，新乡市人。2006年8月6日初诊。

主　诉｜咳嗽、咯血8个月。

现病史｜患者于2005年12月因咳嗽、咯血，住省肿瘤医院诊断为肺鳞癌，经化疗咳停血止，肿块缩小而出院。2006年8月1日复查，肿块有所增大，仍住该院；除全身化疗外，又加局部介入放疗。但介入放疗一次后，出现大咯血，用多种止血药物，咯血仍未停止，而求治于余。刻诊：胸腹胀满，咳嗽气喘，咳则有血咯出，下肢水肿，小便不利，大便3天未解，舌质红，苔黄燥，脉滑数。

辨　病｜肺癌咯血。

辨　证｜大黄厚朴汤证。

处　方｜大黄20g，厚朴30g，枳实15g，葶苈子30g，侧柏炭30g。2剂，每日1剂，每剂煎两次，每次煎半小时。

2006年8月8日二诊：服上方后，大便2次，小便增多。胸腹胀满及下肢水肿大减，咳喘减轻，咯血减少。上方大黄减至15g，厚朴减至20g，继服6剂，血止，咳减。患者半年后，再次复查时告知，上方服后未再咯血，仍全身化疗，症状消失。

病例2.王某，女，52岁，农民，河南偃师人。1984年7月20日初诊。

主　诉｜反复咳嗽气喘、咳痰咯血10余年。

现病史｜10年前因咳嗽、气喘、咯血，在当地县人民医院诊断为浸润性肺结核伴慢性支气管炎合并肺气肿。半月前又因郁怒而发病。刻诊：咳喘吐痰（色黄量多），痰中或带血丝，或咯血盈口，胸胁胀满，食欲不振，二便尚可，舌质红，苔薄黄，脉弦滑而数。

辨　病｜肺结核咯血。

辨　证｜厚朴大黄汤证。

处　方｜厚朴 30g，大黄 15g，枳实 10g。2 剂，每日 1 剂，每剂煎两次，每次煎半小时。

1984 年 7 月 22 日二诊：服上方后，腹鸣响，大便溏泻（每日 2～3 次），咳喘吐痰及胸胁胀满稍减，咯血已止，痰中亦未见血，饮食稍增，脉弦滑不数，舌如前。改用丹栀逍遥散加止咳化痰之品，数剂后症状渐愈。

按　　　对于厚朴大黄汤原条文"支饮胸满者"的"胸满"二字，历代注家认识不一，如清·张璐说："此支饮胸满者，必缘其人素多湿热，浊饮上逆所致。"而尤在泾则曰："胸满疑作腹满，支饮多胸满，此何以独用下法？厚朴大黄与小承气同，设非腹中痛而闭者，未可以此轻试也。"余据《千金》《外台》所论（见《北京中医学院学报》1990 年第二期拙作"《金匮要略》厚朴大黄汤证补识"），认为厚朴大黄汤证的病机为饮热壅肺，气逆络伤；主症为胸满，咳喘，咯血，便秘，舌质红，苔黄；以此为指导应用于临床，收到较好效果，如上述两案。方中用厚朴、枳实以降上逆之气，大黄遵原方剂量酌做增减以逐饮泻热止血。

三七　**五苓散**

【原　　文】　《金匮要略·痰饮咳嗽病脉证并治第十二》三十一、假令瘦人脐下有悸，吐涎沫而癫眩，此水也，五苓散主之。

五苓散方：泽泻一两一分　猪苓三分（去皮）　茯苓三分　白术三分　桂枝二分（去皮）

上五位，为末，白饮服方寸匕，日三服，多饮暖水，汗出愈。

《伤寒论》：霍乱，头痛发热，身疼痛，热多欲饮水者，五苓散主之；寒多不用水者，理中丸主之。（386）

【病　　机】　饮停下焦，阳不化气。

【功　　用】　利湿行水，温阳化气。

【临床应用】

（一）睾丸鞘膜积液

薛某，男，11岁，河南叶县人。病历号：18080182。2018年10月23日初诊。

主　诉｜左侧睾丸肿大3天。

现病史｜患者2018年8月曾因斑秃5个月找余就诊，既往有口腔溃疡史，经治疗斑秃明显好转，但又出现左侧睾丸鞘膜积液。刻诊：左侧睾丸肿大。彩超：左侧鞘膜腔积液，双侧睾丸、附睾超声未见明显异常。

辨　病｜左侧睾丸鞘膜积液。

辨　证｜甘草泻心汤合五苓散证。

处　方｜清半夏18g，黄芩10g，黄连3g，干姜9g，人参10g，当归10g，黄芪20g，白术12g，甘草18g，大枣20g，茯苓10g，猪苓10g，泽泻10g，肉桂3g。15剂，中药颗粒剂，日1剂，早晚各1次，开水冲服。

2018年11月14日二诊：服上方，曾有几天睾丸大小正常，但仍反复。

处　方｜清半夏18g，黄芩10g，黄连3g，干姜9g，人参10g，当归10g，黄芪20g，白术12g，茯苓10g，猪苓10g，泽泻10g，肉桂3g，炙甘草15g，桂枝12g。20剂。

2018年12月3日三诊：睾丸大小已正常，斑秃基本愈，近几天鼻塞流清涕。

处　方｜上方加麻黄6g，20剂。

按　　　若仅有鞘膜积液，一般用五苓散即可，本案原有复发性口腔溃疡兼斑秃，故合甘草泻心汤加当归、黄芪（参阅甘草泻心汤临床应用）。

（二）泄泻

宋某，男，7岁，郑州市民航花园。病历号：17110114。2017年11月23日初诊。

主　诉｜泄泻1天。

现病史｜患者昨日开始水样泻，每日4次，或有干呕，腹不痛，舌淡红，苔白滑，脉紧。

辨　病｜泄泻。

辨　证｜五苓散证。

处　方｜白术12g，茯苓10g，猪苓10g，泽泻10g，桂枝12g，生姜9g，炙甘草9g。3剂，中药颗粒剂，日1剂，早晚各1次，开水冲服。嘱其忌食生冷油腻。

2017 年 11 月 26 日二诊：泻止呕停，续服上方 2 剂巩固疗效。

按　　　　20 世纪 90 年代前在农村夏秋季泄泻较多，余常用平胃散合五苓散（胃苓汤）治之；儿童秋季腹泻偏湿盛者，用五苓散治之，均有较好疗效，惜未保存有关资料。

三八　桂苓五味甘草去桂加干姜细辛半夏汤

【原　　文】　《金匮要略·痰饮咳嗽病脉证并治第十二》三十七、冲气即低，而反更咳，胸满者，用桂苓五味甘草汤去桂加干姜、细辛，以治其咳满。

三十八、咳满即止，而更复渴，冲气复发者，以细辛、干姜为热药也。服之当遂渴，而渴反止者，为支饮也。支饮者法当冒，冒者必呕，呕者复内半夏以去其水。

桂苓五味甘草去桂加干姜细辛半夏汤方：茯苓四两　甘草　细辛　干姜各二两　五味子　半夏各半升

上六味，以水八升，煮取三升，去滓，温服半升，日三服。

【病　　机】　寒饮郁肺，气逆上冲。

【功　　用】　温肺散寒，降逆化饮。

【临床应用】　余用此方常不去桂而为桂苓五味甘草姜辛夏汤。该方多用于老年慢性支气管炎、肺气肿、肺心病或冠心病、风湿性心脏病所致之心功能不全等。其辨证要点为：素有咳喘之疾，遇冷发作或加重；动则喘甚；吐白痰或有痰鸣；小便不利或下肢水肿等。

支饮

病例 1. 李某，男，70 岁。病历号：14040465。2014 年 4 月 24 日初诊。

主　诉｜间断胸闷、气短、心悸 2 年。

现病史｜患者 2 年前出现胸闷，气短，心悸，在外院诊断为冠心病，行经皮冠状动脉介入治疗术。半月前症状再发，住院治疗后症状减轻而出院，为求进一步改善症状，前来就诊。患者素有慢性支气管炎。现见：胸闷，气短，心悸，活动后加重，咳嗽，喉间时有痰鸣，便溏，舌质淡，苔白滑，脉沉弦、时一止。

辨　病｜支饮（心衰，慢性支气管炎）。

辨　证｜桂苓五味姜辛夏汤证。

处　方｜生晒参 15g，桂枝 20g，防己 20g，云苓 30g，干姜 10g，五味子 10g，细辛 3g，清半夏 10g，紫苏叶 12g，甘草 10g，厚朴 12g。7 剂，每日 1 剂，每剂煎两次，每次煎半小时。

2014 年 5 月 5 日二诊：服上方诸症均大减，守上方再服 7 剂，诸症基本消失。

按　　本案为心衰并慢性支气管炎而咳喘者，从其脉证看，当属寒饮郁肺之支饮，故用桂苓五味姜辛夏汤温肺散寒，降逆化饮；合木防己汤去石膏益气通阳，利水散饮；加紫苏叶、厚朴者，有半夏厚朴汤意，可理气化痰，以助寒饮之消散。

病例 2. 陈某，男，66 岁，河南平舆人。病历号：14060080。2014 年 6 月 12 日初诊。

主　诉｜咳喘，吐白痰或黄痰 3 年。

现病史｜3 年前出现咳喘、吐白痰或黄痰，遇冷加重，食欲不振，少腹热，小便不利，舌质淡苔白，脉沉弦。

辨　病｜支饮（慢性支气管炎伴前列腺肥大）。

辨　证｜桂苓五味姜辛夏汤证。

处　方｜桂枝 30g，云苓 30g，干姜 12g，五味子 12g，细辛 3g，清半夏 15g，制附子 10g，白术 12g，白芍 12g，甘草 10g。5 剂，每日 1 剂，每剂煎两次，每次久煎 1 小时。

2014 年 6 月 17 日二诊：前症均大减，再服上方。

处　方｜桂枝 30g，云苓 30g，干姜 12g，白芍 12g，五味子 12g，细辛 3g，清半夏 20g，制附子 10g，炙甘草 10g。15 剂。

2014 年 7 月 1 日三诊：症再减，仍服上方 15 剂。症状基本消失。

按　　本案之咳喘伴有小便不利而少腹热，乃慢性支气管炎伴前列腺肥大。其病机为寒饮郁肺，少阴阳虚，气化不利，故用桂苓五味姜辛夏汤温肺散寒，降逆化饮；合真武汤以温肾通阳化气。其少腹热是水停下焦，阳郁所化之标热，随着小便之通利，其热自散。

病例3. 刘某，女，79 岁。病历号：14090041。2014 年 9 月 3 日初诊。

主　诉｜肺气肿、肺心病 10 年。

现病史｜10 年前出现咳嗽、吐痰，遇冷加重。诊断为：慢性支气管炎并肺气肿、肺心病。刻诊：咳嗽，吐白痰，动则气喘，下肢水肿，舌质黯淡，苔白滑，脉时一止。左肺底可闻及湿啰音。

辨　病｜支饮（慢性支气管炎并肺气肿、肺心病）。

辨　证｜桂苓五味姜辛夏汤证。

处　方｜桂枝 24g，云苓 30g，干姜 12g，五味子 12g，细辛 3g，清半夏 24g，人参 15g，炒苏子 20g，甘草 12g。2 剂，中药颗粒剂，日 1 剂，早晚各 1 次，开水冲服。

2014 年 9 月 5 日二诊：咳喘稍减，下肢仍水肿。守上方加黄芪 50g，防己 20g。7 剂。

2014 年 9 月 12 日三诊：下肢水肿及咳喘均大减。

处　方｜桂枝 24g，云苓 30g，黄芪 50g，防己 20g，干姜 12g，五味子 12g，细辛 3g，人参 15g，紫苏叶 20g，炙甘草 12g。7 剂。诸症基本消失。

按　　本案之咳喘属肺心病心衰之较轻者，故初诊仅取 2 剂以观后效；二诊咳喘稍减，但下肢仍然水肿，提示方药不完全对证，故加黄芪、防己，与前方之桂枝、人参、茯苓合用，有木防己汤及防己茯苓汤之意；三诊咳喘、水肿均大减，说明方证相符，加紫苏叶以理气，有助于饮邪之消散；服后诸症基本消失，短期疗效较好。

病例4. 周某，男，70 岁，退休工人，河南焦作人。病历号：13120465。2013 年 12 月 31 日初诊。

主　诉｜反复流清涕、打喷嚏 5 年。

现病史｜流清涕，打喷嚏，咳喘痰鸣，吐白痰或黄痰，便溏，遇冷加重，反复发作已 5 年，此次发作半月，舌质淡，苔薄黄而润，脉弦。

辨　病｜支饮（慢性支气管炎伴肺气肿）。

辨　证｜桂苓五味姜辛夏汤证。

处　方｜桂枝 20g，云苓 30g，干姜 12g，五味子 12g，细辛 3g，清半夏 20g，杏仁 12g，炒苏子 12g，黄芩 12g，厚朴 12g，鱼腥草 30g，冬瓜仁 30g，炙甘草 12g，大枣 5 枚。7 剂，每日 1 剂，每剂煎两次，每次煎半小时。

2014 年 1 月 20 日二诊：症减，再取上方 15 剂。

2014 年 2 月 9 日三诊：前症均再减，无黄痰，食欲稍差。

处　方｜桂枝 20g，云苓 30g，干姜 12g，五味子 12g，细辛 3g，清半夏 20g，杏仁 12g，紫苏叶 12g，厚朴 12g，生山药 60g，炒苏子 12g，炙甘草 12g，大枣 5 枚。15 剂。

2014 年 3 月 24 日四诊：诸症再减，时吐白痰，咽不利，大便仍溏。上方加盐补骨脂 12g，20 剂。症状缓解，未再服药。

按　　本案既有寒饮郁肺之咳喘、流清涕，又有郁久化热之黄痰，故初诊二诊均加清化痰热之黄芩、鱼腥草、冬瓜仁，另加杏仁、苏子、厚朴以止咳化痰；三诊无黄痰，但食欲稍差，故去黄芩、鱼腥草、冬瓜仁，加补脾肾之山药；四诊诸症再减，大便仍溏，说明肾阳亦虚，故加盐补骨脂以补肾固肠。寒饮郁肺者，若见黄痰，说明郁久化热，可酌加清化痰热之品，即有是证用是药也。

病例 5.张某，男，59 岁，郑州市人。病历号：17010062。2017 年 1 月 10 日初诊。

主　诉｜咳嗽、吐白痰 10 年。

现病史｜患者 10 年前出现咳嗽、吐白痰，遇冷加重。有冠心病、糖尿病、高血压病史，行心脏支架介入术 2 次。刻诊：自觉有气上逆则咳吐白痰，遇冷加重，流清涕，打喷嚏，二便正常；舌质淡红，苔薄白，脉弦。

辨　病｜支饮（慢性支气管炎）。

辨　证｜桂苓五味姜辛夏汤证。

处　方｜桂枝 20g，云苓 20g，干姜 12g，五味子 12g，细辛 6g，清半夏 20g，杏仁 10g，炙甘草 15g。7 剂，每日 1 剂，每剂煎两次，每次煎半小时。

2017 年 1 月 17 日二诊：服上方，咳基本愈，再取 5 剂巩固疗效。

病例 6.赵某，男，55 岁，郑州市人。病历号：19020015。2019 年 2 月 11 日初诊。

主　诉｜反复咳嗽、吐白痰 30 年。

现病史丨咳嗽 30 年，抽烟、外感或受凉时咳嗽加重，夜间打鼾。刻诊：咳嗽吐白痰，流清涕，遇冷加重 1 个月，口苦 6 月余，大便溏，每日 4 次，舌质淡红苔白，脉弦。

辨　病丨支饮（慢性支气管炎）。

辨　证丨桂苓五味姜辛夏汤方证。

处　方丨桂枝 20g，茯苓 15g，干姜 12g，五味子 12g，细辛 10g，清半夏 12g，柴胡 12g，黄芩 10g，炙甘草 12g。7 剂，每日 1 剂，每剂煎两次，每次煎半小时。

2019 年 2 月 18 日二诊：服上方，前症均大减，再服上方加杏仁 10g。12 剂。

按　　　本案因口苦，故合小柴胡去参、枣。

病例 7. 宋某，男，62 岁，南阳人。病历号：18110122。2018 年 11 月 15 日初诊。

主　诉丨咳嗽吐白痰 3 年。

现病史丨3 年前患者出现咳嗽，吐白痰，遇冷加重，动则气喘。吸烟史 30 年，已戒断 3 年，饮食、二便可。

辨　病丨支饮（慢性支气管炎并肺气肿）。

辨　证丨桂苓五味姜辛夏汤方证。

处　方丨桂枝 20g，茯苓 20g，干姜 12g，五味子 12g，细辛 10g，清半夏 20g，生山药 60g，炙甘草 12g，炒苏子 15g。12 剂，每日 1 剂，每剂煎两次，每次煎半小时。

2019 年 2 月 25 日二诊：前症大减；再服上方加葶苈子 30g，大枣 12 枚。20 剂。电话随访，咳喘症状基本消失。

按　　　本案动则气喘，除寒饮郁肺外，尚与肾不纳气有关，故初诊加山药、苏子补脾肾以纳气、降气；由于饮食、二便正常，说明脾运尚健，故二诊合葶苈大枣泻肺汤以泻肺逐饮。

三九 栝蒌瞿麦丸

【原　　文】　《金匮要略·消渴小便不利淋病脉证并治第十三》十、小便不利者，有水气，其人苦渴，栝蒌瞿麦丸主之。

栝蒌瞿麦丸方：栝蒌根二两　茯苓　薯蓣各三两　附子一枚（炮）　瞿麦一两

上五味，末之，炼蜜丸梧子大，饮服三丸，日三服；不知，增至七八丸，以小便利，腹中温为知。

【病　　机】　肾阳亏虚，下寒上燥。

【功　　用】　温阳利水，养阴润燥。

【临床应用】　主要用于劳淋（尿道综合征）及癃闭（前列腺肥大）。

（一）劳淋（尿道综合征）

尿道综合征（urethral syndrome，US），又称"无菌性尿频 - 排尿不适综合征"，是一组没有感染和器质性病变的下尿路刺激症候群（尿频、尿急、尿痛、排尿不畅等），占膀胱刺激征的 45% ~ 50%。本病临床主要表现为尿频，每次尿量不多，常伴尿急，在妇女中常见。因此，临床上常称尿道综合征为女性尿道综合征（female urethral syndrome，FUS）。本病易反复发作，影响患者的正常生活，容易造成患者精神紧张、焦虑。临床上，由于对此病认识不足，患者容易被误诊为尿路感染而长期使用抗生素治疗，不但无效，反而会带来抗生素引起的一些不良反应，也给患者造成不必要的经济损失和精神痛苦。

病例 1.叶某，女，75 岁，农民，河南偃师人。2003 年 4 月 13 日初诊。

主　诉｜尿频、尿急、尿痛 20 余年。

现病史｜患者于 50 岁以后即经常出现尿频、尿急、尿痛，服消炎药或清热利湿中药即可缓解。从 2002 年开始，发病时再服上述药物则无效。刻诊：尿频、急、痛，夜间加重，口不渴，前阴有下坠感，大便正常。曾做尿液细菌培养，无致病菌生长，洛阳市某医院诊为尿道综合征。舌有瘀斑，苔薄白，脉沉弦。

辨　病｜劳淋（尿道综合征）。

辨　证｜栝蒌瞿麦丸证。

处　方｜天花粉20g，生山药40g，茯苓20g，瞿麦30g，制附子6g，黄芪60g，升麻10g。6剂，每日1剂，每剂煎2次，每次久煎1小时。

2013年4月20日二诊：诸症大减，继服上方12剂，症状消失。

病例2. 邵某，女，77岁，郑州市人。病历号：18050033。2018年5月7日初诊。

主　诉｜尿频，尿痛，小腹下坠不适反复发作10年。

现病史｜患者10年前无明显诱因出现尿频，尿痛，小腹下坠不适反复发作，伴双下肢水肿，曾做泌尿系彩超、肾功能、尿常规等检查，无阳性发现。刻诊：双下肢凹陷性水肿，尿频，尿痛，小腹下坠不适，口不渴，舌质淡红，苔薄白，脉沉。

辨　病｜劳淋（尿道综合征）。

辨　证｜栝蒌瞿麦丸合黄芪赤风汤证。

处　方｜生山药60g，瞿麦20g，茯苓15g，天花粉12g，制附子10g，黄芪50g，防风10g，赤芍10g，升麻10g。7剂，每日1剂，每剂煎2次，每次久煎1小时。

2018年5月21日二诊：诸症均减，再服上方14剂。

2018年6月7日三诊：下肢水肿稍减，尿频、尿痛大减，续服上方14剂。

此后以上方服至2018年8月21日，除下肢水肿外，尿频、尿痛、小腹下坠不适均消失，继服上方14剂巩固疗效。

病例3. 司某，女，36岁，河南新乡市人。病历号：18090106。2018年9月17日初诊。

主　诉｜反复尿痛、尿频、尿少15年。

现病史｜尿痛、尿频、尿少伴小腹下坠，反复发作15年，发作时化验尿常规，白细胞（＋）或（－），曾按泌尿系统感染用中西药治疗，初服有效，继服则无效，遇感冒、劳累易发作，平时有混合痔，大便或带血。刻诊：此次因劳累而发作，尿痛、尿频、尿少伴小腹下坠已1月，足跟、手腕或痛，与冷热无关，大便稍干或带血，尿常规（－），舌质淡红，苔薄白，脉沉。

辨　病｜劳淋（尿道综合征）。

辨　证｜栝蒌瞿麦丸合黄芪赤风汤证。

处　方｜生山药60g，瞿麦20g，茯苓15g，天花粉12g，制附子10g，黄芪60g，防风10g，赤芍20g，升麻10g。12剂，每日1剂，水煎两次，每次久煎1小时。

2018年10月10日二诊：服上方诸症均减，自述小腹若受凉则尿频、尿痛加重，上方加肉桂10g。14剂。

此后以上方加减间断服至2018年12月26日，诸症消失而自行停药。

病例4. 张某，女，60岁，农民，河南商水县人。病历号：19040157。于2019年4月17日初诊。

主　诉｜尿频、尿急、尿痛伴小腹下坠反复发作10余年。

现病史｜患者10余年前无明显诱因出现尿频、尿急、尿痛伴小腹下坠，当地医院曾按泌尿系统感染用中西药物治疗效果欠佳，此次发作已1月，伴自汗，失眠，舌质正红，苔薄白，脉沉。

辨　病｜劳淋（尿道综合征）。

辨　证｜栝蒌瞿麦丸合黄芪赤风汤证。

处　方｜生山药60g，瞿麦20g，茯苓15g，天花粉12g，制附子6g，黄芪60g，防风10g，赤芍20g，升麻10g，甘草12g。12剂，每日1剂，每剂煎两次，每次久煎1小时。

2019年4月30日二诊：服上方后诸症消失，再服上方14剂巩固疗效。

按　　　　上述4例均为尿道综合征患者，这是余在临床实践中摸索出的经验。此类病人，余早年曾投之以八正散、清心莲子饮、补中益气汤、六味地黄丸、金匮肾气丸等，疗效均不能令余满意，直至20世纪80年代试用栝蒌瞿麦丸合黄芪赤风汤成功治愈1例85岁尿频、尿急、尿痛、小腹下坠40年的女性患者，此后凡遇该病症就用该合方，均能取得满意疗效。尿道综合征可归属于中医学"劳淋"范畴，《诸病源候论》卷十四《劳淋候》："劳淋者，谓劳伤肾气而生热成淋也。肾气通于阴，其状尿留茎内，数起不出，引小腹痛，小便不利，劳倦即发也。"方中重用山药补益脾肺肾之气、阴、精（《神农本草经》：山药，味甘，温。主伤中，补虚羸，除寒热邪气，补中，益气力，长肌肉），近代名医张锡纯《医学衷中参西录·奇效验方·劳淋汤》就是用山药一两为主药，并说："阴虚小便不利者，服山药可利小便；气虚小便不摄者，服山药可摄小便。盖山药为滋阴之良药，又为固肾之良药，以治淋证之淋涩频数，诚为有一无二之妙品。"瞿麦、茯苓通淋利水以治淋之标；瓜蒌根苦寒色白，能入肺滋阴清热生津，肺为水之上源，上源清则小便利矣；妙在用辛温之附子，温阳化气，蒸腾津液，津液下行则小便利，津液上腾则口渴止。栝蒌瞿麦丸温补而不燥，滋阴而不腻，诚为治疗劳淋之效方。对于病久小腹或前阴下坠者，乃气虚下陷、盆腔静脉瘀滞之候，故合清·王清任的黄芪赤风汤以益气升清化瘀。

（二）癃闭（前列腺增生）

病例1.戚某，男，82岁，退休干部，郑州市人。病历号：15040161。2015年4月14日初诊。

主　诉｜糖尿病10年，近期出现小便不利。

现病史｜患糖尿病10年，用西药餐前血糖控制在8.0mmol/L左右，2015年2月16日发现肝占位，用微波治疗1次，平时小便不利，彩超示：前列腺增生。曾于2014年1月26日在某医院做前列腺微创手术。刻诊：小便不利，食欲不振，手足关节肿痛，便溏，每日1~2次，舌质淡红，苔薄黄，脉缓、时一止。

辨　病｜癃闭（前列腺增生微创术后）。

辨　证｜栝蒌瞿麦丸合防己黄芪汤证。

处　方｜生山药60g，瞿麦20g，茯苓20g，制附子12g，黄芪50g，防己20g，白术12g。7剂，中药颗粒剂，日1剂，早晚各1次，开水冲服。

2015年4月23日二诊：诸症均减，再服上方12剂。

2015年5月13日三诊：食欲大增，手足肿消痛止，小便稍不利，再取上方12剂巩固疗效。

病例2.韩某，男，80岁，退休干部，北京市人。病历号：19030282。2019年3月29日初诊。

主　诉｜糖尿病10年，小便不利，双下肢水肿1年。

现病史｜患糖尿病10余年，用西药可控，双下肢凹陷性水肿1年，小便不利，夜尿频（4次），手足麻木，活动则气喘，曾做彩超示：前列腺增生，尿常规（－），舌质正红，苔白稍厚，脉沉弦。

辨　病｜癃闭（前列腺增生）。

辨　证｜栝蒌瞿麦丸证。

处　方｜生山药60g，瞿麦20g，茯苓30g，天花粉15g，淡附片10g。7剂，日1剂，每剂水煎两次，每次久煎1小时。

2019年4月4日二诊：下肢水肿大减，手足仍麻木，上方加黄芪60g，赤芍12g，升麻10g，防风10g。12剂。

2019年4月23日三诊：下肢水肿消，小便较前利，夜尿2次，手足麻木及动则喘不轻也不重，大便溏，每日1~2次，舌质正红，苔白滑，脉沉弦。

处　方｜生山药60g，瞿麦20g，茯苓30g，天花粉15g，淡附片10g，黄芪60g，防己20g，桂枝20g。14剂。带药回北京。

按　　　上述2例均为老年男性糖尿病伴前列腺增生所致小便不利，例1伴手足关节肿，故合防己黄芪汤；例2伴有糖尿病神经病变的手足麻木及下肢水肿，故合黄芪赤风汤及防己茯苓汤。

 柏叶汤

【原　　文】　《金匮要略·惊悸吐衄下血胸满瘀血病脉证治第十六》十四、吐血不止者，柏叶汤主之。

柏叶汤方：柏叶　干姜各三两　艾三把

上三味，以水五升，取马通汁一升，合煮取一升，分温再服。

【病　　机】　中气虚寒，气不摄血。

【功　　用】　温中止血。

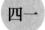 黄土汤

【原　　文】　《金匮要略·惊悸吐衄下血胸满瘀血病脉证治第十六》十五、下血，先便后血，此远血也，黄土汤主之。

黄土汤方：甘草　干地黄　白术　附子（炮）　阿胶　黄芩各三两　灶中黄土半斤

上七味，以水八升，煮取三升，分温二服。

【病　　机】　脾气虚寒，气不摄血。

【功　　用】　温阳健脾，养血止血。

四二　泻心汤

【原　　文】　《金匮要略·惊悸吐衄下血胸满瘀血病脉证治第十六》十七、心气不足，吐血、衄血，泻心汤主之。

泻心汤方：大黄二两　黄连　黄芩各一两

上三味，以水三升，煮取一升，顿服之。

【病　　机】　心火亢盛，迫血妄行。

【功　　用】　清泻火热。

【临床应用】　柏叶汤、黄土汤、泻心汤为《金匮》治疗出血病症三方，余临床上往往三方合用加减，治疗血小板减少性紫癜、过敏性紫癜等病症。

（一）血小板减少性紫癜

病例 1. 郑某，女，26 岁，郑州市人。于 2010 年 12 月 6 日初诊。

主　诉｜下肢黯红色出血点及牙龈出血 3 个月。

现病史｜患者于 3 个月前，因下肢黯红色出血点及牙龈出血，住省人民医院，诊断为原发性血小板减少性紫癜，用甲泼尼龙琥珀酸钠静脉滴注，血小板上升至 60×10^9/L，改为口服泼尼松每日 12 片，皮下出血点减少，但泼尼松减至每日 10 片时，血小板又降至 20×10^9/L，皮下出血点增多而出院，求治于余。刻诊：满月样脸，腹胀便溏（每日 2 ~ 3 次）。双下肢密布黯红色出血点，并伴牙龈出血，泼尼松每日 9 片，血小板 5×10^9/L，舌质红，苔白腻，脉沉。

辨　病｜血小板减少性紫癜。

辨　证｜泻心汤、柏叶汤、黄土汤合方证。

处　方｜大黄 3g，黄芩 10g，黄连 3g，干姜 6g，艾叶炭 6g，侧柏炭 30g，生地黄 20g，白术 10g，阿胶珠 12g，炙黄芪 30g，茜草炭 12g，地榆炭 15g，仙鹤草 30g，大腹皮 12g，甘草 20g。7 剂，每日 1 剂，每剂煎两次，每次煎半小时。

2010 年 12 月 13 日二诊：下肢出血点消退大半，齿衄已止，腹胀减，仍便溏（每日 1 ~ 2 次），血小板 60×10^9/L。继服上方 20 剂，嘱其泼尼松每周减 1/2 片。

2011 年 1 月 4 日三诊：下肢出血点消失，腹不胀，大便仍溏（每日 1 次），血小板升至 87×10^9/L，仍服上方去大腹皮，20 剂，泼尼松仍按每周减 1/2 片服用。

此后，2011 年 1 月 14 日，血小板 110×10^9/L；1 月 23 日，血小板 122×10^9/L；2 月 4 日，血小板 109×10^9/L；3 月 3 日，血小板 154×10^9/L，停服泼尼松，继服上方 20 剂巩固疗效。

病例 2. 甄某，男，38 岁，农民，某县人。于 2010 年 11 月 2 日初诊。

主　诉｜鼻衄 3 个月。

现病史｜患者于 90 年代有偿供血而感染艾滋病及丙型肝炎，3 个月前因经常鼻衄，经当地县医院诊断为丙型肝炎肝硬化，脾功能亢进所致血小板减少，经用西药治疗鼻衄不减，而求中医诊治。昨查血小板 21×10^9/L。刻诊：面色红，鼻衄，便秘，食饮尚可，自感乏力，舌质红，苔薄黄，脉弦。

辨　病｜丙型肝炎肝硬化、脾功能亢进血小板减少症。

辨　证｜先按心火亢盛、迫血妄行治之，用泻心汤方。

处　方｜大黄 6g，黄芩 10g，黄连 3g，水牛角 30g，生地黄 30g，丹皮 12g，赤芍 20g，白茅根 30g。7 剂，每日 1 剂，每剂煎两次，每次煎半小时。

2010 年 11 月 9 日二诊：鼻衄不减，大便溏，每日 2 ~ 3 次。上方大黄减为 3g，7 剂。

2010 年 11 月 16 日三诊：鼻衄仍不减，辨证改为：泻心汤、柏叶汤、黄土汤合方证。

处　方｜大黄 3g，黄芩 10g，黄连 3g，干姜 6g，艾叶炭 6g，侧柏炭 30g，生地黄 20g，白术 10g，阿胶珠 12g，炙黄芪 30g，茜草炭 12g，地榆炭 15g，仙鹤草 30g，甘草 20g。7 剂。

2010 年 11 月 23 日四诊：鼻衄稍减，再服上方 7 剂。此后每周二取上方 7 剂（余每周二固定在艾滋病高发县巡诊），至 12 月 21 日，鼻衄已止，血小板

70×10^9/L。2011 年 1 月 18 日，血小板 91×10^9/L；2 月 22 日，血小板 110×10^9/L；3 月 8 日，血小板 118×10^9/L，血小板基本正常，遂停服上方。

病例 3. 赵某，女，35 岁，职员，河南巩义人。2013 年 2 月 18 日初诊。

主　诉｜间断鼻衄及皮下紫斑 20 余年。

现病史｜患者 9 岁时因鼻衄及皮下紫斑，在市人民医院做骨髓穿刺诊断为血小板减少性紫癜，经治疗血小板正常。2010 年又出现鼻衄、皮下紫斑，到医院检查，血小板为 24×10^9/L，于 2010 年 7 月 9 日，来郑州找余诊治。当时处方：大黄 3g，黄芩 10g，黄连 3g，赤芍 15g，丹皮 12g，艾叶炭 6g，侧柏炭 20g，黑姜 6g，地榆炭 30g，黑荆芥 3g，生地黄 20g，甘草 12g。12 剂。2010 年 8 月 5 日，血小板 110×10^9/L，再服上方 12 剂，血小板正常而停药。2013 年 2 月 8 日，检查血小板为 0。刻诊：鼻衄，四肢皮下有大小不等紫癜，饮食、二便可，舌质正红，苔薄白，脉沉。

辨　病｜血小板减少性紫癜。

辨　证｜出血三方合方方证。

处　方｜生地黄 30g，白术 15g，大黄 3g，黄芩 10g，黄连 3g，赤芍 20g，丹皮 12g，艾叶炭 6g，侧柏炭 30g，干姜 3g，地榆炭 15g，甘草 20g，阿胶珠 12g，炙黄芪 30g。10 剂，每日 1 剂，每剂煎两次，每次煎半小时。

2013 年 2 月 28 日二诊：昨日在市人民医院查血小板 46×10^9/L，鼻衄、紫癜均大减，但咽痛，上方加金银花 20g，玄参 15g，12 剂。

2013 年 3 月 13 日三诊：昨日查血小板 63×10^9/L，咽已不痛，患者自述不如 2010 年 7 月 9 日的处方效果好。

处　方｜大黄 3g，黄芩 10g，黄连 3g，赤芍 15g，丹皮 12g，艾叶炭 6g，侧柏炭 30g，黑姜 6g，地榆炭 30g，黑荆芥 3g，生地黄 20g，甘草 12g。12 剂。

2013 年 3 月 27 日四诊：昨日查血小板 177×10^9/L，继服上方 15 剂。

2018 年 6 月 16 日，电话随访，言其自 2013 年服中药后至今未再发。

按　　以上均是血小板减少性紫癜的病例，窃以为本病症单纯血热妄行或气不摄血的病机相对少见，往往是寒热虚实错杂，而出血三方合用正符合其复杂的病机。例 1 用激素有效，但撤减激素则反复，出血三方合用，方中未用附子（嫌其辛燥），加用益气之炙黄芪，凉血止血之茜草炭、地榆炭、仙鹤草等，最终能停掉激素，血小板恢复正常，说明方药相应。例 2 属艾滋病丙型肝炎肝硬化、脾功能亢进血小板减少，初诊、二诊误诊为阳热亢盛、迫血妄行之泻心汤合犀角地黄汤证，忽视了艾滋病患者脾虚气虚的本质，故而无效，后改出血三方合用，鼻衄止，血小板恢复正常。例3在2013年复发时，血小板为0，出血三方合用后有效，减去炙黄芪、阿胶则效果更好，其机制需要探索。此外余也曾用出血三方合方治疗数例血小板减少性紫癜患者，有效果极好的，有效果较差的，其机制仍需要继续探索。

（二）过敏性紫癜

病例1.张某，男，6岁，河南开封人。于2010年12月13日初诊。

主　诉｜腹痛伴手及下肢、口周黯红色瘀斑半个月。

现病史｜患儿于半月前因腹痛，伴手及下肢、口周黯红色瘀斑住河南省某中医院。诊断为过敏性紫癜，予以西药治疗半月，无明显效果而出院。刻诊：除症状同前，另伴有食欲不振，左膝关节时痛，舌质稍淡，苔薄白，脉沉。

辨　病｜过敏性紫癜。

辨　证｜出血三方合方证。

处　方｜大黄3g，黄芩10g，黄连3g，生地黄5g，白术6g，侧柏炭10g，艾叶炭10g，干姜3g，黄芪10g，防己10g，阿胶2g，茜草炭10g，地榆炭10g，甘草9g。7剂，中药颗粒剂，日1剂，早晚各1次，开水冲服。

2010年12月20日二诊：腹已不痛，食欲大增，瘀斑消退大半，膝关节未再疼痛。再服上方10剂。

2010年12月30日三诊：瘀斑全部消退，无不适，再服上方10剂以巩固之。春节后其父专程来郑询问，至今未再出现瘀斑瘀点，是否需再服药？嘱其继续观察，不再用药。

病例2.林某，男，7岁，河南偃师人。病历号：17120147。2017年12月19日初诊。

主　诉｜四肢散在黯红色瘀点、瘀斑2周。

现病史｜患儿于2周前出现四肢散在黯红色瘀点、瘀斑，间断性腹痛，膝关节痛，医院诊断为过敏性紫癜，用西药症状不减，遂来找余诊治。刻诊：四肢散在黯红色瘀点、瘀斑，下肢较多，右膝关节轻微疼痛，饮食、二便可，舌质淡红，苔薄白，脉弦。

辨　病｜过敏性紫癜。

辨　证｜出血三方合方证。

处　方｜大黄 3g，黄芩 10g，黄连 3g，生地黄 10g，白术 6g，侧柏炭 10g，艾叶炭 10g，干姜 6g，黄芪 20g，防己 10g，阿胶 2g，茜草炭 10g，地榆炭 10g，仙鹤草 15g，荆芥炭 10g，甘草 15g。7 剂，中药颗粒剂，日 1 剂，早晚各 1 次，开水冲服。

2017 年 12 月 25 日二诊：斑疹消退三分之二，膝关节已不痛，再服上方 14 剂。

2018 年 1 月 10 日三诊：斑疹消退 1 周，近 2 天鼻塞，咳嗽吐少许白痰，继服上方加麻黄 6g，杏仁 10g，款冬花 10g，14 剂。

2018 年 1 月 24 日，电话随访，斑疹未反复，咳嗽已愈。

病例 3.李某，男，5 岁半，郑州市人。病历号：18010105。2018 年 1 月 12 日初诊。

主　诉｜双下肢有散在紫色斑疹 1 个月。

现病史｜1 个月前患儿双下肢出现散在紫色斑疹，半月前在儿童医院诊断为过敏性紫癜。刻诊：下肢散在紫色斑疹，无腹痛、关节痛，饮食、二便可，舌质正红，苔薄白，脉弦。

辨　病｜过敏性紫癜。

辨　证｜出血三方合方证。

处　方｜大黄 3g，黄芩 10g，黄连 3g，生地黄 10g，白术 6g，侧柏炭 10g，艾叶炭 10g，干姜 6g，黄芪 20g，防己 10g，丹参 10g，赤芍 10g，茜草炭 10g，地榆炭 10g，仙鹤草 15g，甘草 12g。10 剂，中药颗粒剂，日 1 剂，早晚各 1 次，开水冲服。

2018 年 1 月 19 日二诊：下肢紫斑消退，再服上方 12 剂巩固之。

按　　以上 3 例均是儿童过敏性紫癜患者，其病机寒热虚实错杂，故也用出血三方合用，但该病症往往伴有膝关节痛或腹痛，故合防己黄芪汤，并且黄芪用生黄芪，过敏性紫癜患儿服用本方疗效快，效果好。

附：泻心汤（加五倍子、薄荷）

【临床应用】

（一）口腔溃疡

病例 1. 刘某，女，51 岁，郑州市人。病历号：19040204。2019 年 4 月 23 日初诊。

主　诉｜复发性口腔溃疡 10 余年。

现病史｜患复发性口腔溃疡 10 余年，每年约 15 次，刻诊：患者此次舌尖、下唇各有 2 个溃疡，疼痛，伴咽中不利，咳吐少许腥臭白黏痰，便秘，四肢冷，舌质淡红，苔薄白，脉沉弦。

辨　病｜口疮（复发性口腔溃疡）。

辨　证｜甘草泻心汤证。

处　方｜清半夏 20g，黄芩 10g，黄连 6g，干姜 12g，党参 15g，桔梗 12g，冬瓜仁 30g，甘草 20g。3 剂，每日 1 剂，每剂煎两次，每次煎半小时。

2019 年 5 月 7 日二诊：咽中不利，咳腥臭痰愈，但口腔溃疡加重（面大痛甚）。辨证改为泻心汤证。

处　方｜大黄 3g，黄芩 10g，黄连 6g，五倍子 5g，薄荷 6g，甘草 10g。3 剂。

2019 年 5 月 13 日三诊：口腔溃疡大减，再服上方 10 剂。

2019 年 5 月 22 日四诊：口腔溃疡愈合，继服上方 10 剂。

2019 年 6 月 3 日五诊：溃疡未再发作，近几天右耳闷（曾患中耳炎），改方治其耳闷，处方从略。

病例 2. 左某，女，36 岁，河南周口市人。病历号：19030093。2019 年 3 月 12 日初诊。

主　诉｜复发性口腔溃疡 8 年。

现病史｜患复发性口腔溃疡 8 年，每年约 10 次。刻诊：患者舌边有 2 处溃疡，便秘，舌质红，苔薄黄。

辨　病｜口疮（复发性口腔溃疡）。

辨　证｜泻心汤证。

处　方｜大黄 3g，黄芩 10g，黄连 6g，五倍子 5g，薄荷 6g，甘草 10g。10 剂，每日 1 剂，每剂煎两次，每次煎半小时。

2019 年 4 月 2 日二诊：服上方溃疡愈。此次就诊小腹坠痛，带下色黄量多，性交出血，诊断为慢性盆腔炎，清肝利湿汤加减 14 剂，处方从略。

2019年4月27日三诊：慢性盆腔炎诸症大减，口腔溃疡未再发，继服清肝利湿汤，14剂巩固之。

按　　泻心汤加五倍子、薄荷治疗口腔溃疡，是1972年余在河南中医学院禹县门诊部进修时，跟儿科教研室主任谢畅怀老师侍诊抄方所得。余后用此方治疗口腔扁平苔藓、舌下腺囊肿等病疗效也颇好。

（二）口腔扁平苔藓

病例1.张某，男，45岁，郑州市人。病历号：19080139。2019年8月21日初诊。

主　诉｜口腔扁平苔藓5年。

现病史｜患者5年前确诊为口腔扁平苔藓，服西药效果欠佳。刻诊：口腔两颊后部黏膜有界限清晰的白色小丘疹，底部色红糜烂疼痛，便秘，舌质红，苔花剥，脉沉弦。

辨　病｜口腔扁平苔藓。

辨　证｜泻心汤证。

处　方｜大黄3g，黄芩10g，黄连3g，五倍子5g，薄荷6g。2剂，中药颗粒剂，日1剂，早晚各1次，开水冲服。嘱其忌食羊肉、辣椒。

2019年8月23日二诊：糜烂疼痛减，又诉大便干，上方加黄柏6g，栀子10g，甘草15g，黄连加至9g。14剂。

2019年9月2日三诊：症均减，另鼻塞，加辛夷花12g，继服上方15剂。

2019年10月8日四诊：口腔扁平苔藓基本消失，又取上方20剂巩固之。

病例2.路某，男，55岁，干部，河南平顶山市人。病历号：14040055。2014年4月3日初诊。

主　诉｜口腔扁平苔藓10年。

现病史｜口腔两颊黏膜有白色小丘疹10年，食辛辣则疼痛，便秘，尿黄，舌质红，苔薄黄，脉沉滑。

辨　病｜口腔扁平苔藓。

辨　证｜泻心汤证。

处　方｜大黄6g，黄芩10g，黄连6g，五倍子5g，薄荷6g，甘草15g。14剂，每日1剂，每剂煎两次，每次煎半小时。嘱其忌食羊肉、辣椒。

2014年5月2日二诊：口腔未再疼痛，大便通畅。继服上方20剂。

2014年9月11日三诊：服上方，5月份诸症消失，近来吃辛辣后口腔扁平苔藓又发作。续服上方30剂，痊愈。嘱其忌口。

病例3.朱某，女，62岁，河南邓州人。病历号：19060178。2019年6月24日初诊。

主　诉｜口腔扁平苔藓10年。

现病史｜患者10年前诊断为口腔扁平苔藓。刻诊：口腔两颊后部黏膜有不规则白色片状隆起，进食则痛，便秘，失眠，舌质红，苔薄白，脉滑。

辨　病｜口腔扁平苔藓。

辨　证｜泻心汤证。

处　方｜大黄3g，黄芩10g，黄连6g，五倍子5g，薄荷6g，甘草15g，黄柏12g，栀子10g。12剂，每日1剂，每剂煎两次，每次煎半小时。嘱忌食羊肉、辣椒。

2019年7月9日二诊：扁平苔藓进食时疼痛大减，大便畅，失眠好转。效不更方，继取上方30剂。

2019年9月23日三诊：扁平苔藓（白色片状隆起消失）及失眠愈。半月前出现腰痛，在当地医院拍腰椎CT片，诊断为腰椎间盘突出，治疗后腰不疼，但四肢痛，夜间重，活动后痛减，舌脉同前。上方加当归15g，川芎10g，白芍20g，白术12g，茯苓15g，泽泻20g，葛根20g。30剂。

病例4.曹某，男，76岁，退休干部，郑州市人。病历号：19030248。2019年6月12日初诊。

主　诉｜口腔两颊疼痛3个月。

现病史｜患者3个月前出现口腔两颊疼痛，找余诊治。原有糖尿病、高血压、房颤，服中西药物治疗后诸症基本控制。刻诊：口腔两颊后部黏膜有蓝白色网状隆起，并伴有界限清晰的白色小丘疹，进食疼痛，大便稍干，舌质正红，苔薄白，脉沉滑。

辨　病｜口腔扁平苔藓。

辨　证｜泻心汤证。

处　方｜大黄3g，黄芩10g，黄连10g，五倍子5g，薄荷6g。7剂，每日1剂，每剂煎两次，每次煎半小时。嘱忌食羊肉、辣椒。

2019年6月19日二诊：口腔疼痛减。上方加黄柏12g，栀子10g。12剂。

2019年7月3日三诊：口腔疼痛大减，黏膜白色小丘疹减少。继服上方14剂。

2019年7月17日四诊：诸症均再减，自感心率稍快（80 次 /min）。

处　方｜大黄 3g，黄芩 10g，黄连 10g，五倍子 5g，薄荷 6g，黄柏 12g，栀子 10g，玄参 30g。14 剂。

2019 年 7 月 31 日五诊：自感无不适，继服上方 14 剂。

2019 年 9 月 18 日六诊：口腔未再痛，黏膜蓝白色网状隆起变平，白色小丘疹消失，二便正常，心率 70 次 /min，再服上方 14 剂巩固之。

按　　　口腔扁平苔藓就中医病机而言，大多属火热亢盛，泻心汤用三黄泻诸经之火，加五倍子酸涩，收敛疮面，薄荷辛凉引诸药上行，后又加黄柏、栀子，实为黄连解毒汤，其泻火之力更大，效果也更好。

（三）舌下腺囊肿

病例 1. 玄某，女，66 岁，退休干部，郑州市人。病历号：14090057。2014 年 9 月 4 日初诊。

主　诉｜发现右侧舌下区肿物 2 月余，伴疼痛。

现病史｜患者以发现右侧舌下区肿物 2 月余、伴疼痛为主诉，初诊为右舌下腺囊肿，于 2014 年 5 月 12 日住医院口腔科治疗。经检查，排除手术禁忌证，于 5 月 17 日 14：20 在局麻下行右舌下腺囊肿平阳霉素注射术，术后给予抗感染支持对症治疗。患者一般情况可，要求出院。于 2014 年 5 月 20 日予以办理出院。出院时及出院后原囊肿并未消失，仍时大时小。10 天前囊肿溃破吐出咸味黏稠涎液而肿物消失，但 3 天后囊肿又出现且伴疼痛。刻诊：右侧舌下区肿物，范围后至舌根，淡蓝色，触之痛，平时有复发性口腔溃疡（每年约 5 次），便秘，舌质红，苔薄黄，脉滑。

辨　病｜痰包（舌下腺囊肿）。

辨　证｜泻心汤证。

处　方｜大黄 3g，黄芩 10g，黄连 6g，黄柏 12g，五倍子 3g，炙甘草 10g。4 剂，每日 1 剂，每剂煎两次，每次煎半小时。

2014 年 9 月 8 日二诊：大便畅，肿物大小无变化，但已不痛。再服上方 12 剂。

2014 年 9 月 26 日三诊：肿物消退大半，续服上方 12 剂。

2014 年 10 月 13 日四诊：肿物全消，继服上方 12 剂巩固之。

2019 年 6 月 21 日，电话随访，言其舌下腺囊肿 2014 年服中药消失后，至今未再发，表示感谢。

病例2.李某，女，66岁，退休干部，住郑州市二七区。2014年9月4日就诊。

主 诉｜右舌下腺囊肿1年。

现病史｜患者信佛从不吃肉食，2013年11月吃一次肉后，舌下开始肿胀不适，至2014年3月舌下肿物已达3cm×2cm，当时肿物疼痛黑紫，某医院口腔科诊断为疑似肿瘤。又于2014年5月12日在另一医院以发现右侧舌区肿物2个月、伴疼痛为主诉，初诊为"右舌下腺囊肿"收入口腔科住院治疗。住院期间对其口腔及周围淋巴结进行详细检查，于2014年5月17日在局麻下行右舌下腺囊肿平阳霉素注射术，术后给予抗感染对症治疗，当时肿物缩小，但未完全消失，于5月20日出院。患者出院后于7月份到山西大山中住了1个月，在山中心情及饮食均好，某天囊壁破裂溢出黏稠透明涎液，8月份回到郑州后在囊肿原发位置又起囊肿并逐渐增大，2014年8月4日就诊时有3cm×2cm大小，色黑紫，柔软，疼痛，影响进食。患者16年前因洗牙感染乙型肝炎，有"小三阳"病史，平时有复发性口腔溃疡（每年约8次）。刻诊：舌下右侧有3cm×2cm黑紫色囊肿伴疼痛，便秘，舌质红，苔薄黄少津，脉沉滑。

处 方｜大黄3g，黄芩10g，黄连6g，黄柏10g，五倍子3g，炙甘草10g。4剂，每日1剂，每剂煎两次，每次煎半小时。嘱其忌食羊肉、辣椒。

2014年9月8日二诊：囊肿稍减，已不痛。再服上方7剂。

2014年9月16日三诊：大喜而来，用上方11剂后，舌下囊肿完全消失。为巩固疗效再取上方14剂。

1年后电话随访，言其舌下腺囊肿未再发。

按　　舌下腺囊肿中医谓之"痰包"，明·陈实功《外科正宗》卷之四《杂疮毒门·痰包》："痰包乃痰饮乘火流行凝注舌下，结而饱肿。绵软不硬，有妨言语，作痛不安，用利剪刀当包剪破，流出黄痰；若蛋清稠黏难断，捺尽以冰硼散搽之，内服二陈汤加黄芩、黄连、薄荷数服，忌煎炒、火酒等物。"《灵枢·经脉》："脾足太阴之脉……连舌本，散舌下……手少阴之别……循经入于心中，系舌本。"心开窍于舌，脾开窍于口，总之，痰包与心脾二经及痰火凝注关系密切。从余治的上述2例来看，均是平时有心脾热盛之复发性口腔溃疡，而无痰湿之象，故未用二陈之类的化痰药。方中用泻心汤加黄柏、炙甘草清泻心脾之热以治本；用五倍子酸涩，抑制腺体分泌、收敛创面（口腔溃疡）以治标（五倍子的收敛作用：由于其中所含的鞣酸对蛋白质有沉淀作用，皮肤、黏膜、溃疡接触鞣酸后，其组织蛋白质即被凝固，造成一层被膜而呈收敛作用，同时小血管也被压迫收缩，血液凝结而奏止血功效；腺细胞的蛋白质被凝固引起分泌抑制，产生黏膜干燥）。方证相符，收效甚捷。

四三　半夏泻心汤

【原　　文】　《金匮要略·呕吐哕下利病脉证治第十七》十、呕而肠鸣，心下痞者，半夏泻心汤主之。

半夏泻心汤方：半夏半升（洗）　黄芩　干姜　人参各三两　黄连一两　大枣十二枚　甘草三两（炙）

上七味，以水一斗，煮取六升，去滓，再煮取三升，温服一升，日三服。

【病　　机】　寒热互结中焦，升降失常。

【功　　用】　寒热并用，辛开苦降。

【临床应用】

（一）糖尿病性胃轻瘫

病例 1. 谷某，女，71 岁，郑州市人。2012 年 5 月 11 日初诊。

主　诉｜糖尿病 11 年，恶心、呕吐 1 个月。

现病史｜患者于 1 个月前因左侧胫骨外侧外伤溃疡至某大学附属医院外科治疗，治疗过程中出现恶心呕吐，不能饮食，经综合治疗，外伤好转出院。注射胰岛素控制血糖，给予胃肠动力、消炎、保护胃黏膜等药物而恶心呕吐不见好转，求中医诊治。刻诊：胃胀难忍，恶心、纳差，无食欲，饮水吐水，流质饮食即停滞不下，半小时左右则全部吐出，甚至吐清水，日吐 10 余次，二便尚可，舌质黯，苔薄白，脉弦涩无力。

辨　病｜痞证（糖尿病性胃轻瘫）。

辨　证｜半夏泻心汤证。

处　方｜姜半夏 20g，黄芩 10g，黄连 3g，干姜 12g，党参 15g，甘草 10g，生姜 20g。1 剂，水煎小量频服，日 1 剂。

2012 年 5 月 13 日二诊：服用上方后，呕吐次数减少至每日 5 次，腹胀减轻，稍有食欲，效不更方，继续服用上方 3 剂。嘱其虽有食欲，但忌食生冷油腻。

2012 年 5 月 15 日三诊：3 剂服完第 2 剂，呕吐停止，可进流质饮食，腹胀大减，无腹痛，食欲增加，病情日趋好转，原方不变，继服上方 7 剂，腹胀呕吐均愈。

病例 2.涂某某，男，60 岁，周口市人。病历号：18020099。2018 年 2 月 18 日初诊。

主　诉｜上腹胀，恶心，泛酸，食欲不振 3 个月。

现病史｜糖尿病 5 年（服西药可控），上腹胀，恶心，泛酸，食欲不振 3 个月，二便尚可，舌质稍黯红，苔白厚，脉弦。

辨　病｜痞证（糖尿病性胃轻瘫）。

辨　证｜半夏泻心汤方证。

处　方｜清半夏 24g，黄芩 10g，黄连 9g，干姜 12g，党参 20g，甘草 9g。10 剂，中药颗粒剂，日 1 剂，早晚各 1 次，开水冲服。

2018 年 2 月 22 日二诊：服上方后，诸症消失，再服上方 10 剂巩固之。

病例 3.高某，女，60 岁，郑州市人。病历号：18010210。2018 年 1 月 29 日初诊。

主　诉｜发现糖尿病 10 年，脘痞、食欲不振 2 个月。

现病史｜患糖尿病、高血压 10 年，用西药可控。10 天前因胸闷、胸痛，伴心慌、乏力，于 2017 年 12 月 29 日住院治疗，入院诊断：冠心病，不稳定型心绞痛；高血压病，3 级高危；2 型糖尿病；幽门螺杆菌感染。2018 年 1 月 2 日在该院做冠状动脉造影，诊断意见：单支血管病变。给予抗血小板、调脂、减慢心率、降压、降糖、护胃治疗，于 2018 年 1 月 4 日出院。刻诊：出院至今仍然心悸，胸脘痞闷，食欲不振，烧心泛酸，二便尚可，舌质淡红，苔薄白，脉弦。

辨　病｜痞证（糖尿病性胃轻瘫）。

辨　证｜半夏泻心汤证。

处　方｜清半夏 20g，黄芩 10g，黄连 10g，干姜 12g，人参 15g，淡吴萸 6g，甘草 12g。7 剂，每日 1 剂，每剂煎两次，每次煎半小时。

2019 年 5 月 24 日二诊：自去年服中药后前述症状消失，近来偶有泛酸，余无不适，再服上方 14 剂。

病例 4. 王某，男，63 岁，郑州市人。病历号：19030139。2019 年 3 月 22 日初诊。

主　诉｜食欲不振，头晕乏力 2 年。

现病史｜患糖尿病、冠心病心肌梗死 3 年，2 年前出现食欲不振，头晕乏力。刻诊：头晕乏力，食欲不振，脘闷不舒，二便可，舌质淡红，苔薄白滑，脉弦。

辨　病｜痞证（糖尿病性胃轻瘫）。

辨　证｜半夏泻心汤证。

处　方｜清半夏 20g，黄芩 10g，黄连 10g，干姜 12g，人参 15g，炙甘草 12g。7 剂，每日 1 剂，每剂煎两次，每次煎半小时。

2019 年 4 月 19 日二诊：服上方诸症均大减，因故停药，诸症复发但均较前轻。上方加黄芪 60g，10 剂。

2019 年 5 月 10 日三诊：诸症消失。续服上方 12 剂巩固之。

病例 5. 王某，男，57 岁，郑州市人。病历号：19030110。2019 年 3 月 13 日初诊。

主　诉｜午后腹胀 4 个月。

现病史｜患糖尿病 2 年，服西药可控，4 个月前出现午后腹胀。刻诊：午后上腹胀，得食加重，偶尔泛酸，二便可，舌质正红，苔白稍厚，脉沉。

辨　病｜痞证（糖尿病性胃轻瘫）。

辨　证｜半夏泻心汤证。

处　方｜清半夏 30g，黄芩 10g，黄连 9g，干姜 12g，人参 15g，炙甘草 12g。7 剂，中药颗粒剂，日 1 剂，早晚各 1 次，开水冲服。

2019 年 3 月 25 日二诊：服上方后腹胀泛酸均消失。再服上方 14 剂巩固之。

按　　糖尿病性胃轻瘫属于中医"痞证"范畴。上述 5 例均按"痞证"

中的半夏泻心汤证予以治疗，疗效较好。尤其是例3患者，同时伴见冠心病不稳定型心绞痛、高血压，住院1周，但病情并未彻底缓解，用半夏泻心汤加淡吴萸后诸症消失，提示糖尿病性胃轻瘫患者，也可能会影响到心血管病症的轻重。

（二）痢疾

王某，男，62岁，农民，河南偃师人。1988年8月2日初诊。

主　诉｜腹泻，肛门下坠5天。

现病史｜5天前不明显原因出现痢下赤白，里急后重，曾服呋喃唑酮、土霉素、中药白头翁汤加减等，效不著。刻诊：仍痢下赤白，每日10～15次，腹部疼痛，里急后重，脘闷食少，小便短黄，脉滑，舌质红，苔黄腻。

辨　病｜痢疾。

辨　证｜半夏泻心汤证。

处　方｜清半夏30g，黄芩30g，黄连10g，干姜10g，炙甘草15g，白矾3g，白芍30g。3剂，每日1剂，每剂煎两次，每次煎半小时。

1988年8月6日二诊：服上方后，痢止痛减，仍有轻微肛门下坠感，饮食正常，舌苔薄黄。前方续进2剂，诸症消失。

按　　　本案用半夏泻心汤治疗痢疾，去参、枣加白芍、白矾者，因参、枣乃甘壅之品，不宜于湿热阻滞之痢疾；白芍与黄芩、甘草配伍，实为黄芩汤去大枣，而黄芩汤为治疗"热痢"之祖方；《本经》白矾：味酸寒、有毒、主寒热泄痢，说明白矾可用于湿热泄痢。1988年夏秋季农村菌痢较多，当时余用芍药汤或白头翁汤加减效果欠佳，用半夏泻心汤去参、枣加白芍、白矾，当年治愈数十例该病，疗效较好。白矾用量以3g为宜。

（三）慢性胃炎

雷某，男，25岁，律师，郑州市人。2019年6月5日初诊。

主　诉｜上腹痞胀，得食加重3个月。

现病史｜3个月前出现上腹痞胀，得食加重，不烧心泛酸，口不苦，二便可，舌淡红，苔薄白，脉弦。曾在某医院做电子胃镜检查示：慢性浅表性胃炎。

辨　病｜慢性胃炎。

辨　证｜半夏泻心汤证。

处　方｜清半夏 20g，黄芩 10g，黄连 3g，干姜 12g，党参 15g，炙甘草 12g，大枣 5 枚。7 剂，每日 1 剂，每剂煎两次，每次煎半小时。

2019 年 6 月 12 日二诊：服上方上腹痞胀消失，再服上方 7 剂巩固之。

按　　　半夏泻心汤证，主要是寒热互结中焦，升降失常，故用该方寒热并用，辛开苦降则痞胀自消。

四四 # 葛根芩连汤（与痛泻要方合方）

【原　文】　　《伤寒论·辨太阳病脉证并治》：太阳病，桂枝证，医反下之，利遂不止。脉促者，表未解也；喘而汗出，葛根黄芩黄连汤主之。（34）

葛根黄芩黄连汤方：葛根半斤　甘草二两（炙）　黄芩三两　黄连三两

上四味，以水八升，先煮葛根，减二升，内诸药，煮取二升，去滓，分温再服。

痛泻要方

【方　源】　　《丹溪心法》卷二《泄泻》治痛泄。

炒白术三两　炒白芍二两　炒陈皮两半　防风一两　久泻加升麻六钱。

右剉，分八贴，水煎或丸服。

按　　　此方最早载于《丹溪心法》，书中无方名，但所列药味（防风、白芍、白术、陈皮）与痛泻要方完全一致并标明"治痛泻"，《景岳全书》引刘草窗方，原名"白术芍药散"，张景岳称之为治痛泻要方，故又名痛泻要方。

【病　机】　　湿热蕴肠，肝旺脾虚。
【功　用】　　清热燥湿，健脾抑肝。

【临床应用】 主要用于泄泻伴腹痛或腹胀者。

泄泻

病例 1. 吴某，女，25 岁，职工，郑州市人。2006 年 9 月 5 日初诊。

主 诉｜间断性腹痛、泄泻 2 年。

现病史｜2 年前患者出现间断腹痛，泄泻每日 2～4 次，食辛辣或生冷泄泻加重，泻前腹痛，泻后痛减，舌质红，苔薄白，脉沉弦。

辨 病｜泄泻。

辨 证｜葛根芩连汤合痛泻要方证。

处 方｜葛根 12g，黄芩 10g，黄连 3g，白术 10g，白芍 10g，防风 10g，陈皮 3g，炙甘草 10g。3 剂，每日 1 剂，每剂煎两次，每次煎半小时。嘱其忌食辛辣、生冷。

2006 年 9 月 8 日二诊：诸症皆减，大便每日 1 次。再服上方 7 剂。

2006 年 10 月 15 日三诊：泄泻腹痛均消失，续服上方 14 剂巩固之。

病例 2. 付某，男，40 岁，河南睢县人。病历号：17070055。2017 年 7 月 7 日初诊。

主 诉｜腹痛、泄泻 5 年。

现病史｜患者腹痛，泄泻每日 2～4 次，食辛辣或饮酒痛泻加重，头汗出 2 年，吃热饭时加重，舌质红，苔薄白，脉弦滑。

辨 病｜泄泻。

辨 证｜葛根芩连汤合痛泻要方证。

处 方｜葛根 20g，黄芩 10g，黄连 3g，白术 12g，白芍 10g，防风 10g，陈皮 6g，霜桑叶 30g，甘草 9g。12 剂，中药颗粒剂，日 1 剂，早晚各 1 次，开水冲服。

2017 年 7 月 28 日二诊：痛、泻大减，大便每日 1 次，但仍头汗出，再服上方 14 剂。

2018 年 1 月 4 日因他病来诊，云前病已愈。

病例 3. 程某，男，30 岁，郑州人。病历号：13100354。2013 年 10 月 23 日初诊。

主 诉｜泄泻 3 年，饮酒或吃辛辣、生冷食物加重。

现病史｜3 年前出现腹泻，每日 4～8 次，饮酒或吃辛辣、生冷食物加重，伴右侧腹部胀痛，时泛酸，曾在省级某医院诊断为肠易激综合征，舌质红，苔薄白，脉沉弦。

辨　病｜泄泻。

辨　证｜葛根芩连汤合痛泻要方证。

处　方｜葛根20g，黄芩10g，黄连3g，白术12g，白芍10g，防风10g，陈皮6g，淡吴萸3g，炙甘草12g。12剂，中药颗粒剂，日1剂，早晚各1次，开水冲服。

2015年4月22日二诊：2013年服前方后，诸症均消失，半月前因饮酒、吃辣椒前症又发作，大便每日3次，腹不胀痛，偶泛酸，舌正红，苔薄白，脉弦。续服2013年10月23日方12剂，并嘱其忌食辛辣、生冷食物，戒酒。

病例4.王某，女，62岁，农民，河南正阳县人。病历号：17080127。2017年8月16日初诊。

主　诉｜泄泻10年。

现病史｜10年前患者出现泄泻，时轻时重，反复发作，曾服中西药物效果不佳。刻诊：每日大便3～6次，伴轻微腹痛下坠，双耳耳鸣2年，胸中夜间难受，曾有胆囊炎史，舌正红，苔薄白，脉弦。

辨　病｜泄泻。

辨　证｜葛根芩连汤合痛泻要方证。

处　方｜葛根20g，黄芩10g，黄连3g，白术12g，白芍10g，防风10g，陈皮3g，炙甘草12g。7剂，每日1剂，每剂煎两次，每次煎半小时。

2017年8月22日二诊：诸症减。再取上方7剂。

2017年9月4日三诊：前症除耳鸣不减外，余症消失。上方加泽泻20g，14剂。

2018年8月14日来诊，言其去年服中药后大便每日1次，无腹痛下坠，胸中难受、耳鸣均消失。近半月因右胁痛检查B超显示：胆囊结石，调方为大柴胡汤加减，处方从略。

病例5.游某，男，54岁，自由职业者，湖北仙桃人，现住郑州市。病历号：17030045。2017年3月6日初诊。

主　诉｜泄泻半年。

现病史｜半年前因大便水样泻，每日5～7次，在当地服中药后，水泻止而便溏至今未愈。刻诊：大便溏泻，但2～3天1次，便前腹胀，便后舒适，饮酒则便溏加重，舌淡红，苔薄白，脉沉弦。

辨　病｜泄泻。

辨　证｜葛根芩连汤合痛泻要方证。

处　方｜葛根20g，黄芩10g，黄连3g，白术12g，白芍10g，防风10g，陈皮6g，炙甘草9g。7剂，中药颗粒剂，日1剂，早晚各1次，开水冲服。嘱其忌食辛辣油腻。

2017年3月13日二诊：服上方症减，大便成形，每日1次。续服上方7剂。

2017年3月23日三诊：大便正常，每日1次，腹不胀，近来体检发现高脂血症：总胆固醇6.64mmol/L，甘油三酯7.51mmol/L，无不适，舌脉同前。上方加泽泻30g，12剂。

2017年3月31日四诊：仍无不适，续服上方15剂。其后用3月23日方服至6月12日，查血脂：总胆固醇6.01mmol/L，甘油三酯3.58mmol/L，续服3月23日方30剂。

按　　葛根芩连汤合痛泻要方所治病案5例，其共同病机为既有湿热蕴肠，又有肝旺脾虚，故其症状均有泄泻、腹痛或腹胀，泻后胀痛减，食辛辣或饮酒诸症加重，故用葛根芩连汤清阳明之湿热，用痛泻要方健脾抑肝。前四例均为大便次数多，例五却是2～3天大便一次，但仍是溏泻，由于其病机相同，故仍是二方合用，其后高脂血症，方中加泽泻30g，服用3个月血脂基本正常，说明调整肠胃与肝脾对于脂质代谢有一定裨益。

四五　小柴胡汤

【原　　文】　《金匮要略·呕吐哕下利病脉证治第十七》十五、呕而发热者，小柴胡汤主之。

小柴胡汤方：柴胡半斤　黄芩三两　人参三两　甘草三两　半夏半斤　生姜三两　大枣十二枚

上七味，以水一斗二升，煮取六升，去滓，再煮取三升，温服一升，日三服。

【病　　机】　邪郁少阳。

【功　　用】　疏解少阳。

【临床应用】　小柴胡汤在《金匮要略》中尚见于黄疸病、妇人产后病、妇人杂病等篇，余常与他方合用治疗发热性病症（参见有关方证），或加减治疗咳嗽等。

咳嗽

病例1.常某，男，33岁，职员，郑州市人。病历号：15020230。于2015年2月26日初诊。

主　诉｜咳嗽、咽痒20天。

现病史｜冬季外感后咳嗽吐白痰已数年，今次感冒已20天，无发热、恶寒、头痛、鼻塞，但仍咳嗽，咽痒，遇冷加重，咳吐白痰，夜甚，平卧重，侧身减，饮食、二便可，舌质稍淡，苔薄白润，脉弦。

辨　病｜咳嗽（少阳太阴合病）。

辨　证｜小柴胡汤证。

处　方｜柴胡20g，黄芩10g，清半夏18g，干姜10g，五味子12g，细辛3g，乌梅15g，炙甘草15g。5剂，每日1剂，每剂煎两次，每次煎半小时。

2015年3月11日二诊：服上方即不咳，但饭后觉咽中有白黏痰，上方加炒枳实12g，3剂。

其后5月份因他病来诊，言其服上方后咳嗽吐痰均未再发。

病例2.陈某，女，60岁，郑州市人。病历号：14060306。2014年8月1日初诊。

主　诉｜咳嗽遇冷加重40年。

现病史｜近日感冒，咳嗽加重，夜间咳甚，侧卧则咳减，吐白黏痰，胸胁不适，口苦，舌质淡红，苔白，脉弦。

辨　病｜咳嗽（少阳太阴合病）。

辨　证｜小柴胡汤证。

处　方｜柴胡20g，黄芩10g，清半夏12g，干姜12g，五味子12g，细辛3g，乌梅15g，炙甘草15g。6剂，每日1剂，每剂煎两次，每次煎半小时。

2014年8月6日二诊：咳嗽吐痰大减，但下肢有时肌肉痉挛，上方加白芍12g，6剂而愈。

按　　　《金匮要略》中的小柴胡汤证、方，均未言及咳嗽，但《伤寒论》96条："伤寒五六日，中风，往来寒热，胸胁苦满，嘿嘿不欲饮食，心烦喜呕，或胸中烦而不呕，或渴，或腹中痛，或胁下痞硬，或心下悸、小便不利，或不渴，身有微热，或咳者，小柴胡汤主之。"方后云"若咳者，去人参、大枣、生姜，加五味子半升、干姜二两。"可知小柴胡汤本来就可治疗咳嗽。

上两例都是感冒后引起的咳嗽，颇似小青龙汤证或后世的止嗽散证，但咳嗽的特点不尽相同，前两者与本证均是遇冷咳嗽、咽痒、吐白痰，但前两者咳嗽一般为白天重，而本证之咳嗽为夜间重，且平卧重、侧身减。饮为阴邪，阴邪旺于阴分，故夜间咳甚，平卧重、侧身减，既是支饮上逆于肺的症状（咳逆倚息，短气不得卧，其形如肿，谓之支饮），也是胸胁苦满的另一种表现。故用小柴胡加干姜、五味子以治之。关于方中之乌梅，《本经》曰："味酸平。主下气，除热，烦满，安心……"《本草经疏》曰："热伤气，邪客于胸中，则气上逆而烦满，心为之不安。乌梅味酸，能敛浮热，能吸气归元，故主下气……"说明乌梅能降胆胃上逆之气而除热，故用之。

 # 四六　薏苡附子败酱散

【原　　文】　《金匮要略·疮痈肠痈浸淫病脉证并治第十八》三、肠痈之为病，其身甲错，腹皮急，按之濡，如肿状，腹无积聚，身无热，脉数，此为肠内有痈脓，薏苡附子败酱散主之。

薏苡附子败酱散方：薏苡仁十分　附子二分　败酱五分

上三味，杵为末，取方寸匕，以水二升，煎减半，顿服，小便当下。

【病　　机】　肠痈脓成，热微阳虚。

【功　　用】　排脓破瘀，温阳散结。

【临床应用】　　处方余未单独用过，常与他方合用治疗肺部炎症等。

四七　甘草粉蜜汤

【原　　文】　　《金匮要略·趺蹶手指臂肿转筋阴狐疝蛔虫病脉证治第十九》六、蛔虫之为病，令人吐涎心痛，发作有时，毒药不止，甘草粉蜜汤主之。

　　甘草粉蜜汤方：甘草二两　粉一两　蜜四两

　　上三味，以水三升，先煮甘草，取二升，去滓，内粉、蜜，搅令和，煎如薄粥，温服一升，差即止。

【临床应用】　　对于方中的粉，历代医家有"米粉""铅粉"两种认识，愚从"米粉"之说，并认为该方为解药毒良方。

　　孙思邈《备急千金要方》：解鸩毒及一切毒药不止烦懑方：甘草　蜜（各四分）　梁米粉（一升）

　　上三味，以水五升煮甘草，取二升，去滓，歇大热，纳粉汤中，搅匀调，内蜜更煎，令熟如薄粥，适寒温饮一升，佳。

　　《千金》所载该方即用的是梁米粉，主治病症则是"解鸩毒及一切毒药不止烦懑"。在此启发下，我们将甘草粉蜜汤加黑大豆，制成千金升白冲剂，用于防治癌症化疗白细胞减少，取得较好疗效。相关文献，请读者参阅《解药毒法防治癌症化疗白细胞减少30例》一文（发表于《中国医药学报》1990年第6期）。

四八　桂枝茯苓丸

【原　　文】　　《金匮要略·妇人妊娠病脉证并治第二十》二、妇人宿有癥病，经断未及三月，而得漏下不止，胎动在脐上者，为癥痼害。妊娠六月动者，前三月经水利时，胎也。下血者，后断三月衃也。所以血不止者，其癥不去故也，当下其癥，桂枝茯苓丸主之。

桂枝茯苓丸方：桂枝　茯苓　牡丹（去心）　桃仁（去皮尖，熬）芍药各等分

上五味，末之，炼蜜和丸，如兔屎大，每日食前服一丸，不知，加至三丸。

【病　　机】　瘀积内结。

【功　　用】　化瘀消癥。

【临床应用】　余单独应用本方的机会少，多与他方合用治疗杂病，参见有关方证。

四九　干姜人参半夏丸

【原　　文】　《金匮要略·妇人妊娠病脉证并治第二十》六、妊娠呕吐不止，干姜人参半夏丸主之。

干姜人参半夏丸方：干姜　人参各一两　半夏二两

上三味，末之，以生姜汁糊为丸，如梧子大，饮服十丸，日三服。

【病　　机】　脾胃虚寒，寒饮上逆。

【功　　用】　温中散寒，化饮降逆。

【临床应用】　用于治疗妊娠呕吐。

妊娠恶阻

张某，女，22岁，职员，郑州市人。病历号：18110109。2018年11月14日初诊。

主　诉｜恶心呕吐1月。

现病史｜患者孕60天，恶心呕吐1月，住院1周，但仍食即呕吐，舌质淡红，苔薄白，脉滑。

辨　病｜妊娠恶阻。

辨　证｜干姜人参半夏丸证。

处　方｜人参 15g，清半夏 18g，干姜 9g，炙甘草 12g。2 剂，每剂用开水 150ml 冲化，少量频服。第 2 日患者家属来电云：服 1 剂后未再恶心呕吐，当晚就能吃半碗米饭，第 2 剂服完，饮食如常。第 4 天家属恐其反复又来取上方 2 剂巩固之。

按　　　由于患者体质不同，妊娠呕吐病机也有虚实寒热之别，干姜人参半夏丸所治者，应属脾胃虚寒、寒饮上逆所引起，后世将半夏列为妊娠禁忌药，本方使用半夏则因配伍得当，正如陈修园所说："半夏得人参，不惟不碍胎，且能固胎。"

五〇　当归芍药散

【原　　文】　《金匮要略·妇人妊娠病脉证并治第二十》五、妇人怀娠，腹中疠痛，当归芍药散主之。

当归芍药散方：当归三两　芍药一斤　茯苓四两　白术四两　泽泻半斤　芎䓖半斤（一作三两）

上六味，杵为散，取方寸匕，酒和，日三服。

《金匮要略·妇人杂病脉证并治第二十二》十七、妇人腹中诸疾痛，当归芍药散主之。

【病　　机】　肝郁脾虚，血瘀湿停。

【功　　用】　疏肝健脾，化瘀利湿。

【临床应用】

（一）痛经

病例 1. 唐某，女，17 岁，学生，郑州市人。2012 年 9 月 15 日初诊。

主　诉｜痛经 2 年。

现病史｜患者 13 岁月经来潮，15 岁开始痛经，月经周期正常，每于经前两天少腹疼痛，甚或因痛而不能上课，经色稍黯，二便饮食尚可，舌质淡红，苔薄白，脉沉涩。现为经前第 8 天。

辨　病｜痛经。

辨　证｜当归芍药散证。

处　方｜当归 12g，川芎 10g，白芍 15g，白术 12g，茯苓 12g，泽泻 12g，桂枝 10g，炙甘草 10g，红糖 15g，白酒 10ml 为引。7 剂，每日 1 剂，每剂煎两次，每次煎半小时。服至月经来潮。

2012 年 10 月 10 日二诊：服上方后，经前少腹疼痛消失，再取上方 14 剂，嘱其经前 1 周服 7 剂，连服 2 个周期以巩固疗效。

病例 2. 周某，女，28 岁，职员，河南信阳市人。病历号：19060116。2019 年 6 月 17 日初诊。

主　诉｜痛经 4 年。

现病史｜4 年前出现月经第 1 天小腹及腰痛甚，色黯有块，饮食、二便可，舌质稍黯，苔薄白，脉涩。

辨　病｜痛经。

辨　证｜当归芍药散证。

处　方｜当归 20g，川芎 12g，白芍 20g，白术 18g，茯苓 20g，泽泻 20g，红糖 15g，白酒 15ml 为引。14 剂，经前 1 周开始服药。

2019 年 9 月 15 日，电话随访，言其痛经已愈。

病例 3. 王某，女，25 岁，职员，河南西平县人。病历号：19060184。于 2019 年 6 月 24 日初诊。

主　诉｜痛经 10 年。

现病史｜10 年前月经来潮，经前 1 周小腹及腰冷痛，月经量少，便秘，舌质正红，苔薄白，脉沉弦。

辨　病｜痛经。

辨　证｜当归芍药散证。

处　方｜当归 15g，川芎 10g，白芍 30g，白术 15g，茯苓 15g，泽泻 20g，红糖 15g，白酒 10ml。14 剂，每日 1 剂，每剂煎两次，每次煎半小时。

2019 年 8 月 29 日二诊：经前小腹及腰冷痛基本愈，再取上方 14 剂，经前 1 周服以巩固之。

按　　　当归芍药散本来就可治疗痛经（妇人腹中诸疾痛），其辨证要
点：经前小腹痛或伴腰痛，月经色黯有块，热敷痛减。余加红
糖、白酒以助温通血脉之力。

（二）面部黄褐斑

病例 1.武某，女，45 岁，农民，河南偃师人。病历号：19030235。2019
年 3 月 26 日初诊。

因面部黄褐斑来诊，月经后期（40～50 天），色黯有块，饮食、二便可。
妇科彩超示：子宫肌瘤。舌质淡红，有瘀斑，脉沉涩。

辨　病｜黄褐斑。

辨　证｜当归芍药散证。

处　方｜当归 15g，川芎 10g，白芍 20g，白术 15g，茯苓 15g，泽泻
20g，益母草 30g，桃仁 10g，红花 10g，炙甘草 12g。15 剂，每剂煎两次，每
次煎半小时。

2019 年 5 月 28 日二诊：上方又取 20 剂，黄褐斑消失，但月经 2 个月未
潮。继服上方 20 剂。

病例 2.王某，女，39 岁，郑州市人。病历号：17060056。2017 年 6 月 8
日初诊。

主　诉｜面部黄褐斑 11 年。

现病史｜11 年前出现月经量少、色黯，小腹时痛，便溏、每日 1～3 次，
舌质淡红，苔薄白，脉沉涩。

辨　病｜黄褐斑。

辨　证｜当归芍药散证。

处　方｜当归 15g，川芎 10g，白芍 12g，白术 15g，茯苓 15g，泽泻
20g，益母草 30g，桂枝 12g，干姜 12g，炙甘草 12g。15 剂，每日 1 剂，每剂
煎两次，每次煎半小时。

2019 年 5 月 7 日二诊：前年服中药后黄褐斑大减，月经量增多，便溏、
每日 1 次，自觉上方较好，舌脉同前。再取上方 20 剂。

病例 3.牛某，女，42 岁，农民，河南偃师人。病历号：19040112。于
2019 年 4 月 12 日初诊。

主　诉｜面部黄褐斑 5 年。

现病史｜5 年前出现面部黄褐斑，月经色、量均可，舌正红，苔薄白，脉涩。

辨　病｜黄褐斑。

辨　证｜当归芍药散证。

处　方｜当归 15g，川芎 10g，白芍 20g，白术 15g，茯苓 15g，泽泻 20g，益母草 30g。20 剂，每剂煎两次，每次煎半小时。

2019 年 7 月 10 日二诊：黄褐斑淡去三分之二，继服上方 20 剂。

按　　　上述 3 例中，例 1、例 2 月经后期或量少，可能是内分泌失调所致，例 3 与月经无关，但其病机均是气血瘀滞，故用当归芍药散疏肝健脾，化瘀利湿，效果较好。

（三）月经量少

宋某，女，27 岁，教师，郑州市人。病历号：17100188。2017 年 10 月 31 日初诊。

主　诉｜月经后期、量少 2 年。

现病史｜2 年前无明显诱因出现月经后期（40～50 天）、量少、色黯有块，经期前两天稍多，后几天淋漓（共 7～8 天），无腹痛，白带正常，乏力，食欲不振，二便可，舌质淡黯，苔薄白，脉沉涩。

辨　病｜月经量少。

辨　证｜当归芍药散证。

处　方｜当归 20g，川芎 12g，白芍 20g，白术 18g，茯苓 20g，泽泻 20g，桃仁 10g，桂枝 12g，丹皮 10g，益母草 30g。10 剂，中药颗粒剂，日 1 剂，早晚各 1 次，开水冲服。

2017 年 11 月 9 日二诊：无不适，再取上方 12 剂。

2017 年 11 月 21 日三诊：月经尚未来潮，但乏力，饮食大为好转。仍取上方 12 剂。

2017 年 12 月 14 日四诊：月经仍未来潮，自感手足及小腹凉，上方加淡吴萸 9g。12 剂。

2018 年 1 月 5 日五诊：月经 12 月 20 日来潮（6 天），色量均可，继服上方 12 剂。

2018 年 2 月 5 日六诊：月经 1 月 24 日来潮（6 天），色量正常。再取上方 20 剂巩固之。

（四）更年期综合征（合二仙汤加减）

病例 1.王某，女，58 岁，郑州市人。病历号：18050052。2018 年 5 月 9

日初诊。

主　诉｜停经伴烘热汗出 8 年。

现病史｜患者 50 岁停经，其后出现阵发性烘热汗出，心慌头晕（活动后减轻），手心热，但足冷、下肢胀，饮食、二便、睡眠均可，舌质正红，苔薄白，脉关弦尺沉。

辨　病｜更年期综合征。

辨　证｜当归芍药散合二仙汤证。

处　方｜当归 12g，川芎 10g，白芍 12g，白术 12g，茯苓 15g，泽泻 15g，熟地黄 20g，淫羊藿 12g，巴戟天 12g，知母 12g，黄柏 12g，生牡蛎 30g，甘草 10g。7 剂，每剂煎两次，每次煎半小时。

2018 年 9 月 10 日二诊：服上方后症状减轻三分之二，因故未再来诊。前几天感冒，现感冒愈，仅感下肢稍困，前述症状仍有但非常轻。上方加柴胡 12g，12 剂愈。

病例 2. 管某，女，50 岁，郑州市人。病历号：17100024。2019 年 1 月 18 日初诊。

主　诉｜失眠 6 年，阵发性烘热汗出 1 年。

现病史｜6 年前出现失眠，阵发性烘热汗出 1 年，午后下肢胀，咽有异物感，饮食、二便可，舌质淡红，边有齿痕，苔薄白，脉沉弦。

辨　病｜更年期综合征。

辨　证｜当归芍药散合二仙汤证。

处　方｜当归 12g，川芎 10g，白芍 20g，白术 15g，茯苓 15g，泽泻 15g，熟地黄 20g，淫羊藿 15g，巴戟天 15g，知母 12g，黄柏 12g，生牡蛎 30g，柏子仁 12g，淮小麦 30g，甘草 10g，大枣 5 枚为引。7 剂，每剂煎两次，每次煎半小时。

2019 年 1 月 29 日二诊：前症均大减，效不更方，继服上方 14 剂。

2019 年 3 月 25 日三诊：烘热汗出、下肢胀、咽中异物感均愈，失眠好转，上方加夜交藤 30g，10 剂。

病例 3. 郭某，女，49 岁，职员，河北石家庄市人。病历号：18070065。2018 年 7 月 10 日初诊。

主　诉｜阵发性烘热汗出伴失眠、眼睑浮肿 2 年。

现病史｜2 年前月经量减少，阵发性烘热汗出伴失眠、眼睑浮肿，月经尚来潮但量少，舌质正红，苔薄白，脉弦。

辨　病｜更年期综合征。

辨　证｜当归芍药散合二仙汤证。

处　方｜当归12g，川芎10g，白芍20g，白术15g，茯苓15g，泽泻15g，熟地黄30g，淫羊藿12g，巴戟天12g，知母12g，黄柏12g，生牡蛎30g，柏子仁12g。14剂，每日1剂，每剂煎两次，每次煎半小时。

2018年11月6日二诊：前症均大减，近来背痛、膝关节痛。上方加葛根20g，怀牛膝20g，20剂。

2018年12月19日三诊：烘热汗出、眼睑浮肿愈，睡眠较前好转，近几天不欲食。上方加生麦芽20g，30剂巩固之。

按　　　一般情况下，二仙汤治疗更年期综合征效果较好，但对兼有肝脾失调而见肢体肿胀者，余每合当归芍药散加减，疗效亦佳。

（五）外伤、关节置换术后

病例1.刘某，男，50岁，职员，郑州市人。于2015年4月20日初诊。

主　诉｜膝关节粉碎性骨折1周。

现病史｜患者1周前不慎摔倒而致左膝关节粉碎性骨折，于2014年4月12日住院治疗，因患肢肿胀疼痛（彩超示左下肢静脉血栓）而不能做手术，行溶栓＋消炎西药静脉滴注6天，患肢肿胀疼痛不减而请余会诊。刻诊：左膝关节及其上下肿胀热痛，皮色稍黯不红，腹胀，大便干，尿黄，饮食可，舌正红，苔薄黄燥，脉弦涩。

辨　病｜骨折后左下肢静脉血栓。

辨　证｜当归芍药散证。

处　方｜当归15g，川芎10g，赤芍20g，白术10g，茯苓10g，泽泻15g，大黄12g，苏木15g。5剂，每日1剂，每剂煎两次，每次煎半小时。

2015年4月26日二诊：服上方后，前2天每天解出黑便2次，后3天大便每天1次，色正常，肿痛减，腹不胀。上方大黄减至3g。10剂。

2015年5月5日三诊：肿消痛止，彩超示未发现静脉血栓。

病例2.赵某，女，73岁，河南偃师人。2012年9月2日初诊。

主　诉｜左膝关节肿胀疼痛15年。

现病史｜患者于半年前因左膝疼痛15年在某县中医院行左膝关节置换术，术后2个月左膝关节以下仍然肿胀沉困，但行走不痛，饮食、二便可，舌质稍黯，苔薄白，脉涩。

辨　病｜膝关节置换术后。

辨　证｜当归芍药散证。

处　方｜当归 15g，川芎 10g，白芍 20g，白术 12g，茯苓 15g，泽泻 20g，苏木 15g。7 剂，每日 1 剂，每剂煎两次，每次煎半小时。

2012 年 9 月 10 日二诊：服上方后，肿胀消 2/3，再服上方 10 剂而愈。

病例 3.孟某，男，40 岁，职员，郑州市人。病历号：19040153。于 2019 年 4 月 16 日初诊。

主　诉｜外伤后耳鸣 4 个月。

现病史｜4 个月前因不慎跌倒摔伤头部（擦伤两处，头颅 CT 检查无异常），当天出现耳鸣、失眠，至今未愈。刻诊：双侧耳鸣，失眠（每晚约睡 3 小时），饮食、二便可，舌质淡红，苔薄白，脉涩。

辨　病｜外伤后耳鸣。

辨　证｜当归芍药散证。

处　方｜当归 20g，川芎 12g，白芍 20g，白术 18g，茯苓 20g，泽泻 30g，葛根 30g，苏木 10g，五味子 12g。7 剂，中药颗粒剂，日 1 剂，早晚各 1 次，开水冲服。

2019 年 4 月 25 日二诊：耳鸣愈，失眠好转（每晚睡 4～5 小时），继服上方 10 剂巩固之。

病例 4.武某，男，64 岁，农民，河南淮阳人。病历号：19030206。于 2019 年 3 月 22 日初诊。

主　诉｜外伤后低热半月。

现病史｜患者于 3 月 8 日不慎骑自行车摔倒，肢体无明显外伤，当地医院做 CT 检查发现右肺有一肿块，当时出现低热，咳嗽有少许白痰 2 天，输液后咳嗽愈，但仍低热（37.2～37.4℃），便秘，无其他不适，舌质红，苔薄黄，脉弦。

辨　病｜低热。

辨　证｜当归芍药散证。

处　方｜当归 15g，川芎 10g，白芍 20g，白术 15g，茯苓 15g，泽泻 20g，苏木 15g，大黄 3g，苇根 30g，冬瓜仁 30g，桃仁 10g，生薏苡仁 30g。10 剂，每日 1 剂，每剂煎两次，每次煎半小时。

2019 年 4 月 23 日二诊：低热愈，大便仍干，4 月 15 日复查 CT 示：原病变明显吸收。上方大黄加至 6g，20 剂。

2019 年 9 月 16 日电话随访，言其无任何不适。

按　　古人在治疗外伤时大多选用复元活血汤或大成汤，以免瘀血停滞变生诸症，如《医宗金鉴·外科心法要诀·跌扑》："跌扑之证属寻常，复元活血汤最良，已破亡血八珍服，未破血瘀大成汤。"上述 4 例均属外伤之轻者，故均用当归芍药散加苏木活血化瘀，例 1 外伤加重，故加大黄（《本经》：主下瘀血，血闭）；例 2 置换膝关节，亦属外伤范畴，但多无血栓，故仅加苏木，此后余曾用该方治疗数例髋关节置换术后下肢肿胀者，效果亦佳（惜未保存资料）；例 3 较为特殊，外伤后出现耳鸣、失眠，外伤史应是辨证要点，故加葛根、五味子，其中葛根根据现代药理研究，其总黄酮和葛根素能扩张血管，改善微循环，降低血管阻力，使血流量增加，可用于突发性耳聋等，方证相应，效果满意；例 4 外伤后低热，肺部肿块，方中加大黄与千金苇茎汤以逐瘀、清化痰热，服中药 30 剂，肺部肿块得以消散，说明外伤病史在诊治时的重要性。

（六）颈椎病、头晕、耳鸣

病例 1. 田某，男，42 岁，公务员，河南睢县人。病历号：17090008。于 2017 年 9 月 1 日初诊。

主　诉｜颈痛伴右侧面部及右上肢麻木 1 年。

现病史｜1 年前无明显原因出现颈痛伴右侧面部及右上肢麻木，检查诊断为颈椎病。刻诊：颈部疼痛，右面部及右上肢麻木，活动后减轻，劳累后加重，饮食、二便可，舌质正红，苔薄白，脉弦。

辨　病｜颈椎病。

辨　证｜当归芍药散证。

处　方｜当归 15g，川芎 10g，白芍 20g，白术 15g，茯苓 15g，泽泻 40g，葛根 30g，黄柏 12g，黄芪 60g，炒苏子 20g，桑寄生 30g。12 剂。嘱其适当活动，电脑手机尽可能少看。

2017 年 9 月 15 日二诊：前症均大减，继服上方 20 剂。

2017 年 10 月 24 日三诊：颈痛、面部及上肢麻木均消失，再取上方 14 剂巩固之。

按　　颈椎病尤其是颈椎骨质增生，余认为其症状的产生，关键在于项部肌群疲劳，周围组织水肿渗出，压迫神经所引起。脾主肌肉，故方中用白术加黄芪、桑寄生健脾益气补肾以治本；茯苓、泽泻、黄柏利水清热以消周围组织水肿渗出；当归、川芎、白芍、葛根活血化瘀以改善局部血液循环；古人云"麻是气虚有痰"，故加炒苏子化痰降气，若不麻可去之。

病例2. 宋某，女，30岁，职员，郑州市人。病历号：19050174。于2019年5月23日初诊。

主　诉｜发作性眩晕2年余。

现病史｜前年患突发眩晕，用中西药治疗半年，其后头不眩但晕伴耳鸣、失眠至今。刻诊：头晕，耳鸣，失眠（每晚约睡4小时），月经、饮食、二便均正常，舌质正红，苔薄白，脉弦。

辨　病｜眩晕。

辨　证｜当归芍药散证。

处　方｜当归15g，川芎10g，白芍20g，白术20g，茯苓15g，泽泻50g，蔓荆子12g，五味子12g。7剂，每日1剂，每剂煎两次，每次煎半小时。

2019年6月3日二诊：头晕、耳鸣、失眠均大减，近几天梦多，上方加柴胡12g，黄芩10g，川楝子12g，12剂。

2019年9月16日电话随访，言其诸症均愈。

按　　　本案初因突发眩晕，后但晕不眩，伴耳鸣失眠，余认为仍是眩晕病痰饮上逆所致，故重用白术、泽泻（泽泻汤）、茯苓健脾化饮；因病久血虚且伴失眠，故加当归、川芎、白芍、五味子、蔓荆子养血柔肝。二诊加柴胡、黄芩、川楝子者，是学习赵绍琴先生经验，多梦者加此三味。

病例3. 程某，女，36岁，公务员，郑州市人。病历号：18120163。于2018年12月18日初诊。

主　诉｜头晕，心慌，颈部不适半年。

现病史｜半年前因工作繁忙出现头晕，心慌，颈部不适，未做检查，饮食、二便、月经正常，舌质正红，苔薄白，脉弦。

辨　病｜颈椎病。

辨　证｜当归芍药散证。

处　方｜当归15g，川芎10g，白芍20g，白术20g，茯苓15g，泽泻

40g，葛根 30g，黄柏 12g，生杜仲 20g。7 剂，每日 1 剂，每剂煎两次，每次煎半小时。嘱其适当活动，避免久坐。

2018 年 12 月 25 日二诊：前症均减，上方加桑寄生 30g。12 剂。

此后症状再减，上方服至 2019 年 2 月 20 日，诸症消失而停药。

按　　当归芍药散加味治疗颈椎病的机制，前例 1 已述及，本例加生杜仲、桑寄生者增加补肝肾之力也（肾主骨，肝主筋，颈椎病与肝、脾、肾均有关）。

病例 4. 张某，女，47 岁，农民，河南永城人。病历号：19030193。于 2019 年 3 月 21 日初诊。

主　诉｜头晕半年。

现病史｜半年前出现头晕头胀，颈部不适，血压 140/90mmHg。月经正常，舌质正红，苔薄白，脉弦。

辨　病｜头晕。

辨　证｜当归芍药散证。

处　方｜当归 15g，川芎 10g，白芍 30g，白术 15g，茯苓 15g，泽泻 40g，葛根 30g。10 剂，每日 1 剂，每剂煎两次，每次煎半小时。

2019 年 5 月 6 日二诊：服上方前症愈，血压 130/80mmHg，平时大便不干但不利，时有痔疮，舌脉同前。

辨　病｜痔疮。

辨　证｜黄芪赤风汤证。

处　方｜黄芪 60g，赤芍 30g，防风 10g，葛根 30g，泽泻 30g，甘草 10g。12 剂。

按　　本例头晕头胀，颈部不适，余亦是按颈椎病治疗的，机制已如前述。

病例 5. 范某，男，35 岁，教师，郑州市人。病历号：19070271。2019 年 3 月 30 日初诊。

主　诉｜右侧耳鸣、耳闷，颈部不适 1 个月。

现病史｜1 个月前出现右侧耳鸣、耳闷，颈部不适，未做检查。饮食、二便可，舌质正红，苔薄白，脉弦。

辨　病｜耳鸣。

辨　证丨当归芍药散证。

处　方丨当归 15g，川芎 10g，白芍 20g，白术 15g，茯苓 15g，泽泻 40g，葛根 30g，黄柏 12g。7 剂，每日 1 剂，每剂煎两次，每次煎半小时。

2019 年 4 月 6 日二诊：前症均大减，再服上方 7 剂。

2019 年 4 月 13 日三诊：耳鸣、耳闷、颈部不适均基本消失，继服上方 7 剂巩固之。

按　　本例虽未拍颈椎片，但其耳鸣、耳闷余认为也是颈椎病引起的，故用当归芍药散加味以治之。

 五一　竹皮大丸

【原　　文】　《金匮要略·妇人产后病脉证治第二十一》十、妇人乳中虚，烦乱呕逆，安中益气，竹皮大丸主之。

竹皮大丸方：生竹茹二分　石膏二分　桂枝一分　甘草七分　白薇一分

上五味，末之，枣肉和丸，弹子大，以饮服一丸，日三夜二服。有热者，倍白薇；烦喘者，加柏实一分。

【病　　机】　阴血不足，虚热上逆。

【功　　用】　养阴清热，降逆止呕。

【临床应用】　用于治疗糖皮质激素不良反应，低热、面赤、失眠等病症。

病例 1. 黄某，女，42 岁，农民，郑州市中牟县人。病历号：18030078。2018 年 3 月 12 日初诊。

主　诉丨颜面红热半年余。

现病史丨3 年前因子宫肌瘤行子宫摘除术，去年下半年开始出现颜面红热（不肿不痒），无汗，饮食、二便可，舌质红，苔薄白，脉滑。

辨　病丨面赤症。

辨　证丨竹皮大丸证。

处　方｜竹茹20g，白薇10g，桂枝18g，炙甘草12g。7剂，中药颗粒剂，日1剂，早晚各1次，开水冲服。

2018年3月20日二诊：服上方面红热减3/4，再取上方7剂。

2018年11月12日三诊：颜面红热愈。近乳房胀痛，面部有黄褐斑。上方加柴胡18g，香附20g，14剂。

病例2.李某，女，32岁，农民，偃师人。于1999年3月10日初诊。

主　诉｜面赤、烦躁、口渴2个月。

现病史｜2个月前因感冒发热在村卫生室输液（液体中加有地塞米松）1周，后出现颜面烘热而赤，烦躁，口渴，多尿。发热退而出现上述症状，至今不减，曾查血糖、尿糖、血常规均正常。舌质红，苔薄白，脉洪有力。

辨　病｜面赤症。

辨　证｜竹皮大丸证。

处　方｜竹茹20g，白薇12g，生石膏30g，桂枝6g，知母15g，天花粉20g，甘草15g，大枣5枚。5剂，每日1剂，每剂煎两次，每次煎半小时。

1999年3月16日二诊：诸症均大减，继服上方5剂。服后诸症消失。

病例3.王某，男，65岁，退休干部，郑州市人。2001年10月15日初诊。

主　诉｜反复发热1个月。

现病史｜患者1月前因感冒发热在社区诊所输液3天（抗生素加激素），其后热退而身困乏力，午后低热（37.2～37.6℃），曾在省某中医院按阴虚用中药治疗10余天效不著。刻诊：身困乏力，午后低热（37.4℃），咽喉不红不肿，不咳嗽，饮食、二便尚可，检查血常规、尿常规无异常，舌质正红，苔薄白，脉稍数。

辨　病｜发热。

辨　证｜竹皮大丸证。

处　方｜竹茹20g，白薇12g，桂枝10g，生石膏30g，甘草15g。5剂，每日1剂，每剂煎两次，每次煎半小时。

后因他病来诊，言其服上方后诸症消失。

病例4.崔某，女，48岁，职员，郑州市人。病历号：17040152。2017年4月20日初诊。

主　诉｜失眠10年，加重3年。

现病史｜10年前无明显原因出现失眠，近3年加重，每晚约睡3小时。子宫肌瘤摘除术后1年，面赤热半年。

辨　病｜不寐伴面赤热。

辨　证｜竹皮大丸证。

处　方｜竹茹 20g，桂枝 12g，生石膏 30g，白薇 12g，甘草 10g。7 剂，每日 1 剂，每剂煎两次，每次煎半小时。

2017 年 4 月 28 日二诊：面赤热及失眠均大减。上方加知母 15g，炒酸枣仁 12g，旱莲草 20g，12 剂。

2017 年 5 月 11 日三诊：面赤热愈，每晚约睡 5 小时。继服上方 6 剂巩固之。

按　　竹皮大丸原本是治疗"妇人乳中虚，烦乱呕逆"者，20 世纪 90 年代在农村经常遇到外感发热静脉滴注激素后面赤热者。足阳明胃脉络于面，此面赤热一方面因余热不尽，另一方面乃激素引起的阳明热盛伤阴上逆于面，故用具有养阴清热、降逆止呕的竹皮大丸治之，疗效较好，例 2 即是如此。此后用其治疗艾滋病用激素（艾滋病因机会性感染常用激素）治疗后的同类患者，疗效亦佳（请参阅《李发枝治疗艾滋病经验集》）。例 3 虽为低热，但也是用激素后所引起，故亦用该方治之。例 1、例 4 均与激素无关，但其病机与竹皮大丸证的病机相同，故同病同治。

五二　半夏厚朴汤

【原　　文】　《金匮要略·妇人杂病脉证并治第二十二》五、妇人咽中如有炙脔，半夏厚朴汤主之。

半夏厚朴汤方：半夏一升　厚朴三两　茯苓四两　生姜五两　干苏叶二两

上五味，以水七升，煮取四升，分温四服，日三夜一服。

【病　　机】　痰凝气滞，结于喉间。

【功　　用】　理气化痰，降逆散结。

【临床应用】　主要用于哮喘、梅核气等病症。

（一）哮喘

病例 1. 王某，女，46 岁，公务员，郑州市人。2001 年 10 月 20 日初诊。

主　诉｜发作性哮喘、咳嗽 10 余年。

现病史｜患支气管哮喘 10 余年，初因受寒而发病，后则与气候季节无关，但若闻异味如油烟气、煤烟气、某些化学气体及生气等则哮喘发作，发作时气喘咳嗽，有少量白黏痰。现哮喘、咳嗽发作近 1 个月，饮食、二便、月经均正常，舌质正红，苔薄白，脉浮滑。

辨　病｜哮喘。

辨　证｜半夏厚朴汤证。

处　方｜紫苏叶 15g，清半夏 20g，厚朴 10g，青陈皮各 10g，麻黄 10g，生石膏 30g，槟榔 10g，桑白皮 15g，桔梗 10g，广木香 10g，款冬花 12g，五味子 12g，甘草 10g，鬼箭羽 30g。6 剂，每剂煎两次，每次煎半小时。

2001 年 10 月 29 日二诊：服药后哮喘大减，效不更方，再服上方 10 剂。

2001 年 11 月 15 日三诊：哮喘未再发作，前方再取 5 剂为细末装 0 号胶囊，每次服 6 粒，每日 3 次。

2002 年 4 月 20 日随访，除偶有胸闷外，哮喘未再发作。

病例 2. 谢某，女，40 岁，职员，郑州市人。病历号：14080056。于 2014 年 8 月 6 日初诊。

主　诉｜胸闷气短 2 年。

现病史｜2 年前出现胸闷气短，夏季发作，活动后减轻，闻异味加重，夜间有白痰，曾在某医院检查诊断为哮喘，用布地奈德吸入剂有效，舌质淡，苔白，脉沉滑。

辨　病｜哮喘。

辨　证｜半夏厚朴汤证。

处　方｜紫苏叶 15g，清半夏 20g，茯苓 15g，厚朴 12g，广木香 6g，鬼箭羽 15g，陈皮 12g，炒枳壳 10g，甘草 10g，生姜 3 片。7 剂，每日 1 剂，每剂煎两次，每次煎半小时。

2014 年 10 月 6 日二诊：服上方，胸闷气短大减，夜间仍有白痰，上方加干姜 10g，五味子 12g，细辛 3g，乌梅 12g，柴胡 12g。12 剂。

2014 年 12 月 5 日电话随访，言其服药后诸症消失，未再发作。

病例 3. 李某，男，67 岁，退休工人，河南洛阳市人。病历号：18070006。2018 年 7 月 2 日初诊。

主　诉｜发作性喘息 30 年。

现病史｜30 年前出现发作性喘息，闻异味发作或加重，与冷热无关，每次发作予以化痰平喘药物对症治疗。2016 年 10 月 9 日做胸部 CT 检查：两肺改变，考虑为慢性支气管炎合并炎性病变，请结合临床，治疗后复查；两肺下叶轻度支气管扩张；左心影稍大，请结合临床；主动脉及冠状动脉硬化。2016 年 11 月 20 日查肺功能：中度阻塞性肺通气功能障碍，小气道功能减低；沙丁胺醇气雾剂舒张试验阳性，FEV1.0 改善 32.1%；呼出气一氧化氮测定结果：54ppb。诊断为：哮喘 - 慢性阻塞性肺病重叠综合征。此后因上腹胀于 2017 年 8 月 10 日做电子食管 - 胃 - 十二指肠镜检查：反流性食管炎 LA-A 级；慢性浅表性胃炎伴糜烂。刻诊：发作性喘息，足踝稍浮肿，上腹胀，嗳气，便溏、每日 3～4 次，舌质淡红，苔薄白，脉弦。

辨　病｜哮喘。

辨　证｜半夏厚朴汤证。

处　方｜紫苏叶 15g，清半夏 20g，茯苓 15g，厚朴 12g，大腹皮 12g，广木香 10g，青陈皮各 10g，木瓜 12g，鬼箭羽 20g，生姜 15g。5 剂，每剂煎两次，每次煎半小时。

2018 年 7 月 6 日二诊：诸症均减，再服上方 15 剂。

2018 年 10 月 15 日三诊：哮喘大减，足踝肿消，但上腹部痞胀、嗳气加重，舌脉同前。

处　方｜紫苏叶 15g，清半夏 20g，茯苓 15g，厚朴 12g，大腹皮 12g，陈皮 12g，木瓜 12g，鬼箭羽 20g，桔梗 12g，炒苏子 20g，柴胡 12g，炒枳实 12g，干姜 12g，五味子 12g，广木香 10g。15 剂。

2019 年 6 月 13 日四诊：服上方哮喘偶有发作，腹胀、嗳气消失，便溏、每日 2 次。自觉还是去年 7 月 2 日处方效果好，再取去年 7 月 2 日方 15 剂。

2019 年 9 月 14 日电话随访，言其服上次中药后哮喘至今未再发作。

按　半夏厚朴汤所治之病属中医"气病"范畴，故半夏厚朴汤又称七气汤，《诸病源候论·气病诸候·七气候》："七气者，寒气、热气、怒气、恚气、忧气、喜气、愁气。"除寒热外，泛指情志因素引起的病症，《诸病源候论》中就有"卒上气候""上气鸣息候""上气喉中如水鸡鸣候"等有关呼吸系统病症的论述。余在临床时常将其应用于闻异味或生气发作、加重的支气管哮喘患者，效果较好。案中常加用广木香、青陈皮、大腹皮、鬼箭羽等，是借鉴江西中医药大学洪广祥教授蠲哮汤（葶苈子、青皮、陈皮、槟榔、大黄、生姜、牡荆子、鬼箭羽）之意加减的。3 例在治疗过程中，均是随症再加减，如例 1 加麻黄、生石膏、桔梗、桑白皮等，例 2 加干姜、细辛、五味子、乌梅等，例 3 加木瓜等，但其辨证要点均是闻异味发作或加重。

（二）梅核气

病例 1. 刘某，男，21 岁，学生，河南许昌市人。病历号：19020047。2019 年 2 月 14 日初诊。

主　诉｜咽喉异物感伴嗳气半年。

现病史｜半年前出现咽喉异物感，伴嗳气，无烧心、泛酸，饮食、二便可，咽腔不红肿，舌质正红，苔薄白，脉弦。

辨　病｜梅核气。

辨　证｜半夏厚朴汤证。

处　方｜紫苏叶 20g，清半夏 18g，茯苓 20g，厚朴 9g，桔梗 20g，木蝴蝶 12g，甘草 12g。7 剂，中药颗粒剂，日 1 剂，早晚各 1 次，开水冲服。

2019 年 2 月 25 日二诊：前症大减，继服上方 14 剂。

2019 年 3 月 22 日三诊：咽部异物感消失，偶有嗳气，再服上方 14 剂巩固之。

病例 2. 宋某，男，36 岁，职员，河南洛阳市人。病历号：18070033。2019 年 2 月 18 日初诊。

主　诉｜咽中有异物感半年。

现病史｜半年前无明显诱因出现咽中有异物感，咽部不红不肿，饮食、二便可，舌质正红，苔薄白，脉沉。

辨　病｜梅核气。

辨　证｜半夏厚朴汤证。

处　方｜紫苏叶 20g，清半夏 18g，茯苓 20g，厚朴 12g，桔梗 20g，木蝴蝶 18g，甘草 12g，生姜 9g。15 剂，中药颗粒剂，日 1 剂，早晚各 1 次，开水冲服。

2019 年 3 月 9 日二诊：诉咽中异物感减轻，睡觉时口角流涎，右上腹压痛。上方加柴胡 18g，黄芩 10g，炒枳实 10g，乌梅 20g，白芍 20g。15 剂。

2019年3月22日三诊：咽中异物感大减，右上腹压痛及口角流涎消失。

处　方│紫苏叶20g，清半夏18g，茯苓20g，厚朴12g，桔梗20g，射干18g，前胡10g，生姜9g，甘草15g。15剂。

2019年4月8日四诊：咽部异物感消失，再取上方12剂巩固之。

按　　　　梅核气，实际上即《金匮》所说"咽中如有炙脔"。上述2例均是用半夏厚朴汤加减治愈，其中或加木蝴蝶、桔梗，或加射干、前胡等，以加重化痰利咽之功，疗效尚属满意。

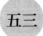
甘麦大枣汤

【原　　文】　　《金匮要略·妇人杂病脉证并治第二十二》六、妇人脏燥，喜悲伤欲哭，象如神灵所作，数欠伸，甘麦大枣汤主之。

甘草小麦大枣汤方：甘草三两　小麦一升　大枣十枚

上三味，以水六升，煮取三升，温分三服。亦补脾气。

【病　　机】　　心脾两虚，脏阴失养。

【功　　用】　　补益心脾，润燥缓急。

【临床应用】　　余常与他方合用，治疗失眠、拘急等病症。参见有关方证。

温经汤

【原　　文】　　《金匮要略·妇人杂病脉证并治第二十二》九、问曰：妇人年五十所，病下利数十日不止，暮即发热，少腹里急，腹满，手掌烦热，唇口干燥，何也？师曰：此病属带下，何以故？曾经半产，瘀血在少腹不去。何以知之？其证唇口干燥，故知之。当以温经汤主之。

温经汤方：吴茱萸三两 当归 芎䓖 芍药 人参 桂枝 阿胶 牡丹皮（去心） 生姜 甘草各二两 半夏半升 麦门冬一升（去心）

上十二味，以水一斗，煮取三升，分温三服。亦主妇人少腹寒，久不受胎；兼取崩中去血，或月水来过多，及至期不来。

【病　　机】　冲任虚寒，瘀血阻滞。

【功　　用】　温经散寒，养血祛瘀。

【临床应用】　主要用于月经后期或月经量少。

（一）月经后期

病例 1. 王某，女，24 岁，职员，郑州市人。病历号：1810033。2018 年 1 月 3 日初诊。

主　诉｜月经后期 2 年。

现病史｜患者平时月经错后（45～120 天），色黯有块已 2 年。此次 2 个月未潮，小腹凉，饮食、二便可，舌质淡，苔薄白，脉沉弦。2017 年 9 月 26 日做 B 超示：子宫体积偏小，大小约为 43mm×32mm×36mm，轮廓清，形态正常，肌壁回声均匀，宫腔线居中，内膜厚 4mm。双侧附件区未见明显异常。超声提示：子宫体积偏小。

辨　病｜月经后期。

辨　证｜温经汤方证。

处　方｜当归 20g，川芎 12g，白芍 20g，淡吴萸 9g，桂枝 18g，麦冬 20g，清半夏 18g，丹皮 10g，党参 20g，阿胶 12g，生姜 9g，炙甘草 15g，菟丝子 30g。12 剂，中药颗粒剂，日 1 剂，早晚各 1 次，开水冲服。

2018 年 1 月 19 日二诊：月经于 1 月 16 日来潮，色量均可。再服上方 15 剂。

2018 年 2 月 13 日三诊：昨天因感冒而发热（38.5℃），咽痛，咳嗽，停服原中药，改用小柴胡汤加味 3 剂。另：再取 1 月 19 日方 15 剂，待感冒痊愈后再服。

2018 年 3 月 27 日四诊：月经至今未潮，但少腹已不凉，乳房稍胀。再服上方 15 剂。

2018 年 4 月 26 日五诊：月经于 4 月 4 日来潮（6 天），色量正常。再服上方 15 剂。

2018 年 6 月 27 日六诊：月经又未潮，6 月 17 日复查 B 超示：子宫内膜 6mm，大小 43mm×38mm×35mm。仍服上方 15 剂。

2018 年 7 月 18 日七诊：月经于 7 月 11 日来潮（5 天），色量正常。后以此方服至 2018 年 11 月 30 日，月经周期、色量均正常而停药。

病例 2. 刘某，女，29 岁，公务员，郑州市人。病历号：2017110002。2017 年 11 月 1 日初诊。

主　诉｜月经后期 2 年。

现病史｜2 年半前做人工流产手术，其后即月经愆期，色黯有血块，本次月经 2 个半月未潮，平时饮水则尿多，小腹凉，舌质黯淡，苔薄白，脉沉涩。今日本院彩超示：子宫内膜厚 6mm；子宫颈腺囊肿；盆腔积液。

辨　病｜月经后期。

辨　证｜温经汤证。

处　方｜当归 20g，川芎 12g，白芍 20g，桂枝 18g，淡茱萸 9g，麦冬 30g，清半夏 18g，丹皮 10g，党参 20g，阿胶 12g，炙甘草 15g，生姜 12g。12 剂，中药颗粒剂，日 1 剂，早晚各 1 次，开水冲服。

2017 年 11 月 23 日二诊：月经仍未来潮，诉 8 月初外伤致尾骶骨痛，上方加苏木 20g，12 剂。

2018 年 1 月 23 日三诊：月经于 1 月 12 日来潮（6 天），量可，色黯血块少，尾骶骨已不痛，上方去苏木，20 剂。

2018 年 3 月 26 日四诊：月经 2 月 26 日来潮，今早又刚来，再服上方 15 剂巩固之。

（二）月经量少

张某，女，37 岁，个体经营者，郑州市人。病历号：17120146。2017 年 12 月 19 日初诊。

主　诉｜月经量少 1 个月。

现病史｜月经量少（仅 1 天）色黯 4 个月，平时小腹凉，唇干，手掌干，患者于 2017 年 12 月 15 日在本院做 B 超示：子宫内膜 4mm，回声不均；右侧卵巢小囊。舌质淡红，苔薄白，脉沉。

辨　病｜月经量少。

辨　证｜温经汤证。

处　方｜当归 15g，川芎 10g，白芍 20g，淡吴萸 10g，桂枝 20g，麦冬

20g，清半夏 12g，丹皮 12g，阿胶 12g，炙甘草 15g，生姜 15g。12 剂，每日 1 剂，每剂煎两次，每次煎半小时。

2018 年 1 月 11 日二诊：服药无不适，上方加菟丝子 30g，14 剂。

2018 年 1 月 24 日三诊：月经量稍多（2 天），色正常，再服上方 14 剂。

2018 年 8 月 13 日四诊：近几个月月经色、量（4～5 天）基本正常，另体检发现甲状腺小结节。上方加鹿角片 15g 以消肿散结。14 剂。

按　　　温经汤辨证以少腹冷、手掌烦热、月经后期为要点，子宫体积小、卵巢功能低下之不孕，余每以此方酌加菟丝子取效。曾以温经汤治"唇口干燥"之"唇风"取良效，惜未存病历。

第三篇

后世方

一 独活寄生汤

【方　源】　唐·孙思邈《备急千金要方》卷八《偏风第四》治腰背痛，独活寄生汤。夫腰背痛者，皆犹肾气虚弱，卧冷湿地，当风所得也，不时速治，喜流入脚膝，为偏枯冷痹，缓弱疼重，或腰痛挛脚重痹，宜急服此方。

独活三两　寄生　杜仲　牛膝　细辛　秦艽　茯苓　桂心　防风　川芎人参　甘草　当归　芍药　干地黄各二两

上十五味哎咀，以水一斗，煮取三升，分三服，温身勿冷也。

【病　机】　肝肾气血亏虚，风寒湿邪痹阻筋骨关节。

【功　用】　补益肝肾气血，祛除风寒湿邪。

【临床应用】

痹证

病例1.焦某，女，39岁，河南叶县人。病历号：18080160。2018年11月10日初诊。

主　诉｜背、腰、髋痛，阴雨天加重11年。

现病史｜11年前在外院诊断为强直性脊柱炎，现服柳氮磺胺吡啶及双氯芬酸钠片，停药则背、腰、髋痛甚，阴雨天加重，大便溏，每日3～4次，舌淡红，苔薄白，脉弦。

辨　病｜痹证（强直性脊柱炎）。

辨　证｜独活寄生汤证。

处　方｜秦艽12g，独活12g，桑寄生30g，当归12g，川芎10g，白芍15g，熟地黄20g，桂枝15g，防风10g，细辛10g，防己20g，制川乌15g，威灵仙20g，土茯苓30g，甘草15g，生姜10g，大枣5枚。14剂，每日1剂，每剂煎两次，每次久煎1小时。嘱其停服西药。

2018年12月15日二诊：服上方后疼痛大减，上方加羌活10g，狗脊20g，20剂。

2018年12月27日三诊：疼痛再减，但大便溏泄，每日4～6次。

处　方｜秦艽12g，独活10g，桑寄生30g，当归12g，川芎10g，白芍10g，熟地黄12g，肉桂10g，防风10g，细辛10g，防己20g，制川乌20g，威灵仙 20g，狗脊 20g，盐补骨脂 12g，干姜 12g，炒杜仲 12g，炙甘草 15g，鹿角片 15g，生姜 10g，大枣 5 枚。20 剂。

2019 年 1 月 17 日四诊：服上方后诸症基本消失，因孕 3 个多月，故嘱其不再服中药。

病例 2. 杨某，女，65 岁，河南郑州人。病历号：14070212。2014 年 7 月 16 日初诊。

主　诉｜腰、髋、膝、手指关节疼痛 10 年。

现病史｜10 年前患者腰、髋、膝、手指关节疼痛，时轻时重，阴天或劳累加重，曾查类风湿因子、血沉等无异常，排除风湿、类风湿类病症。

辨　病｜痹证。

辨　证｜独活寄生汤证。

处　方｜秦艽 12g，独活 10g，桑寄生 20g，当归 12g，川芎 10g，白芍 10g，熟地黄 12g，盐杜仲 12g，细辛 3g，桂枝 12g，黄芪 60g，防己 15g，白术 12g，川牛膝 10g，制川乌 20g，茯苓 12g，甘草 10g。10 剂，每日 1 剂，每剂煎两次，每次久煎 1 小时。

2014 年 7 月 28 日二诊：服上方诸关节疼痛大减。再服上方 10 剂。

2014 年 8 月 12 日三诊：诸关节基本不痛，再取上方 15 剂，以巩固之。

病例 3. 邓某，女，74 岁，郑州市郊人。病历号：14060331。2014 年 6 月 30 日初诊。

主　诉｜腰及双膝关节疼痛 2 年。

现病史｜2 年前出现腰及双膝关节疼痛，阴天或劳累加重，双下肢无力、稍肿，按之无凹陷，饮食、二便可，舌淡红，苔薄白，脉沉。

辨　病｜痹证。

辨　证｜独活寄生汤证。

处　方｜秦艽 10g，独活 10g，桑寄生 20g，当归 10g，川芎 10g，白芍 10g，熟地黄 12g，盐杜仲 12g，细辛 3g，桂枝 12g，黄芪 60g，防己 15g，白术 12g，川牛膝 10g，木瓜 12g，茯苓 15g，炙甘草 10g，生姜 10g，大枣 5 枚。7 剂，每日 1 剂，每剂煎两次，每次煎半小时。

2014 年 7 月 11 日二诊：服上方后腰膝疼痛、下肢无力均大减，再服上方 12 剂。

2014 年 7 月 22 日三诊：诸症基本消失，续服上方 14 剂以巩固之。

按　　　上述 3 例中，例 1 为强直性脊柱炎患者，用独活寄生汤加黄芪、防己、威灵仙、狗脊、鹿角、制川乌等，对于减轻疼痛、缓解病情有较好效果。其余 2 例可能都是退行性病变，但阴雨天或劳累加重则是其辨证要点，故加黄芪、防己以益气祛湿。

二 荆防败毒散

【方　　源】　　宋·陈师文等撰《太平惠民和剂局方》卷二《治伤寒》人参败毒散：治伤寒时气，头痛项强，壮热恶寒，身体烦疼，及寒壅咳嗽，鼻塞声重，风痰头痛，呕哕寒热，并皆治之。

人参（去芦）　茯苓（去皮）　甘草（熰）　前胡（去苗洗）　川芎　羌活（去苗）　独活（去苗）　桔梗　柴胡（去苗）　枳壳（去瓤，麸炒）

上十味，各三十两，为粗末。每服二钱，水一盏，入生姜、薄荷各少许，同煎七分，去滓，不拘时候，寒多则热服，热多则温服。

明·张时彻辑《摄生众妙方》卷八荆防败毒散，于人参败毒散去参、姜、薄，再加荆、防而成。羌活　柴胡　前胡　独活　枳壳　茯苓　荆芥　防风　桔梗　川芎各一钱五分　甘草五分　用水一盅半，煎至八分，温服。

【病　　机】　　风寒束表，湿阻肌腠。

【功　　用】　　散寒解表，祛风除湿。

【临床应用】　　主要用于瘾疹（寒冷性荨麻疹）。

瘾疹

病例 1. 陈某，女，35 岁，自由职业者，郑州市人。病历号：18100168。2018 年 10 月 29 日初诊。

主　诉｜全身刺痒、痒处小丘疹 2 个月。

现病史｜患者于 8 月 30 日行右肾上腺占位切除术，病理诊断为右肾肾上腺皮质腺瘤，术后即出现全身刺痒伴红色小丘疹，遇风冷加重至今，曾服抗过敏西药，效欠佳。刻诊：全身刺痒，痒处有红色小丘疹，遇风寒加重，不分昼夜，面部有黄褐斑，饮食、二便可，舌质黯，苔薄白，脉弦。

辨　病｜瘾疹（寒冷性荨麻疹）。

辨　证｜荆防败毒散证。

处　方｜荆芥 10g，防风 10g，羌活 6g，独活 6g，柴胡 12g，前胡 10g，川芎 10g，桔梗 12g，炒枳壳 10g，土茯苓 30g，徐长卿 30g，路路通 30g，地骨皮 30g，甘草 10g，生姜 10g，大枣 5 枚。7 剂，每日 1 剂，每剂煎两次，每次煎半小时。

2018 年 11 月 5 日二诊：服上方全身刺痒大减，再服上方 10 剂。

2018 年 11 月 14 日三诊：全身刺痒红疹消失，今欲治其黄褐斑，调方为大柴胡汤合桂枝茯苓丸加减，处方从略。

病例 2. 朱某，女，28 岁，职员，郑州市人。病历号：13120322。于 2015 年 8 月 18 日初诊。

主　诉｜全身瘙痒 3 年余。

现病史｜患者曾于 2012 年 7 月 10 日出现荨麻疹，余用荆防败毒散治疗而愈，现又全身瘙痒，皮肤有大小不一、苍白色风团块，已 3 天，吃西瓜痒加重，二便正常，舌淡红，苔白滑，脉浮紧。

辨　病｜瘾疹（荨麻疹）。

辨　证｜荆防败毒散证。

处　方｜荆芥 10g，防风 10g，羌活 10g，独活 10g，柴胡 12g，前胡 12g，川芎 12g，桔梗 12g，炒枳壳 15g，土茯苓 30g，地肤子 30g，甘草 10g，生姜 10g，大枣 5 枚。7 剂，每日 1 剂，每剂煎两次，每次煎半小时。

2019 年 7 月 9 日二诊：言其 2015 年 8 月吃中药第 2 天身已不痒，近来吃西瓜，荨麻疹又发作 2 天，再取上方 7 剂。

病例 3. 于某，女，32 岁，财务工作者，郑州市人。病历号：19070147。2019 年 7 月 17 日初诊。

主　诉｜皮肤瘙痒半年。

现病史｜半年前出现皮肤瘙痒，夜间甚，皮肤划痕试验（＋）。刻诊：皮肤瘙痒，遇风冷加重，痒处可见淡红色丘疹，皮肤抓之出现线状淡红色痕迹，多梦，头晕，颈部不适，便溏，每日 1 次，舌淡红，苔薄白，脉浮滑。

辨　病｜瘾疹（寒冷性荨麻疹）。

辨　证｜荆防败毒散证。

处　方｜黑荆芥 10g，防风 10g，羌活 10g，独活 10g，柴胡 10g，前胡 10g，川芎 10g，桔梗 10g，炒枳壳 10g，土茯苓 30g，葛根 20g，泽泻 20g，川楝子 10g，甘草 10g，生姜 10g，大枣 5 枚。7 剂，每日 1 剂，每剂煎两次，每次煎半小时。

2019 年 7 月 26 日二诊：身痒消失，头晕、多梦、颈部不适均减，继服上方 10 剂巩固之。

病例 4.周某，女，57 岁，家庭主妇，郑州市人。于 2007 年 1 月 5 日初诊。

主　诉｜皮肤瘙痒、遇风冷加重 1 个月。

现病史｜1 个月前无明显原因出现皮肤瘙痒，遇风冷加重。刻诊：全身皮肤阵发性瘙痒，发作时皮肤有苍白色风团，遇风冷加重，便溏，每日 1 次，舌淡红，苔薄白，脉浮紧。

辨　病｜瘾疹（寒冷性荨麻疹）。

辨　证｜荆防败毒散证。

处　方｜荆芥 10g，防风 10g，羌活 10g，独活 10g，柴胡 10g，前胡 10g，川芎 10g，桔梗 10g，炒枳壳 10g，地肤子 30g，土茯苓 30g，炙甘草 12g，生姜 10g，大枣 5 枚。7 剂，每日 1 剂，每剂煎两次，每次煎半小时。

2007 年 1 月 12 日二诊：皮肤已经不痒，患者恐其反复，再取上方 5 剂巩固之。

按　　以上 4 例均是用荆防败毒散治愈的瘾疹（寒冷性荨麻疹）患者。荆防败毒散与麻黄汤或麻黄加术汤，均可用于瘾疹（寒冷性荨麻疹），但荆防败毒散发汗解表的程度要比后两方轻得多，且无麻黄之不良反应，临床宜酌情选用。

 三　甘露饮

【方　源】　宋《太平惠民和剂局方》卷六（绍兴续添方）甘露饮：治丈夫、妇人、小儿胃中客热，牙宣口气，齿龈肿烂，时出脓血，目睑垂脱，常欲闭合，或即饥烦，不欲饮食，及赤目肿痛，不任凉药，口舌生疮，咽喉肿痛，疮疹已发、未发，皆可服之。又疗脾胃受湿，瘀热在里，或醉饱房劳，湿热相搏，致生疸病，身面皆黄，肢体微肿，胸满气短，大便不调，小便黄涩，或时身热，并皆治之。

枇杷叶（刷去毛） 干熟地黄（去土） 天门冬（去心，焙） 枳壳（去瓤，麸炒） 山茵陈（去梗） 生干地黄 麦门冬（去心，焙） 石斛（去芦） 甘草（炙） 黄芩

上等分，为末。每服二钱，水一盏，煎至七分，去滓，温服，食后，临卧。小儿一服分两服，仍量岁数，加减与之。

【病　　机】　胃中湿热。

【功　　用】　清热养阴，行气利湿。

【临床应用】

（一）牙龈炎

病例1.李某，女，43岁，河南登封人。病历号：1710044。2018年12月17日初诊。

主　诉｜唇干裂，口苦，牙龈萎缩或出血半年。

现病史｜半年前无明显原因出现唇干裂，口苦，牙龈萎缩或出血，近2个月明显消瘦（体重下降4kg），牙龈肿痛，空腹血糖7.71mmol/L（未服降糖西药），患者有乙型肝炎"大三阳"病史。饮食、二便可，舌质红，苔薄白，脉滑。

辨　病｜牙龈炎。

辨　证｜甘露饮证。

处　方｜茵陈15g，生地黄12g，熟地黄12g，麦冬12g，天冬12g，石斛12g，炒枳壳10g，黄芩10g，枇杷叶12g，地骨皮30g，甘草10g。7剂，每日1剂，每剂煎两次，每次煎半小时。

2019年2月26日二诊：前症大减，血糖6.74mmol/L，再服上方14剂。

2019年4月16日三诊：牙龈肿痛、唇干裂、口苦均消失，血糖6.10mmol/L。

处　方｜茵陈15g，生地黄20g，熟地黄20g，麦冬15g，天冬15g，石斛12g，炒枳壳10g，黄芩10g，黄连10g，地骨皮40g，甘草10g。20剂。嘱其控制饮食，忌食甜食，多走路，注意血糖变化。

病例2.陈某，女，64岁，洛阳偃师人。病历号：19030237。2019年3月11日初诊。

现病史丨患者舌边痛，无溃疡，上腹不适，左侧牙龈肿痛，咽干，二便可，舌质红，苔薄白，脉弦。

辨　病丨牙龈炎。

辨　证丨甘露饮证。

处　方丨茵陈20g，生地黄12g，熟地黄20g，麦冬12g，天冬10g，石斛12g，炒枳壳10g，地骨皮20g，枇杷叶10g，栀子10g，甘草10g。10剂，每日1剂，每剂煎两次，每次煎半小时。

2019年3月21日二诊：服上方后，除仍咽干外，余症均消失，再服上方14剂。

（二）齿衄

病例1.李某，女，54岁，郑州市人。病历号：170860078。2018年12月14日初诊。

主　诉丨口干苦，夜间吐红色唾液、尿黄2个月。

现病史丨2个月前无明显原因出现口干苦，夜间吐红色唾液，尿黄，饮食、大便尚可，舌质红，苔薄白乏津，脉弦。

辨　病丨齿衄。

辨　证丨甘露饮证。

处　方丨茵陈20g，生地黄10g，熟地黄10g，麦冬10g，天冬10g，石斛10g，炒枳壳10g，黄芩10g，栀子10g，枇杷叶12g，甘草10g。7剂，每日1剂，每剂煎两次，每次煎半小时。

2019年1月7日二诊：口不苦，尿不黄，红色唾液减少三分之二。

处　方丨茵陈20g，生地黄15g，熟地黄15g，麦冬12g，天冬12g，石斛12g，炒枳壳10g，黄芩10g，栀子10g，枇杷叶12g，甘草10g。12剂。

病例2.荆某，女，56岁，河南鹿邑县人。病历号：13120468。2013年12月23日初诊。

主　诉丨晨起唾液带血半年。

现病史丨患者半年前出现晨起唾液带血，舌边痛（无溃疡），口干苦涩，便秘3年，舌质红，苔薄白，脉弦。

辨　病丨齿衄。

辨　证丨甘露饮证。

处　方丨茵陈30g，生地黄30g，熟地黄30g，麦冬12g，天冬12g，石斛12g，炒枳壳10g，枇杷叶12g，生石膏30g，知母15g，栀子10g，甘草10g。

14 剂，每日 1 剂，每剂煎两次，每次煎半小时。

2014 年 10 月 29 日二诊：去年服中药后舌痛、口干、便秘、晨起唾液带血均消失，近来又出现晨起唾液带血，手指晨僵，余无不适。

处　方｜茵陈 30g，生地黄 30g，熟地黄 30g，麦冬 12g，天冬 12g，石斛 12g，炒枳壳 10g，枇杷叶 12g，生石膏 30g，知母 15g，栀子 10g，甘草 10g，桂枝 12g。20 剂。

2014 年 11 月 26 日三诊：唾液已不带血，晨僵好转，再服上方 14 剂巩固之。

按　　　甘露饮主要用于既有阴虚胃热，又有湿阻气滞之症。上述病案中后 2 例均为唾液带血，而唾液带血往往是齿衄所致，甘露饮对其效果较好。

四　七味白术散

【方　　源】　北宋·钱乙《小儿药证直诀》白术散：治脾胃久虚，呕吐泄泻，频作不止，精液苦竭，烦渴躁，但欲饮水，乳食不进，羸瘦困劣，因而失治，变成惊痫，不论阴阳虚实，并宜服。

人参（二钱五分）　白茯苓（五钱）　白术（五钱，炒）　藿香叶（五钱）木香（二钱）　甘草（一钱）　葛根（五钱，渴者加至一两）

上㕮咀，每服三钱，水煎，热甚发渴，去木香。

【病　　机】　脾胃虚弱，湿滞津亏。

【功　　用】　健脾益气，祛湿生津。

【临床应用】　主要用于夜间口干而排除糖尿病、五官科等疾病者。

口干症

病例 1. 马某，女，46 岁，干部，陕西西安人。病历号：13110053。2013年 11 月 4 日初诊。

主　诉｜手足冷，夜尿频，夜间口干 2 年。

现病史｜2 年前无明显原因出现手足冷，夜尿频，夜间口干，血糖正常，便溏，每日 1～2 次，舌质淡红，苔薄白，脉沉。

辨　病｜口干症。

辨　证｜栝蒌瞿麦丸证。

处　方｜生山药 50g，茯苓 20g，瞿麦 10g，制附子 6g，天花粉 12g，白术 12g，炙甘草 12g。12 剂，每日 1 剂，每剂煎两次，每次久煎 1 小时。

2013 年 12 月 9 日二诊：手足冷大减，仍夜尿频，口干。改用七味白术散治之。

处　方｜党参 20g，白术 12g，茯苓 20g，砂仁 9g，藿香 10g，葛根 20g，木香 6g，益智仁 20g，炙甘草 15g。12 剂。

2014 年 9 月 19 日三诊：服上方后前症均愈。近来失眠汗出，改用归脾汤加减治之。

病例 2. 毛某，男，65 岁，司机，河南新乡人。病历号：14040206。2014 年 4 月 14 日初诊。

主　诉｜口干渴 10 年。

现病史｜10 年前出现口干渴，欲热饮，夜甚，便溏，尿多，曾查血糖、前列腺等均正常，舌质淡红，苔薄白，脉沉弦。

辨　病｜口干症。

辨　证｜七味白术散证。

处　方｜党参 20g，白术 15g，茯苓 15g，葛根 15g，木香 10g，藿香 12g，炙甘草 12g。7 剂，每日 1 剂，每剂煎两次，每次煎半小时。

2014 年 5 月 5 日二诊：夜间口干渴大减，上方加生山药 60g，14 剂。

2015 年 3 月 15 日电话随访，言其前症均愈。

按　　　口干一症，病症较为复杂，如消渴、干燥综合征、鼾症等，排除此类病症后，仅夜间口干，或渴或不渴，便溏，舌质淡红者，往往是七味白术散证，乃脾虚津液不能上升布散所致，应慎用养阴润燥剂。

五　清燥汤

【方　　源】　金·李东垣《脾胃论》卷下《湿热成痿肺金受邪论》：六七月之间，湿令大行，子能令母实而热旺，湿热相合，而刑庚大肠，故寒凉以救之。燥金受湿热之邪，绝寒水生化之源，源绝则肾亏，痿厥之病大作，腰以下痿软瘫痪，不能动，行走不正，两足欹侧。以清燥汤主之。

清燥汤

黄连（去须）　酒黄柏　柴胡以上各一分　麦门冬　当归身　生地黄　炙甘草　猪苓　曲以上各二分　人参　白茯苓　升麻以上各三分　橘皮　白术　泽泻以上各五分　苍术一钱　黄芪一钱五分　五味子九枚。

上㕮咀，如麻豆大，每服半两，水二盏半，煎至一盏，去滓，稍热，空心服。

【病　　机】　脾气亏虚，湿热内蕴。

【功　　用】　健脾益气，清热利湿。

【临床应用】

（一）艾滋病合并空泡性脊髓病

张某，女，38岁，农民，河南某县人。于2007年7月24日初诊。

主　诉｜四肢无力1周。

现病史｜患者艾滋病毒阳性，未服抗病毒药，因四肢肌力持续下降1周，到某传染病医院，经脑CT、磁共振检查确诊为艾滋病合并空泡性脊髓病。因目前尚无适当治疗方法，遂转回乡卫生院维持治疗。刻诊：卧床不起，双上肢不能抬高，感觉异常，有触电感，双下肢纹丝不动，语声低微，周身无力，大便干，数日一行，小便黄，舌正红，苔薄白，脉弦。查体：双上肢肌力2级，双下肢肌力为0。

辨　病｜痿证（艾滋病合并空泡性脊髓病）。

辨　证｜清燥汤证。

处　方｜党参20g，苍术15g，白术15g，黄芪80g，升麻10g，柴胡10g，陈皮10g，当归12g，黄柏10g，黄连3g，猪苓15g，泽泻15g，茯苓15g，枸杞30g，甘草15g。6剂，每日1剂，每剂煎两次，每次煎半小时。

2007年8月7日二诊：病情明显改善，双下肢肌力大为提高，查体：双下肢肌力3级。上方加葛根30g，白扁豆30g，萆薢30g，7剂。

2007年8月14日三诊：患者已能在床上翻身，面色红润，语言清晰有力，双下肢抬起有力，但不能站立，气短消失，易出汗，饮食增加，小便正常，大便4～5日一行。舌淡，苔少，脉沉。上方去白扁豆、萆薢，加山茱萸30g，继服7剂。

此后，以上方为基础加减，病情持续好转，每周都有进步。2007年9月11日可以下地行走，但行走不稳，有共济失调表现；2007年10月2日可以上楼，但下蹲后不易起立。查体：肌力正常。2007年10月23日下蹲后可以起立，步履如常，并告诉近日查CD4$^+$T细胞306/μl。继以上方加淫羊藿15g，巴戟天30g，怀牛膝20g，巩固疗效。2007年11月20日又服7剂后停药。2012年4月2日因月经不调来诊，言其至今劳动、生活一切正常。

按　　本案原载于《李发枝治疗艾滋病经验集》，因用清燥汤治疗该病仅此1例，对读者也许有参考意义，故重录于此。

（二）颈椎间盘突出（脊髓型）

任某，男，48岁，农民，河南偃师人。2001年5月5日初诊。

主　诉｜下肢痿软无力，进行性加重2个月。

现病史｜患者2个月前出现下肢无力，在某骨科医院诊为C4-5、C5-6椎间盘突出（脊髓型），并建议其手术治疗。因惧怕手术风险而求余诊治。刻诊：形体消瘦，下肢痿软无力，行走不便，需人扶持，足底如踩棉花感，饮食、二便尚可，舌质淡红，苔薄白，脉沉。

辨　病｜痿证（颈椎间盘突出脊髓型）。

辨　证｜清燥汤证。

处　方｜党参15g，苍白术各15g，黄芪60g，升麻10g，柴胡10g，陈皮10g，当归10g，黄柏12g，黄连3g，猪苓15g，泽泻20g，茯苓15g，生地黄12g，麦冬10g，五味子10g，神曲12g，葛根30g，萆薢30g，炙甘草10g。7剂。每日1剂，每剂煎两次，每次煎半小时。

2001年5月12日二诊：下肢较前有力，行走不需人扶持，此后以上方加减续服，症状逐渐减轻，共服药4个月，症状消失，行走如常而愈，惜未做CT复查。

按　　　脊髓型颈椎病早期表现为单侧或双侧下肢麻木痿软，行走困难等。余认为其临床表现属痿证范畴，它与表现为上肢或下肢疼痛者治疗方法有所不同，痿软无力属痿证，宜用清燥汤，如本例；上下肢疼痛属痹证，宜补中益气汤加味。此外，余15年前曾用清燥汤加减治愈2例省级医院确诊为脊髓炎患者，惜未保存资料。

六　补中益气汤

【方　　源】　金·李东垣《脾胃论·饮食劳倦所伤始为热中论》：然则奈何？惟当以辛甘温之剂，补其中而升其阳，甘寒以泻其火则愈矣。经曰：劳者温之，损者温之。盖温能除大热，大忌苦寒之药损其脾胃。脾胃之证，始得则热中，今立治始得之证。

黄芪（病甚，劳役热者一钱）　甘草（炙）以上各五分　人参（去芦，有嗽去之）三分

以上三味，除湿热烦热之圣药也。

当归身二分（酒焙干或日干，以和血脉）　橘皮不去白二分或三分（以导滞气，又能益元气，得诸甘药乃可，若独用泻脾胃）　升麻二分或三分（引胃气上腾而复其本位，便是行春升之令）　柴胡二分或三分（引清气，行少阳之气上升）　白术三分（除胃中热，利腰脐间血）

上件药㕮咀，都作一服，水二盏，煎至一盏，量气弱、气盛，临病斟酌水盏大小，去粗，食远稍热服，如伤之重者，不过二服而愈，若病日久者，从权立加减法治之。

【病　　机】　脾胃气虚，清阳下陷。

【功　　用】　补中益气，升阳举陷。

【临床应用】　主要用于颈椎病、腰椎病、重症肌无力、发热等病症。

（一）颈椎病

病例1.李某，女，39岁，职员，河南鹿邑县人。病历号：17040151。2017年4月20日初诊。

主 诉｜头晕，项背痛，上肢麻，活动后加重3年。

现病史｜3年前活动后出现头晕，项背痛，上肢麻，伴失眠，便秘。2017年4月13日磁共振颈椎平扫示：颈椎体增生；C3-4、C4-5椎间盘膨出；C6-7椎间盘突出。舌质淡红，苔薄白，脉沉弦。

辨 病｜颈椎病。

辨 证｜补中益气汤证。

处 方｜党参15g，白术15g，黄芪60g，升麻10g，柴胡10g，陈皮10g，当归12g，黄柏12g，葛根30g，泽泻30g，炒苏子15g，白芍15g，甘草10g。7剂，每日1剂，每剂煎两次，每次煎半小时。

2017年5月17日二诊：头晕、颈痛、上肢麻大减，但右足底胀，双膝关节以下酸沉。上方加桑寄生30g，威灵仙20g，片姜黄10g。14剂。

2017年6月14日三诊：前症再减，继服上方20剂。

2017年7月7日四诊：诸症消失，再服上方14剂巩固之。

病例2.李某，女，34岁，会计，郑州市人。病历号：19060143。于2019年6月19日初诊。

主 诉｜项部痛半月，唇舌麻2天。

现病史｜半月前出现项部不适、疼痛，2天前出现舌头、口唇麻，皮肤痒，饮食、二便可，舌正红，苔薄白，脉弦。

辨 病｜颈椎病。

辨 证｜补中益气汤证。

处 方｜党参15g，白术15g，黄芪60g，升麻10g，柴胡10g，陈皮10g，当归12g，黄柏12g，葛根30g，泽泻30g，炒苏子12g，丹参20g，防风12g，蝉蜕12g，甘草10g。7剂，每日1剂，每剂煎两次，每次煎半小时。嘱其适当活动，少看电脑、手机。

2019年6月27日二诊：皮肤不痒，舌麻、唇麻、项痛均消失，上方去丹参、防风、蝉蜕，再取10剂巩固之。

病例3.孔某，男，26岁，审计员，郑州市人。病历号：19020113。于2019年2月21日初诊。

主 诉｜项部困痛1年。

现病史 | 1 年前工作劳累后出现项部困痛，曾拍颈部 X 线片诊为颈椎病，饮食、二便可，舌质正红，苔薄白，脉弦。

辨　病 | 颈椎病。

辨　证 | 补中益气汤证。

处　方 | 人参 10g，白术 18g，黄芪 60g，升麻 6g，柴胡 12g，当归 10g，陈皮 6g，黄柏 12g，葛根 30g，泽泻 30g，甘草 12g。10 剂，中药颗粒剂，日 1 剂，早晚各 1 次，开水冲服。

2019 年 3 月 5 日二诊：项困痛基本消失，近 2 天咽痛，上方加桔梗 20g，12 剂。

2019 年 5 月 17 日三诊：项困痛愈，近来感冒咳嗽，改方治其感冒，处方从略。

病例 4. 汪某，女，32 岁，教师，河南杞县人。病历号：17120009。于 2017 年 12 月 1 日初诊。

主　诉 | 项困不适，说话多则两颊木痛 6 年。

现病史 | 6 年前讲课后出现项困不适，说话多则两颊木痛，曾做颈部 CT 示：C3-4、C4-5、C5-6 椎间盘膨出。余无不适，舌质正红，苔薄白，脉弦。

辨　病 | 颈椎病。

辨　证 | 补中益气汤证。

处　方 | 党参 10g，白术 12g，黄芪 60g，升麻 6g，柴胡 12g，当归 10g，陈皮 6g，黄柏 12g，葛根 30g，泽泻 30g，甘草 12g。12 剂，中药颗粒剂，日 1 剂，早晚各 1 次，开水冲服。

2018 年 5 月 8 日二诊：服上方后，讲课、说话多两颊未再木痛，现头晕、耳鸣 10 天，舌脉同前，上方加蔓荆子 12g，五味子 12g。14 剂。

2018 年 9 月 7 日三诊：头晕耳鸣愈，两颊木痛未再发作，此次因月经量少来诊，调方治其月经病，处方从略。

按　　余认为颈椎病与腰椎病，其关键都在于固定椎体的肌肉因疲劳而松弛，导致椎体局部内外平衡失调，椎体不稳，椎间隙变窄，或椎间盘突出、膨出，局部血管、神经受压，周围组织充血水肿渗出，进而出现麻木、疼痛等症状。脾主肌肉，健脾益气是治疗颈椎病或腰椎病的总原则，补中益气汤是基本方，再根据不同部位、不同症状加减药物。如颈椎病者，加葛根、泽泻、黄柏活血化瘀，利水清热，以消除局部组织水肿渗出，改善其血液循环；麻者加炒苏子或炒白芥子以豁痰；上肢痛者加白芍以缓急止痛；耳鸣者加蔓荆子、五味子以疏风清热。需要指出，前已述及，当归芍药散加味亦可治疗颈椎病，但补中益气汤加味所治者，均是活动或劳累后加重明显，二者需要鉴别。腰椎病者，加炒杜仲、川续断、盐补骨脂以补肾壮腰；下肢痛加白芍、川牛膝以缓急止痛，通经络；下肢麻加炒苏子或炒白芥子以豁痰。

上述 4 例均用补中益气汤加味治疗，诸症得以缓解或消除，例 1、例 2 均有麻的表现，均加炒苏子以豁痰（明·张三锡《医学六要·麻木门》云："荣卫滞而不行则麻木，如坐久压住一处麻不能举，理可见矣，麻则属痰属气，木则全属湿痰死血。"）；例 4 则是说话多两颊痛，颈部不适，实为气虚而然。

（二）腰椎病

病例 1. 杨某，男，77 岁，退休干部，郑州市人。病历号：130600253。于 2013 年 6 月 24 日初诊。

主　诉｜腰及左下肢疼痛 1 个月。

现病史｜1 个月前出现腰及左下肢疼痛，行走加重。于 2013 年 6 月 20 日查腰部 CT 示：L3-4、L4-5、L5-S1 椎间盘突出，腰椎退行性改变。去年因颈椎病而头晕、耳鸣，余用补中益气汤加味治疗而愈，平时血压高，服西药可控。刻诊：腰及左下肢疼痛，行走加重，饮食、二便可，舌质正红，苔薄白，脉弦。

辨　病｜腰痛（腰椎间盘突出）。

辨　证｜补中益气汤证。

处　方｜党参 15g，白术 15g，黄芪 60g，升麻 6g，柴胡 10g，陈皮 6g，当归 10g，炒杜仲 12g，川续断 15g，盐补骨脂 12g，葛根 30g，泽泻 30g，白芍 20g，甘草 10g。12 剂，每日 1 剂，每剂煎两次，每次煎半小时。

2013 年 7 月 8 日二诊：腰及左下肢痛均稍减，继服上方 15 剂。

此后上方一直服至 2013 年 10 月 15 日，行走活动自如而停药。

病例 2. 王某，女，43 岁，农民，河南西平县人。病历号：19050147。2019 年 5 月 20 日初诊。

主　诉｜右下肢麻木，时轻时重 20 年，加重 3 个月。

现病史｜20 年前出现右下肢麻木，时轻时重。此次加重 3 个月，于 2019 年 3 月 26 日做腰椎间盘 CT 平扫示：L3-4、L4-5、L5-S1 椎间盘突出；腰椎退行性病变；腰椎生理曲度异常，以上请结合临床。刻诊：右下肢麻木，活动或劳累后加重，饮食、二便可，舌质淡红，苔薄白，脉沉弦。

辨　病｜肢麻症（腰椎间盘突出）。

辨　证｜补中益气汤证。

处　方｜党参 15g，白术 15g，黄芪 60g，升麻 10g，柴胡 10g，陈皮 6g，当归 12g，炒杜仲 12g，川续断 15g，盐补骨脂 12g，炒白芥子 12g，甘草 10g。12 剂，每日 1 剂，每剂煎两次，每次煎半小时。

2019 年 6 月 14 日二诊：右下肢麻木大减，继服上方 20 剂。

2019 年 7 月 5 日三诊：右下肢麻木基本消失，再服上方 30 剂巩固之。

病例 3. 丁某，女，71 岁，农民，河南荥阳人。病历号：19020137。2019 年 2 月 27 日初诊。

主　诉｜腰痛，活动后加重 3 年。

现病史｜3 年前出现腰痛，活动后加重。高血压 5 年，服西药可控，血糖偏高（6.50mmol/L）。2016 年 12 月 26 日做磁共振检查示：C4-5、C5-6、C6-7 椎间盘突出、变性；颈椎退行性改变；L1-2、L2-3、L4-5 椎间盘膨出、变性；腰椎退行性变性。刻诊：腰痛活动后加重，痛甚则放射至双下肢，与天气冷热无关，饮食、二便可，舌质正红，苔薄白，脉弦。

辨　病｜腰痛（腰椎间盘膨出）。

辨　证｜补中益气汤证。

处　方｜人参 12g，白术 20g，黄芪 60g，升麻 6g，柴胡 6g，陈皮 6g，当归 12g，炒杜仲 15g，川续断 15g，盐补骨脂 12g，黄连 10g，甘草 10g。7 剂，每日 1 剂，每剂煎两次，每次煎半小时。

2019 年 3 月 6 日二诊：腰痛稍减，再服上方 12 剂。

2019 年 3 月 20 日三诊：腰痛再减，但站久或劳累后则双下肢麻痛加重。一般情况下，若是单纯的腰椎间盘突出，症状应当再减轻，今双下肢麻痛加重，可能是糖尿病周围神经病变（虽然血糖稍高）。

辨　病｜腰痛（糖尿病周围神经病变）。

辨　证｜桑皮饮证。

处　方｜桑白皮 10g，葛根 20g，地骨皮 30g，柴胡 10g，黄芩 10g，玄参 20g，天冬 12g，麦冬 12g，川木通 6g，黄连 10g，威灵仙 20g，人参 12g，炒苍术 20g，黄芪 60g，升麻 6g，甘草 10g，生姜 10g，葱白 1 寸为引。7 剂，每日 1 剂，每剂煎两次，每次煎半小时。

2019 年 4 月 3 日四诊：腰及下肢麻痛大减，再服上方 14 剂。

2019 年 10 月 1 日电话随访，腰已不痛，双下肢麻痛基本消失。

病例 4. 郑某，男，27 岁，职员，郑州市人。病历号：19060119。2019 年 6 月 17 日初诊。

主　诉｜间断性右侧腰痛及右侧下肢酸痛 3 年。

现病史｜3 年前患者出现间断性右侧腰痛及右侧下肢酸痛，此次发作 2 个月。曾于 2018 年 3 月 12 日做腰部 CT 平扫示：L3-4、L5-S1 椎间盘膨出并突出；L4-5 椎间盘膨出；腰椎骨质增生。刻诊：右侧腰痛，右下肢酸痛，活动后或久坐劳累均加重，饮食、二便可，舌质正红，苔薄白，脉弦。

辨　病｜腰痛（腰椎间盘突出）。

辨　证｜补中益气汤证。

处　方｜党参 20g，白术 18g，黄芪 60g，升麻 12g，柴胡 12g，陈皮 6g，当归 10g，炒杜仲 20g，川续断 20g，盐补骨脂 20g，白芍 20g，甘草 9g。7 剂，中药颗粒剂，日 1 剂，早晚各 1 次，开水冲服。

2019 年 6 月 26 日二诊：腰腿痛均大减，继服上方 14 剂。

2019 年 7 月 11 日三诊：腰腿痛基本愈，再服上方 14 剂。

病例 5. 郑某，女，68 岁，退休职工，河南新郑市人。病历号：2019030031。2019 年 3 月 5 日初诊。

主　诉｜腰痛 5 天。

现病史｜患者去年 12 月因眩晕在医院诊断为腔隙性脑梗死，住院治疗后，眩晕减轻而出院。2019 年 3 月 1 日因腰痛在该院做腰部 CT 示：L3-4、L4-5、L5-S1 椎间盘膨出。刻诊：腰痛，左下肢麻痛，白天久坐后腰痛加重，夜间下肢麻痛重，阴天症状加重 1 个月，时有头晕，饮食、二便可，血压、血糖正常，舌质淡红，苔薄白，脉弦。

辨　病｜腰痛（腰椎间盘膨出）。

辨　证｜补中益气汤证。

处　方｜党参 20g，白术 15g，黄芪 60g，升麻 10g，柴胡 10g，陈皮 10g，当归 12g，黄柏 12g，葛根 30g，泽泻 30g，炒苏子 15g，炒杜仲 12g，川续断 15g，盐补骨脂 12g，甘草 10g。10 剂，每日 1 剂，每剂煎两次，每次煎半小时。

2019 年 3 月 31 日二诊：腰痛大减，下肢麻时有，再服上方 16 剂。

2019 年 10 月 2 日电话随访，言其腰痛腿麻均愈。

病例 6. 王某，男，38 岁，职员，河南新乡市人。病历号：18030150。2018 年 3 月 19 日初诊。

主　诉｜背腰冷痛 2 年，加重 1 年。

现病史｜2 年前无明显原因出现腰背冷痛，阳痿，双下肢胀（不肿），汗出，加重 1 年。2017 年 4 月 5 日磁共振检查报告示：L5-S1 椎间盘突出；L2、L3 椎体水平脊髓内异常信号，考虑脂肪信号，请结合临床；L5-S1 椎间盘变性；腰椎骨质增生；腰背部皮下软组织肿胀，建议结合临床定期复查。刻诊：腰背冷痛，双膝关节痛，易汗出，下肢胀，阳痿，舌淡红，苔薄白，脉沉弦。

辨　病｜腰痛（椎间盘突出）。

辨　证｜补中益气汤证。

处　方｜党参 15g，白术 15g，黄芪 60g，升麻 10g，柴胡 10g，陈皮 6g，当归 10g，葛根 20g，泽泻 20g，防己 20g，炒杜仲 12g，川续断 15g，盐补骨脂 12g，甘草 10g。10 剂，每日 1 剂，每剂煎两次，每次煎半小时。

2018 年 3 月 29 日二诊：腰背冷痛、双膝关节痛、汗出均稍减。上方加淡附片 12g，桂枝 15g，白芍 15g。12 剂，每日 1 剂，每剂煎两次，每次久煎 1 小时。

2018 年 4 月 29 日三诊：前症均再减，继服上方 15 剂。

2018 年 5 月 9 日四诊：腰背冷痛、膝关节痛、汗出基本愈，阳痿稍好。此次感冒咳嗽半月，改方治其感冒咳嗽，处方从略。

按　　以上 6 例均是椎间盘突出或膨出患者，均用补中益气汤加炒杜仲、川续断、盐补骨脂等治疗，但兼症不同，加用药物也不一样，如例 1 伴下肢痛及原有颈椎病，故加白芍、葛根、泽泻；例 2 以右下肢麻为主症，故加炒白芥子；例 3 因伴血糖偏高，初诊、二诊腰痛缓解，但下肢麻痛加重，故改按糖尿病周围神经病变，用余治疗该病的桑皮饮，症状基本消失，对此临床应注意鉴别；例 4 右侧腰痛及右下肢酸痛，故只加白芍；例 5 原有眩晕，现又腰痛腿麻，故加葛根、泽泻、黄柏、炒苏子；例 6 腰背冷痛，膝关节痛，汗出，下肢胀，阳痿，因寒湿较重，故加淡附片、防己、葛根、泽泻、桂枝、白芍等。

（三）重症肌无力

病例 1. 孙某，男，52 岁，公务员，郑州市人。病历号：15070251。于 2015 年 7 月 22 日初诊。

主　诉｜视物成双 1 年，加重 4 个月。

现病史｜患者 1 年前无明显原因出现视物成双。4 个月前症状加重，2015 年 6 月 15 日住院治疗。抗乙酰胆碱受体抗体阳性。胸部 CT：平扫未见明显异常。腋神经重复电刺激衰减试验阳性。新斯的明试验阴性。出院诊断：重症肌无力可能。于 2015 年 7 月 7 日到北京某医院检查诊断：重症肌无力，IIA 型；前上纵隔密度不匀软组织影，待诊。建议：暂可考虑先按重症肌无力对症治疗，必要时考虑胸腺摘除。刻诊：左眼复视，饮食、二便可，舌质正红，苔薄白。脉浮虚。

辨　病｜视歧（眼肌型重症肌无力）。

辨　证｜补中益气汤证。

处　方｜人参 15g，白术 18g，黄芪 60g，升麻 6g，陈皮 6g，当归 10g，葛根 30g，羌活 6g，白芷 6g，防风 10g，甘草 15g。10 剂，中药颗粒剂，日 1 剂，早晚各 1 次，开水冲服。

2015 年 8 月 5 日二诊：症稍减，但便溏，每日 2 次，上方加生薏苡仁 30g，扁豆 30g，14 剂。

2015 年 9 月 8 日三诊：复视大减。

处　方｜人参 20g，炒苍术 24g，白术 24g，黄芪 60g，升麻 10g，陈皮 10g，柴胡 12g，当归 10g，葛根 30g，羌活 10g，白芷 10g，防风 10g，黄柏 12g，炙甘草 15。14 剂，每日 1 剂，每剂煎两次，每次煎半小时。

2016 年 3 月 10 日四诊：上方服后复视消失，近来工作劳累又出现复视，舌脉同前。仍服去年 9 月 8 日方 30 剂。

2019 年 5 月 30 日五诊：上方 2016 年又服 30 剂，复视已愈，近 20 天劳累后症状复发。现双目复视，左眼较重。遂入住医院中西药并用治疗，效果不佳，目前仍在治疗中。

病例 2. 苏某，男，59 岁，个体经营者，辽宁大连市人。病历号：17050159。2017 年 5 月 20 日初诊。

主　诉｜双侧眼睑下垂 5 个月。

现病史｜患者于 2017 年 3 月 20 日以右侧眼睑下垂 2 个月、左侧眼睑下垂 1 个月、加重 2 天为主诉住院治疗。入院后完善相关检查，实验室检查：血糖

6.87mmol/L；自身抗体谱：抗乙酰胆碱受体抗体 16.66nmol/L，抗连接素抗体 6.535nmol/L，抗肌肉特异性酪氨酸激酶受体抗体 < 0.4U/ml，余未见明显异常；多功能神经肌肉功能监测示：双侧眼轮匝肌重复衰减试验（低频、高频）阳性。新斯的明试验阴性。肝胆胰脾肾彩超示：肝弥漫性回声改变；肝多发囊肿；胆囊结石；前列腺体积增大并多发钙化灶。胸部 CT：右肺上叶、左肺下叶小结节，考虑炎性，右肺下叶炎症。左肺肺大疱。患者为单纯眼肌型重症肌无力，考虑暂不使用激素冲击治疗，给予溴吡斯的明缓解症状，患者服用溴吡斯的明，症状减轻，于 2017 年 3 月 28 日出院。出院诊断：重症肌无力；高血压病；空腹血糖受损。刻诊：双侧眼睑下垂 5 个月，劳累加重，晨起较轻，尿多，大便每日 3～5 次但成形，目前服溴吡斯的明 6 片 /d，未服降糖药，舌质正红，苔薄白，脉弦。

辨　病｜眼肌型重症肌无力。

辨　证｜补中益气汤证。

处　方｜人参 15g，炒苍术 15g，白术 15g，黄芪 60g，升麻 10g，陈皮 6g，柴胡 10g，当归 10g，葛根 30g，黄柏 12g，黄连 10g，泽泻 30g，甘草 6g。14 剂，每日 1 剂，每剂煎两次，每次煎半小时。

2017 年 6 月 6 日二诊：前症时轻时重，溴吡斯的明 6 片 /d，大便每日 3～5 次，血糖 10.1mmol/L，未服降糖药。

处　方｜人参 15g，炒苍术 30g，白术 15g，黄芪 60g，升麻 6g，陈皮 6g，柴胡 6g，当归 10g，葛根 20g，黄柏 12g，黄连 10g，泽泻 20g，干姜 12g，山药 30g，煨肉豆蔻 12g，盐补骨脂 12g，山萸肉 15g，地骨皮 30g，甘草 6g。14 剂，每日 1 剂，每剂煎两次，每次煎半小时。

2017 年 6 月 30 日三诊：眼睑下垂较前好转，血糖 8.70mmol/L，再服上方 60 剂。

2017 年 8 月 1 日四诊：眼睑下垂再好转，血糖 7.8mmol/L。嘱溴吡斯的明减为 5 片 /d。继服上方 60 剂。

2017 年 10 月 9 日五诊：诸症再好转，嘱溴吡斯的明减至 4 片 /d。再服上方 60 剂。

2017 年 12 月 11 日六诊：诸症再好转，嘱溴吡斯的明减至 3 片 /d。继服上方 30 剂。

2018 年 1 月 12 日七诊：溴吡斯的明自行减至 2 片，眼睑已不下垂，患者自认为大便次数多是溴吡斯的明引起的（该药不良反应之一），血糖 8.1mmol/L，偶有头痛。

处　方｜人参 15g，炒苍术 30g，白术 15g，黄芪 60g，升麻 6g，陈皮 6g，柴胡 6g，当归 10g，葛根 20g，黄柏 12g，黄连 10g，泽泻 20g，干姜 12g，山药 30g，茯苓 12g，白扁豆 30g，地骨皮 30g，羌活 6g，甘草 6g。60 剂，每日 1 剂，每剂煎两次，每次煎半小时。

此后患者间断服上方至 2018 年 12 月 30 日，停服溴吡斯的明 1 个月亦未见眼睑下垂，血糖 7.50mmol/L，停服中药。

2019 年 10 月 2 日电话随访，言其眼睑下垂未再发，仍血糖偏高，但未服降糖西药。

按　　　余认为眼肌型重症肌无力与脾气亏虚关系最为密切，脾主肌肉，眼肌亦为脾所主，故选用补中益气汤治之。例 1 伴有双侧上颌窦炎（无鼻炎症状），且用溴吡斯的明效果欠佳，故加葛根、羌活、白芷、防风、黄柏等祛风散寒清热药（全方涵御寒汤之意），诸症消失近 3 年。2019 年复发后未再用祛风散寒类药物，虽中西药同用效果亦差。

例 2 用溴吡斯的明有效，但大便次数多（每日 5 次）且伴有糖尿病，故初诊加葛根、黄柏、黄连、泽泻以泻热生津降血糖；二诊大便次数多可能是糖尿病腹泻，故加干姜、煨肉豆蔻、盐补骨脂、山药、山萸肉等，逐渐减少溴吡斯的明用量，眼睑下垂逐渐减轻，但大便次数不减；直到七诊，患者自感大便次数多是溴吡斯的明不良反应，才减去涩肠止泻之品，中西药并用近 2 年，终使重症肌无力得以近期治愈。

（四）发热

李某，男，73 岁，退休干部，郑州市人。病历号：16100013。2016 年 10 月 11 日初诊。

主　诉｜午后低热至天明热退 1 个月。

现病史｜1 个月前出现午后低热至天明热退，曾在省人民医院做多项检查，未发现阳性结果。今年 4 月因前列腺肥大做微创前列腺切除术，术后恢复良好。刻诊：午后低热（37.2～37.5℃）至天明热退，倦怠乏力，易汗出，便溏，每日 1 次，舌质淡红，少苔，脉稍数、时一止。

辨　病｜低热。

辨　证｜补中益气汤证。

处　方｜党参 20g，白术 12g，黄芪 40g，升麻 6g，柴胡 24g，当归 10g，陈皮 6g，桑白皮 20g，地骨皮 20g，甘草 12g。2 剂，中药颗粒剂，日 1 剂，早晚各 1 次，开水冲服。

2016 年 10 月 14 日二诊：低热同前，精神好转，舌脉同前。

处　方｜人参 15g，白术 15g，黄芪 60g，升麻 10g，柴胡 30g，当归 15g，陈皮 10g，桑白皮 30g，地骨皮 30g，炙甘草 12g。7 剂，每日 1 剂，每剂煎两次，每次煎半小时。

2016 年 10 月 21 日三诊：低热大减（36.9～37.1℃），近 2 天咳嗽无痰，上方加麦冬 15g，五味子 12g，7 剂。

四诊：未再发热，不咳嗽。再服上方 7 剂巩固之。

按　　本案之午后低热，舌淡红，少苔，颇似阴虚发热，但神疲乏力、易汗出、便溏则为气虚之象。余先师马建斋先生五十年代常用补中益气汤加桑白皮、地骨皮治疗小儿肺炎日久不愈者，效果较好。其后余将该方应用于原因不明的气虚发热，如本例，疗效亦佳。正如李东垣《脾胃论》所说："惟当以辛甘温之剂，补其中而升其阳，甘寒以泻其火则愈矣。"本例方中桑白皮、地骨皮，即泻白散，有清泻肺热作用，三诊干咳无痰又加麦冬、五味子，对低热的消退都起到一定作用。此外，余前几年尚用补中益气汤加桑白皮、地骨皮治疗艾滋病不明原因发热 10 余例，参见《李发枝治疗艾滋病经验集》。

七　升阳益胃汤

【方　源】　金·李东垣《脾胃论·肺之脾胃虚论》：脾胃之虚，怠惰嗜卧，四肢不收。时值秋燥令行，湿热少退。体重节痛，口苦舌干，食无味，大便不调，小便频数，不嗜食，食不消，兼见肺病，洒淅恶寒，惨惨不乐，面色恶而不和，乃阳气不伸故也，当升阳益胃，名之曰升阳益胃汤。

黄芪二两　半夏（汤洗，此一味脉涩者宜用）　人参（去芦）　甘草（炙）以上各一两　白芍药　防风（以其秋旺，故以辛温泻之）　羌活　独活以上各五钱　橘皮四钱　茯苓（小便利，不渴者勿用）　泽泻（不淋勿用）　柴胡　白术以上各三钱　黄连二钱

何故秋旺用人参、白术、芍药之类反补肺，为脾胃虚，则肺最受病，故因时而补，易为力也。

上㕮咀，每服三钱，生姜五片，枣二枚（去核），水三盏，同煎至二盏，去渣，温服，早饭午饭之间服之，禁忌如前。

【病　　机】　脾肺气虚，清阳不升，阴火上扰，湿热内蕴。

【功　　用】　升阳益胃，健脾补肺，祛湿热，泻阴火。

【临床应用】

成人斯蒂尔病

病例 1. 魏某，男，31 岁，小企业主，河南扶沟县人。病历号：16080106。2016 年 8 月 12 日初诊。

主　诉｜间断发热 4 年，伴髋关节痛 4 个月。

现病史｜2012 年因发热、皮疹被诊为成人斯蒂尔病，用激素治疗后热退。但 4 个月前停用激素后又发热，双髋关节痛，股骨头坏死（用激素所致）。现服泼尼松 1 片 /d，仍发热（37.8～38.0℃），双髋关节疼痛，汗出乏力，饮食、二便尚可，舌质红，苔薄白，脉浮数而虚。

辨　病｜发热（成人斯蒂尔病）。

辨　证｜升阳益胃汤证。

处　方｜羌活 10g，独活 10g，党参 20g，白术 20g，黄芪 60g，柴胡 30g，白芍 30g，黄连 6g，茯苓 15g，泽泻 20g，清半夏 12g，防风 10g，防己 20g，鹿角片 20g，桂枝 15g，甘草 20g。7 剂，每日 1 剂，每剂煎两次，每次煎半小时。

2016 年 8 月 23 日二诊：服上药后前症减，体温降至 37.2℃，前几天喝羊肉汤而口腔溃疡，泼尼松减至每日半片。上方加肉桂 6g，黄柏 10g，知母 12g，7 剂。

2016 年 11 月 2 日三诊：已不发热，汗出乏力减，口腔溃疡愈，双髋关节疼痛再减，双下肢又出现红色皮疹，舌质红，苔薄白，脉浮不数。2016 年 10 月 30 日查 C 反应蛋白 57.36mg/L，血沉 55mm/h，白细胞 11.71×10^9/L。

处　方｜羌活 10g，独活 10g，党参 20g，白术 20g，黄芪 60g，柴胡 30g，白芍 30g，黄连 6g，茯苓 15g，泽泻 20g，清半夏 12g，防风 10g，防己 20g，鹿角片 20g，桂枝 15g，肉桂 6g，黄柏 12g，地肤子 30g，甘草 20g。15 剂。嘱泼尼松减为 ¼ 片 /d。

上方服后，未再发热，皮疹消退，髋关节疼痛再减，故自取上方一直服至 2017 年 2 月 14 日，电话随访，言其泼尼松已停服 1 个月，未再发热，髋关节仍稍痛。

病例 2. 张某，女，27 岁，工人，济源市人。病历号：17020059。2017 年 2 月 9 日初诊。

主　诉｜反复发热、皮疹近 3 年。

现病史｜患者于 2014 年 8 月 17 日以发热 2 个月伴皮疹、咽痛、关节痛为主诉，经特需门诊检查，诊断为：成人斯蒂尔病，给予泼尼松 6 片 /d 及羟氯喹、甲氨蝶呤、钙片、叶酸等口服西药，服用 1 年（逐渐减量），诸症减轻，但当泼尼松减至 1 片 /d 时，又出现发热、皮疹、关节痛且伴甲状腺功能亢进。于 2015 年 9 月就诊，嘱其停用其他西药，给予泼尼松 4 片 /d，服用约半年（逐渐减量），诸症渐减以至消失。2017 年 1 月又出现发热、皮疹、关节痛，自服泼尼松 4 片 /d，2017 年 2 月 7 日查：白细胞 21.53×10^9/L，血沉 35mm/h。刻诊：发热（37.4 ~ 38.8℃），面部有红色皮疹，腕、膝关节轻微疼痛，咽痛，饮食、二便尚可，舌质红，苔薄白，脉浮稍数而虚。

辨　病｜发热（成人斯蒂尔病）。

辨　证｜升阳益胃汤证。

处　方｜人参 10g，炒苍术 30g，黄芪 60g，升麻 6g，柴胡 30g，黄连 9g，白芍 30g，清半夏 18g，防风 10g，羌活 12g，独活 10g，黄芩 10g，甘草 18g，陈皮 6g，茯苓 20g，泽泻 20g。7 剂，中药颗粒剂，日 1 剂，早晚各 1 次，开水冲服。

2017 年 2 月 15 日二诊：白细胞 19.58×10^9/L；血沉 32mm/h；C 反应蛋白 25.8mg/L。服上方后皮疹明显好转，只有 1 天不发热，其余时间仍低热。泼尼松 4 片 /d，上方加生牡蛎 30g，桂枝 18g，干姜 9g，天花粉 20g，7 剂。

2017 年 2 月 23 日三诊：服上方后最初体温下降至 37.7℃，后体温正常。但又有皮疹，手足关节痛，口腔溃疡。嘱其减泼尼松为 3¾ 片 /d。上方加防己 20g，7 剂。

2017 年 3 月 2 日四诊：又发热 1 天，其后体温正常，仍有口腔溃疡，关节痛。上方去生牡蛎，加淡附片9g。

处　方｜人参15g，炒苍术30g，黄芪60g，升麻6g，柴胡30g，黄连9g，白芍20g，清半夏24g，羌活12g，独活10g，黄芩10g，甘草18g，干姜12g，茯苓20g，泽泻20g，淡附片9g，防己20g。14剂。

2017年3月8日五诊：上方尚有8剂，又发热4天（最高39.2℃），但口腔溃疡、皮疹、关节痛均大减。另加生牡蛎30g，桂枝24g，天花粉20g，8剂，加入上方剩余的8剂中。

2017年3月16日六诊：昨天查白细胞14.18×10⁹/L，血沉27mm/h，未再发热，阴天手关节稍痛，仍有皮疹。泼尼松减至3¼片/d。再服上方7剂。

此后以上方加减（逐渐减泼尼松用量）服至2017年10月14日，停服泼尼松，未再发热，再取上方30剂以巩固之。

2017年11月14日微信随访，言其诸症未再发作。2019年2月15日微信随访，言其诸症未再反复，且已怀孕两月余。

按　　本病是难治病，糖皮质激素效果较好，但长期应用不良反应较大。如何运用中医药治疗该病，临床报道较少。《上海中医药杂志》1984年第3期刊有上海市第一人民医院张镜人等《变应性亚败血症的辨证论治探讨》的文章，该文认为"按中医辨证往往归之于温病范畴"，并小结了该院"从1975年到1981年间对6例变应性亚败血症进行中西医结合治疗情况"。《中医杂志》1999年第6期刊有丁邦晗等的文章《补中益气汤加味治疗成人Still病1例》，该文认为其"主要病机为气虚发热，效法李东垣甘温除热法，以补中益气汤为主"。笔者前几年曾治疗该病5例，尝试用过清瘟败毒饮、柴胡桂枝干姜汤、补中益气汤、四逆汤等，效果均不好。近年来治疗3例此病，其中2例均是用升阳益胃汤加减，逐渐撤减激素而病愈。为什么会想到用升阳益胃汤治疗该病？

李东垣《脾胃论·肺之脾胃虚论》云："脾胃之虚，怠惰嗜卧，四肢不收。时值秋燥令行，湿热少退。体重节痛，口苦舌干，食无味，大便不调，小便频数，不嗜食，食不消，兼见肺病，洒淅恶寒，惨惨不乐，面色恶而不和，乃阳气不伸故也，当升阳益胃，名之曰升阳益胃汤。"并在方后云："何故秋旺用人参、白术、芍药之类反补肺？为脾胃虚，则肺最受病，故因时而补，易为力也。"说明升阳益胃汤证是在脾胃气虚的状态下，肺金亦病，阳气不伸，阴火上扰。脾主四肢，肺主皮毛，脾病则体重节痛，肺病则皮肤红疹，阳气不升，阴火上扰则长期发热。故用升阳益胃汤升清阳，益脾胃，泻阴火。阳气升，阴火泻，则诸症消退。

糖皮质激素对该病有较好疗效，但长期应用会出现不良反应，如食欲增加、满月脸、水牛背、骨质疏松、肌肉萎缩等，而这些不良反应除与肾有关外，与脾胃的关系更大，如食欲增加，提示激素似有健脾胃之功，但满月脸、水牛背、肌肉萎缩则是脾胃亏虚、湿邪内停之象，故食欲增加的脾胃功能健旺是假象，而脾胃亏虚、湿邪内停才是激素不良反应的本质。

根据以往治疗该病的教训，加之上述两点思考，故选用升阳益胃汤以治之。例1因伴有股骨头坏死，故加鹿角片以补肾行血，桂枝、防己温阳利湿；例2合柴胡桂枝干姜汤，取其和解少阳枢机，温脾阳敛阴津，以利于脾胃功能恢复也，加附子者，有引火归原之意。

八 归脾汤

【方　源】　南宋·严用和《济生方·惊悸怔忡健忘门·健忘论治》归脾汤：治思虑过度，劳伤心脾，健忘怔忡。

【处　方】　白术　茯神（去木）　黄芪（去芦）　龙眼肉　酸枣仁（炒，去壳）各一两　人参　木香（不见火）各半两　甘草（炙）二钱半

上咬咀，每服四钱，水一盏半，生姜五片，枣子一枚，煎至七分，去滓，温服，不拘时候。

至明·薛己《正体类要》加当归、远志，使之成为目前常用的归脾汤。笔

者临床用的是《正体类要》归脾汤。

【病　　机】　　心脾气血两虚。

【功　　用】　　补益心脾，宁心安神。

【临床应用】　　归脾汤主要用于治疗抑郁、不寐、胸痹心痛（冠心病心绞痛、冠心病频发期前收缩、冠心病合并桥本甲状腺炎）等。

（一）郁证（抑郁症）

病例1.王某，女，46岁，河南开封人。2012年5月26日初诊。

主　诉｜心情低落1年。

现病史｜患者自述近1年来心情低落，对周围事物兴趣丧失，闷闷不乐，易疲劳，常出现幻觉、妄想，有自杀倾向，夜晚恐惧，失眠，在当地医院精神科诊断为抑郁症，服用盐酸舍曲林后症状减轻，但停药后症状反复。刻诊：患者心情低落，懒言少语，焦虑心烦，心中悸动，常烘热汗出，头晕沉，口干，月经量多，舌质淡，苔薄黄，脉沉细。

辨　病｜郁证（抑郁、焦虑症）。

辨　证｜归脾汤证。

处　方｜党参20g，炒白术12g，炙黄芪40g，当归20g，茯苓20g，制远志10g，炒酸枣仁20g，广木香6g，龙眼肉20g，熟地黄20g，淮小麦30g，夜交藤30g，黄柏10g，炙甘草15g，大枣10g。7剂，每日1剂，每剂煎两次，每次煎半小时。

2012年6月2日二诊：服上方后诸症均减轻，继服上方20剂。

后因他病来诊时告知服上药20剂后心情渐佳，焦虑、抑郁、妄想、失眠等症状均消失。

病例2.张某，女，38岁，河南驻马店市人。2014年5月20日初诊。

主　诉｜心情抑郁，悲伤欲哭2年。

现病史｜患者2年前因生气而情志抑郁，悲伤欲哭，不思饮食，倦怠乏力，少气懒言，头晕耳鸣。1年前在当地市医院诊断为抑郁症，服用氟哌噻吨美利曲辛片半年，诸症不减。刻诊：抑郁心烦，喜静，闻声易惊，眠差多梦，倦怠乏力，少气懒言，头晕耳鸣，喜悲伤欲哭，头皮紧，纳差，舌质淡红，苔薄白，脉沉细。

辨　病｜郁证（抑郁症）。

辨　证｜归脾汤证。

处　方｜党参 15g，炒白术 12g，炙黄芪 40g，当归 12g，茯苓 15g，制远志 10g，炒酸枣仁 12g，广木香 10g，龙眼肉 12g，淮小麦 30g，夜交藤 30g，葛根 20g，泽泻 20g，炙甘草 12g，大枣 5 枚。12 剂，每日 1 剂，每剂煎两次，每次煎半小时。

2014 年 6 月 9 日二诊：服上方后诸症均减，近来干呕，头冷。继服上方，葛根、泽泻加至 30g，另加清半夏 20g。再服上方 20 剂。

2014 年 6 月 30 日三诊：自诉心情舒畅，抑郁心烦、少气懒言等症状已全部消失，续服上方 10 剂巩固之。

病例 3. 李某，女，40 岁，干部，河南新乡人。2014 年 7 月 9 日初诊。

主　诉｜产后浑身不适 1 年。

现病史｜患者 1 年前产后出现上腹冷，全身恶风，背沉紧，或背热如被火炉烤，头目不清，倦怠乏力，抑郁，喜静恶动。在河南某省级医院住院，诊断为抑郁症，神经官能症。经治疗效不佳。刻诊：自觉上腹冷，全身恶风寒，心烦，抑郁，头目不清，倦怠乏力，背拘紧或热，月经延后，经期失眠头痛，舌质淡红，苔薄白，脉沉细。

辨　病｜郁证（抑郁症）。

辨　证｜归脾汤证。

处　方｜党参 20g，炒白术 15g，炙黄芪 40g，当归 15g，茯苓 15g，制远志 10g，炒酸枣仁 12g，广木香 10g，龙眼肉 12g，淮小麦 30g，夜交藤 30g，炙甘草 12g，生姜 10g，大枣 5 枚。12 剂，每日 1 剂，每剂煎两次，每次煎半小时。

2014 年 7 月 24 日二诊：上腹冷、恶风寒、心烦抑郁均大减。继服上方加桂枝 10g，12 剂。

2014 年 8 月 8 日三诊：诸症基本消失，续服上方 12 剂。

按　　抑郁、焦虑症病机较为复杂，归脾汤所治者为心脾气血两虚证。若见面赤、舌质红、狂躁、便秘等火热旺盛者，切不可用之。

（二）不寐（失眠）

病例 1. 翟某，女，59 岁，河南南阳人。2012 年 8 月 9 日初诊。

主　诉｜失眠 2 年。

现病史｜患者自述因家庭琐事常昼夜思虑，近 2 年来睡眠质量严重下降，每晚多则能睡 4 个小时，少则 2 小时，睡后乱梦纷纭，醒后再难入眠，痛苦异常，虽经中西医多方诊治，疗效欠佳。刻诊：失眠多梦，纳差，心悸，头晕沉，舌质黯淡，苔薄白，脉细涩。

辨　病 | 不寐（失眠）。

辨　证 | 归脾汤证。

处　方 | 党参 20g，炒白术 12g，炙黄芪 40g，当归 20g，茯苓 20g，制远志 12g，炒酸枣仁 20g，广木香 6g，龙眼肉 20g，淮小麦 30g，夜交藤 30g，柴胡 12g，黄芩 10g，川楝子 10g，炙甘草 15g，生姜 3 片，大枣 5 枚。15 剂，每日 1 剂，每剂煎两次，每次煎半小时。

2012 年 8 月 24 日二诊：服上方后每晚能睡 6 小时左右，精神渐好，多梦消失，食欲渐增，守上方 7 剂以善其后。

病例 2. 王某，男，32 岁，职员，河南新乡人。病历号：14060322。于 2014 年 6 月 30 日初诊。

平时失眠，前时因胸腹紧闷，入住某医院诊断为冠心病，治疗半月后症状好转而出院。刻诊：现仍失眠，每晚约睡 3 小时，白天头晕，活动则胸闷心悸，腰痛，颈痛，大便稍干，食欲、小便尚可，舌质淡红，苔薄白，脉沉细。

辨　病 | 不寐（失眠）。

辨　证 | 归脾汤证。

处　方 | 党参 15g，白术 15g，黄芪 60g，当归 15g，茯苓 15g，制远志 10g，炒酸枣仁 12g，木香 10g，龙眼肉 12g，淮小麦 30g，夜交藤 30g，葛根 30g，泽泻 20g，炙甘草 12g。7 剂，每日 1 剂，每剂煎两次，每次煎半小时。

2014 年 7 月 8 日二诊：前症大减，每晚约睡 5 小时，近 2 天痔疮发作，稍痛，大便带血。上方加赤芍 20g，防风 10g，升麻 10g。20 剂。

2016 年 1 月 6 日三诊：自诉 2014 年服中药后，诸症消失。近因工作压力大，又出现失眠，脱发，痔疮，心悸。仍服 2014 年 7 月 8 日处方 20 剂。嘱其适当活动，避免久坐，慎食辛辣。

病例 3. 宋某，女，55 岁，自由职业者，郑州市人。病历号：17050127。2017 年 5 月 18 日初诊。

主　诉 | 失眠 1 年半。

现病史 | 失眠（每晚约睡 3 小时），颈痛，左手麻，便秘，痔疮，乏力 1 年半，服艾司唑仑 1 片可睡 5 小时，舌质淡红，苔薄白，脉沉细。

辨　病 | 不寐。

辨　证｜归脾汤证。

处　方｜党参 15g，白术 15g，黄芪 50g，当归 12g，茯苓 15g，制远志 10g，炒酸枣仁 15g，广木香 6g，龙眼肉 15g，淮小麦 30g，夜交藤 30g，葛根 20g，泽泻 20g，黄柏 12g，防风 10g，赤芍 20g，升麻 6g，炙甘草 12g。7 剂，每日 1 剂，每剂煎两次，每次煎半小时。

2018 年 1 月 25 日二诊：服上方后，诸症消失，近因劳累，病发如前，效不更方，再取上方 14 剂。

2018 年 3 月 19 日三诊：睡眠基本正常，便秘、痔疮愈，颈痛、手麻大减。上方去防风、赤芍、升麻，14 剂巩固之。

处　方｜党参 15g，白术 15g，黄芪 50g，当归 12g，茯苓 15g，制远志 10g，炒酸枣仁 15g，广木香 6g，龙眼肉 15g，淮小麦 30g，夜交藤 30g，葛根 20g，泽泻 20g，黄柏 10g，炙甘草 12g。14 剂。

按　　　上述 3 案均以失眠为主症，案 1 伴有多梦，故加柴胡、黄芩、川楝子（赵绍琴先生经验）；案 2、案 3 均有颈痛，故加余治颈椎病常用的葛根、泽泻、黄柏；案 3 兼有痔疮，故合余治痔疮的黄芪赤风汤。总之，归脾汤适宜于心脾气血两虚之失眠，以头晕乏力，胸闷心悸活动后加重，舌质淡红，苔薄白，脉沉细为辨证要点。

（三）胸痹心痛（冠心病心绞痛、心律失常）

病例 1. 许某，男，43 岁，干部，河南郑州人。病历号：14100206。2014 年 10 月 14 日初诊。

主　诉｜发作性胸痛、气短 6 年。

现病史｜患者 2008 年在某医院做心脏支架植入术后，一直服用西药治疗，病情稳定。近 1 年来出现阵发性胸痛，气短（劳累后发作加重），伴失眠，便溏，每日 2 ~ 3 次。2014 年 9 月 10 日在某医院做全息动态心电图检查：基础心律为窦性心律，心律动态变化正常；偶发室性心律；劳力性急性下外侧心肌缺血，发生在运动时，伴有胸痛，持续时间大于 2 分钟；心率变异性正常。刻诊：活动则胸痛、气短，失眠，便溏，每日 2 次，饮食可，舌质淡红，苔薄白，脉沉细。

辨　病｜胸痹心痛（冠心病心绞痛）。

辨　证｜归脾汤证。

处　方｜人参 12g，白术 15g，炙黄芪 40g，茯苓 15g，当归 12g，制远志 10g，炒酸枣仁 15g，木香 10g，龙眼肉 15g，淮小麦 30g，葛根 30g，薤白 15g，炙甘草 12g，生姜 10g，大枣 5 枚。12 剂，每日 1 剂，每剂煎两次，每次煎半小时。

2014 年 12 月 18 日二诊：上方服后胸痛、气短大减，自取上方一直服用至今，自感遇冷胸痛也会发作，失眠愈，大便成形，舌脉同前。

处　方｜人参 12g，白术 15g，炙黄芪 40g，茯苓 15g，当归 15g，制远志 10g，炒酸枣仁 15g，木香 10g，龙眼肉 15g，淮小麦 30g，葛根 30g，薤白 15g，制川乌 15g，桂枝 15g，炙甘草 12g，生姜 10g，大枣 5 枚。20 剂。

2015 年 3 月 20 日电话随访，诸症未再反复。

病例 2.杨某，男，92 岁，退休干部，洛阳偃师人。病历号：15050270。2018 年 1 月 13 日初诊。

主　诉｜胸闷心悸 10 余年，加重 1 周。

现病史｜患者 10 年前无明显原因出现胸闷、心悸，间断发作，对症治疗好转，具体用药不详。2018 年 1 月 11 日动态心电图分析报告单：窦性心律，总心搏数及平均心室率低于正常范围；频发房性期前收缩，成对 720 对，二联律 433 阵，三联律 59 阵，短阵房速 98 阵；完全性右束支传导阻滞；Ⅰ度房室转导阻滞；ST-T 轻微改变；心率变异性未见异常。刻诊：胸闷心悸，活动后加重，失眠，便溏，每日 2 次，但下肢无水肿，舌质淡黯，边有齿痕，苔薄白滑，脉沉细结代。

辨　病｜胸痹心痛（冠心病期前收缩）。

辨　证｜归脾汤证。

处　方｜人参 20g，炒白术 20g，炙黄芪 40g，当归 15g，茯苓 30g，制远志 10g，炒酸枣仁 12g，广木香 10g，龙眼肉 30g，桂枝 30g，干姜 12g，鹿角片 20g，炙甘草 20g，生姜 15g，大枣 5 枚。14 剂，每日 1 剂，每剂煎两次，每次煎半小时。

2018 年 2 月 1 日二诊：诸症大减，再服上方 20 剂。

此后上方一直服至 2018 年 5 月 22 日，诸症消除而停药。

2019 年 5 月 13 日，例行体检心电图结论：窦性心动过缓；频发房性期前收缩，部分成对出；Ⅰ度房室传导阻滞；完全性右束支传导阻滞；左前分支阻滞；Q-T 间期明显延长。由于患者未出现明显症状，建议服人参归脾丸，每次 1 丸，3 次 /d。

按　　冠心病的治疗，活血化瘀及理气类中成药如复方丹参片、丹参滴丸、冠心苏合香丸等对于减轻症状确有一定疗效，但若服用时间过长或不辨证而滥用，往往会耗伤正气而使病情加重。上述 2 案均是心脾气血两虚的归脾汤证，案 1 为冠心病心绞痛，2008 年做过心脏支架植入术，1 年前心绞痛复发，活动则胸痛、气短，伴有失眠、便溏，故加薤白以通阳散结，淮小麦以养心安神。现代药理研究，葛根总黄酮和葛根素能改善心肌的氧代谢，对心肌代谢产生有益作用，同时能扩张血管，改善微循环，降低血管阻力，使血流量增加，可防治心肌缺血、心肌梗死、心律失常、高血压、动脉硬化等病症。故方中加用葛根。二诊自感遇冷胸痛加重，故加散寒通阳止痛的制川乌、桂枝（《金匮》治胸痹心痛有乌头赤石脂丸），方证相应，故疗效满意。案 2 为冠心病伴频发房性期前收缩老年患者，《上海中医药杂志》1992 年第 11 期刊载胡婉英等《鹿角方治疗心力衰竭的临床和实验研究》的文章，该文报道用鹿角方（鹿角、补骨脂、淫羊藿、山萸肉、女贞子、沉香等）治疗心力衰竭 35 例，其中显效 27 例，有效 6 例，总有效率 94.28%。20 例地高辛对照组总有效率为 90.00%。两组无显著差异。提示本方治疗心力衰竭具有与地高辛相同的疗效。动物实验还表明，本方能增强大鼠左室心肌收缩功能，有正性心肌力、扩血管和利尿作用而无不良反应。说明鹿角有一定的强心作用（该方虽为复方，但不能排除鹿角有此作用）。本案用归脾汤加鹿角、桂枝、干姜，终使胸闷、心悸等症状得以消除。

病例 3. 丁某，女，64 岁，河南洛阳人。病历号：14110027。2014 年 11 月 4 日初诊。

主　诉｜胸闷、气短、便溏 5 年。

现病史｜2009 年患者出现胸闷，气短，便溏，余在偃师中医院坐诊，经余用归脾汤加减治疗症状消失。2 年前再次出现上述症状。2014 年 10 月 17 日全息动态心电分析报告结论：基础心率为窦性心律，平均心率（52 次 /min）、最低心率（34 次 /min）及总心搏数（24 小时 74 673 次）均偏低；偶发房性期前收缩，部分成对出现，偶伴短阵房速（今天共发生 1 阵，持续时间约 4 个心搏）；间歇性下壁、前外侧壁 ST 段改变，持续性下壁、前外侧壁 T 波改变；心率变异性在正常范围。同时做甲状腺功能检测：甲状腺球蛋白抗体120.00U/ml，其他几项均正常。刻诊：胸闷气短，头晕乏力，活动后加重，颈痛，大便溏泻，每日2次，小便清利，饮食尚可，舌质淡红，苔薄白，脉沉细。

辨　病｜胸痹心痛（冠心病合并桥本甲状腺炎）。

辨　证｜归脾汤证。

处　方｜党参20g，炒白术15g，炙黄芪40g，茯苓15g，当归12g，制远志10g，炒酸枣仁12g，广木香10g，龙眼肉12g，葛根20g，泽泻20g，薤白15g，鹿角片12g，干姜12g，炙甘草12g，生姜10g，大枣5枚。12剂，每日1剂，每剂煎两次，每次煎半小时。

2019年1月23日二诊：言其又在洛阳自取上方60剂，服后诸症消失。去年4月因胸闷发作住院做心脏支架植入术，后胸闷未再发作，现失眠，耳鸣，心烦，调方治其新病，处方从略。

病例4.薛某，30岁，律师，郑州市人。病历号：17050203。2017年5月25日初诊。

主　诉｜胸闷心烦、甲状腺结节1年余。

现病史｜患者1年前出现胸闷、心烦，月经量少（仅1天），倦怠乏力。B超示：甲状腺结节。今查心电图：ST-T呈缺血性改变；甲状腺功能：游离三碘甲腺原氨酸、游离甲状腺素、促甲状腺激素正常，抗甲状腺球蛋白抗体1 111.822IU/ml（阳性＞110IU/ml），抗甲状腺过氧化物酶抗体899.671IU/ml（阳性＞40IU/ml）。刻诊：症状如前述，饮食、二便可，舌质淡红，苔薄白，脉沉细。

辨　病｜胸痹心痛（冠心病合并桥本甲状腺炎甲减）。

辨　证｜归脾汤证。

处　方｜党参20g，炒白术15g，炙黄芪40g，茯苓15g，当归12g，制远志10g，炒酸枣仁12g，广木香10g，龙眼肉12g，鹿角片20g，炙甘草12g，生姜10g，大枣5枚。10剂，每日1剂，每剂煎两次，每次煎半小时。

2017年6月5日二诊：胸闷心烦、倦怠乏力均减，再服上方15剂。

2017年7月6日三诊：人工流产术后10天，现失眠。续服上方加夜交藤30g，30剂。

2017年8月8日四诊：诸症基本消失，但患者仍欲服药治其甲状腺结节。

处　方｜党参20g，炒白术15g，炙黄芪40g，茯苓15g，当归12g，制远志10g，炒酸枣仁12g，广木香10g，龙眼肉12g，鹿角片20g，干姜10g，肉桂 6g，炙甘草 12g，生姜 10g，大枣 5 枚。40 剂。

患者于 2017 年 12 月 11 日查甲状腺功能：抗甲状腺球蛋白抗体 7.00IU/ml，抗甲状腺过氧化物酶抗体 237.90IU/ml，余均正常，因无症状，未再服中药。

患者于 2019 年 7 月 4 日因宫颈癌术后 2 个月带下色黄量多来诊，欲调治其带下异常。并于 2019 年 6 月 10 日复查甲状腺功能：游离三碘甲腺原氨酸、游离甲状腺素、促甲状腺激素正常，抗甲状腺过氧化物酶抗体 217IU/ml，抗甲状腺球蛋白抗体 13.29IU/ml。

按　案 3 和案 4，均是冠心病合并桥本甲状腺炎患者，用归脾汤加鹿角片治疗该病症是余临床总结之经验。桥本甲状腺炎又称慢性淋巴细胞性甲状腺炎，是以自身甲状腺组织为抗原的慢性自身免疫性甲状腺疾病，以高位血清甲状腺自身抗体、甲状腺肿和甲状腺功能减退（简称甲减）为特征。其发病机制为抑制性 T 淋巴细胞减少，抑制性 T 淋巴细胞和辅助性 T 淋巴细胞平衡紊乱、免疫调节失控，使针对甲状腺抗原的 B 淋巴细胞和自身特异性抗体增高，淋巴滤泡形成，侵占正常的甲状腺滤泡组织，破坏甲状腺滤泡结构，引起甲状腺纤维化和硬化，降低了甲状腺的内分泌功能，最终导致甲状腺功能紊乱或减退。余认为，该病症的发病机制颇似中医"恶疮"范畴（如淋巴滤泡形成，侵占正常的甲状腺滤泡组织，破坏甲状腺滤泡结构，引起甲状腺纤维化和硬化等），当其功能减退时，则属"肾虚"范畴。鹿角，《本经》：主恶疮痈肿，逐邪恶气，留血在阴中；《纲目》：生用则散热行血，消肿辟邪，熟用则益肾补虚，强精活血，炼霜熬膏，则专于滋补矣。提示鹿角既可治"恶疮痈肿"，又可"益肾补虚"，对于冠心病合并桥本甲状腺炎者，较为适宜。冠心病属心脾气血两虚者，当用归脾汤，合并桥本甲状腺炎者，加鹿角既可散热消肿，又可益肾补虚，有一举两得之妙，从两案结果来看，疗效尚属满意。

九　御寒汤

【方　源】　金·李东垣《兰室秘藏·眼耳鼻门·内障眼论》御寒汤：治寒气风邪，伤于皮毛，令鼻壅塞，咳嗽上喘之证。

黄连　黄柏　羌活各二分　炙甘草　佛耳草　款冬花　白芷　防风各三分　升麻　人参　陈皮各五分　苍术七分　黄芪一钱

上咬咀都作一服，水二盏，煎至一盏，去粗，食后热服。

【病　机】　脾肺气虚，风寒袭肺，兼见化热。

【功　用】　益气固卫，祛风散寒，兼清郁热。

【临床应用】　主要用于咳喘（包括支气管炎伴肺部感染、肺腺癌、上气道咳嗽综合征、右肺下叶小结节、艾滋病咳嗽等）、变应性鼻炎等病症。

（一）咳嗽

病例1. 徐某，女，78岁，退休干部，郑州市人。2011年12月2日初诊。

主　诉｜发热、咳嗽1个月。

现病史｜患者1月前因发热、咳嗽住省某中医院，诊断为慢性支气管炎伴肺部感染，中西药并用，3天后发热退，但咳嗽、吐白痰，胸闷、气短加重，又治疗20余天，咳喘吐痰未见好转，并出现自汗，盗汗，遇风寒则咳喘加重，遂出院求治于余。刻诊：咳嗽吐白痰，动则汗出而喘，夜间盗汗，遇风寒则咳喘加重，食欲不振，便溏，每日1次，小便清而少，舌质淡红，苔薄白，脉浮而虚。

辨　病｜咳喘（慢性支气管炎伴肺部感染）。

辨　证｜御寒汤证。

处　方｜羌活10g，白芷10g，防风10g，升麻10g，黄芪50g，苍术12g，黄柏10g，黄连3g，党参15g，陈皮10g，款冬花12g，干姜12g，五味子12g，细辛3g，清半夏12g，炙甘草12g。7剂，每剂煎两次，每次煎半小时。

2011年12月9日二诊：汗出、咳喘、吐痰均大减，继服上方14剂而愈。

病例2. 刘某，女，68岁，驻马店市人。病历号：14060107。2012年4月2日初诊。

主　诉｜反复咳嗽、吐痰 1 年。

现病史｜患者于 2011 年 5 月 27 日因间断发热 20 天，住院诊断为肺腺癌，未手术，因不适合靶向治疗药物吉非替尼片，故也未用化疗，输液后（药物不详）不发热，于 2011 年 6 月 14 日出院。

2012 年 3 月 15 日以咳嗽、吐黄或白痰住当地某医院治疗 15 天，效果不佳而出院。于 2012 年 4 月 2 日来诊。

刻诊：咳嗽，吐黄或白痰，汗出，恶风，心悸乏力，二便、饮食尚可，舌质淡红，苔薄黄，脉浮虚。

辨　病｜肺腺癌。

辨　证｜御寒汤证。

处　方｜羌活 6g，白芷 6g，防风 10g，升麻 6g，黄芪 60g，苍术 15g，黄芩 15g，黄连 3g，党参 15g，陈皮 6g，款冬花 12g，苇根 30g，冬瓜仁 30g，生薏苡仁 30g，桃仁 10g，葶苈子 30g，鱼腥草 30g，柴胡 20g，清半夏 12g，佛耳草 12g，甘草 12g。15 剂，每日 1 剂，每剂煎两次，每次煎半小时。

2013 年 1 月 22 日来诊云：去年的处方在当地又取了 15 剂，服后诸症消失。前几天感冒又出现鼻塞流清涕，咳嗽吐黄痰，汗出恶风，乏力，又取上方60 剂。

2014 年 6 月 13 日，2015 年 1 月 21 日，2017 年 1 月 23 日，2017 年 2 月17 日，均因感冒而发病（其间于 2017 年 2 月 9 日 CT 检查，诊断意见：双肺多发占位，请结合临床；双下肺轻度炎症；右侧甲状腺占位，考虑恶性，请结合病理），每次发病均用上方加减服 20～30 剂而诸症消失。2017 年 7 月 4 日又来取上方 30 剂以备用。

2018 年 9 月 12 日因发热，咳嗽吐黄痰带血，住当地医院按肺腺癌伴感染用化疗及抗感染治疗，病情越来越重。

2019 年 3 月 10 日电话随访，家属言其已病故。

按　　本例肺腺癌，当其伴有感染出现发热、汗出、咳嗽吐黄痰时，用御寒汤加清肺化痰之品，效果较好，因其未能连续服中药，最终仍未能阻止其恶化，但带瘤生存 7 年，御寒汤加味的服用功不可没。

病例 3. 王某，男，51 岁，自由职业者，郑州市人。病历号：13090462。2013 年 9 月 30 日初诊。

主　诉｜反复鼻塞、咳嗽2年。

现病史｜患者2年前出现易感冒，若感冒则鼻塞、咳嗽、汗出，反复发作，上述症状再发半个月。曾于2012年8月在郑州某医院拍鼻窦CT，诊断为额窦炎。刻诊：前额痛，鼻塞有清涕，咳嗽痰多，晨起咳黄痰，遇风寒加重，易汗出，乏力，饮食、二便可，舌质正红，苔薄白，脉浮虚。

辨　病｜上气道咳嗽综合征。

辨　证｜御寒汤证。

处　方｜羌活6g，白芷6g，防风10g，升麻6g，黄芪50g，苍术15g，黄芩12g，黄连3g，党参15g，陈皮6g，款冬花12g，冬瓜仁30g，蒲公英30g，炙甘草12g。7剂，每日1剂，每剂煎两次，每次煎半小时。

2013年10月9日二诊：前症大减，但便溏，每日2次。上方去蒲公英，加清半夏20g、干姜10g，10剂。

2013年10月25日三诊：头痛、鼻塞、咳嗽吐痰、汗出、恶风寒、便溏基本消失，继服上方10剂巩固之。

病例4.李某，男，18岁，学生，河南新郑人。病历号：16070112。2016年7月14日初诊。

主　诉｜流清涕、打喷嚏伴咳嗽吐白痰1个月。

现病史｜1个月前出现流清涕、打喷嚏伴咳嗽吐白痰，遇风寒加重，易汗出，饮食、二便正常，舌质淡红，苔薄白，脉浮紧。

辨　病｜上气道咳嗽综合征。

辨　证｜御寒汤证。

处　方｜羌活6g，白芷6g，防风10g，升麻6g，黄芪40g，炒苍术12g，黄芩10g，黄连3g，陈皮6g，款冬花10g，麻黄6g，干姜6g，五味子12g，细辛6g，甘草12g。10剂，中药颗粒剂，日1剂，早晚各1次，开水冲服。

2019年1月31日二诊：患者2016年服中药后前症均愈。现又鼻塞流黄涕，前额痛，咳嗽吐白痰，无汗20天，舌质正红，苔薄黄，脉浮。

辨　病｜上气道咳嗽综合征。

辨　证｜御寒汤证。

处　方｜羌活6g，白芷6g，防风10g，升麻6g，黄芪40g，炒苍术12g，黄芩10g，黄连3g，陈皮6g，款冬花10g，麻黄12g，干姜6g，细辛6g，冬瓜仁30g，桑白皮20g，辛夷花12g，甘草12g。10剂。

2019年2月15日三诊：前症基本消失，仅前额有时稍痛，上方加葛根

20g。继服 20 剂巩固之。

病例 5.郭某，女，42 岁，自由职业者，河南温县人。病历号：18080006。2018 年 8 月 1 日初诊。

主　诉｜反复咳嗽、咳痰 10 年。

现病史｜10 年前无明显原因出现咳嗽、咽痒，或干咳或有少许白痰或黄痰，遇冷加重，反复发作。上诉症状再发并加重 1 个月，乏力无汗，饮食、二便尚可，舌质淡红，边有少许齿痕，苔薄白润，脉浮。

辨　病｜咳嗽（右肺下叶小结节）。

辨　证｜小青龙汤证。

处　方｜麻黄 10g，桂枝 15g，白芍 15g，干姜 12g，五味子 12g，细辛 6g，清半夏 12g，生石膏 30g，甘草 12g。5 剂。每日 1 剂，每剂煎两次，每次煎半小时。

2018 年 8 月 6 日二诊：服上方咳嗽不减，且出现说话即咳甚。当日到医院做胸部 CT 平扫，诊断意见：右肺下叶小结节；左侧叶间胸膜增厚。舌脉同前，改为止嗽散加减。

处　方｜荆芥 10g，防风 10g，白前 12g，前胡 12g，百部 10g，桔梗 12g，桑白皮 20g，浙贝母 12g，紫菀 12g，款冬花 12g，甘草 12g，生姜 10g。3 剂。

2018 年 8 月 10 日三诊：服上方咳稍减，但前天感冒发热后（37.5℃），咳嗽加重，在当地县医院输液 2 天。现不发热，但仍咳嗽且恶心。

处　方｜上方加柴胡 15g，黄芩 10g，清半夏 10g，苇根 30g，冬瓜仁 30g，桃仁 10g，生薏苡仁 30g。7 剂。

其后不恶心但仍咳嗽，又调方 3 次，咳嗽时轻时重，直至第七诊。

2018 年 8 月 29 日七诊：咳嗽仍同前，细思之：何以不能张口说话？说话则咳不停？可能是肺气不足，说话则耗伤肺气，张口则风寒入内所致。

辨　病｜咳嗽。

辨　证｜御寒汤证。

处　方｜羌活 6g，防风 10g，白芷 6g，升麻 10g，黄芪 50g，炒苍术 12g，黄柏 10g，黄连 3g，生晒参 12g，陈皮 10g，款冬花 12g，佛耳草 12g，甘草 12g。5 剂，每日 1 剂，每剂煎两次，每次煎半小时。

2018 年 9 月 3 日八诊：服上方咳嗽大减，说话时偶咳一两声，效不更方，再取上方 14 剂。

患者于 2018 年 9 月 25 日拍胸部 CT 示：胸部 CT 扫描未见异常。

2018 年 9 月 26 日九诊：咳嗽愈，继服上方 15 剂。

2018 年 10 月 12 日十诊：不咳，但咽中有少许黄痰，自觉似从鼻后流至咽中，再服上方 14 剂。

2018 年 12 月 17 日十一诊：咽中无痰，不咳。怕今冬再咳嗽，故再取上方 14 剂巩固之。

病例 6. 王某，女，42 岁，农民，河南某县人。2011 年 10 月 6 日初诊。

主　诉｜反复感冒、咳嗽 3 年。

现病史｜患者于 2004 年确诊为艾滋病感染，2005 年开始服抗病毒药。从 2009 年开始，出现反复感冒，每月发病 1～2 次。刻诊：鼻塞流黄涕，头痛，发热 38.1℃，汗出，恶风寒，咳嗽吐白痰，舌质淡红，苔薄黄，脉浮数。

辨　病｜咳嗽。

辨　证｜御寒汤证。

处　方｜羌活 10g，白芷 10g，防风 10g，升麻 10g，黄芪 60g，苍术 15g，黄柏 12g，黄连 3g，党参 20g，陈皮 10g，款冬花 12g，葛根 20g，柴胡 30g，冬瓜仁 30g，鱼腥草 30g，甘草 15g。7 剂，每日 1 剂，每剂煎两次，每次煎半小时。

2011 年 10 月 13 日二诊：前症均消失，仍时有汗出，上方去葛根、柴胡、冬瓜仁、鱼腥草，又服 14 剂，未再感冒。

按　　　御寒汤治疗咳喘，其辨证要点主要是：咳嗽或喘，吐白痰或黄痰，遇风寒加重，自汗或盗汗，反复感冒等。上述 6 例病症各异，如例 1 为慢性支气管炎伴感染；例 2 为肺腺癌；例 3、例 4 为上气道咳嗽综合征；例 5 为右肺下叶小结节，虽无汗出，但张口说话则咳，亦为气虚之象；例 6 则为艾滋病咳嗽；均符合其辨证要点。此外，尚需随症加减，发热者加柴胡；痰多白黏者加清半夏；痰热壅肺者合千金苇茎汤再加鱼腥草等；便溏者加干姜。

（二）变应性鼻炎

病例 1. 宋某，女，50 岁，教师，郑州市人。病历号：17100038。2017 年 10 月 15 日初诊。

主　诉｜流清涕、打喷嚏，每年春秋季发作 3 年。

现病史｜停经 1 年，平时易汗出。刻诊：晨起流清涕，打喷嚏，阵发性烘热汗出，饮食、二便可，舌质正红，苔薄白，脉浮。

辨　病｜变应性鼻炎伴更年期综合征。

辨　证｜御寒汤证。

处　方｜羌活10g，防风10g，白芷10g，升麻10g，黄芪50g，炒苍术12g，黄柏12g，黄连3g，党参15g，陈皮6g，款冬花12g，佛耳草12g，甘草10g。7剂，每日1剂，每剂煎两次，每次煎半小时。

2017年10月22日二诊：偶有流清涕打喷嚏，晨起咽痒，烘热汗出大减，再服上方10剂。

2018年11月7日三诊：去年服中药后，诸症消失，前几天感冒，现又流清涕打喷嚏，烘热汗出，但均较去年轻。继服上方10剂。

2019年5月30日四诊：偶尔鼻痒，患者欲再取上方5剂预防之。

按　　　更年期患者若系气虚之体，往往会反复感冒，用御寒汤治疗后，随着感冒症状好转、消失，更年期症状也会随之而愈。

病例2. 苏某，男，38岁，公务员，郑州市人。病历号：19030237。2019年4月2日初诊。

主　诉｜反复流清涕、打喷嚏，眼痒咽痒11年。

现病史｜11年前出现流清涕，打喷嚏，眼痒咽痒，胸闷气短，易汗出，春季易发作，诊断为变应性鼻炎。上述症状再发20天。刻诊：便溏，每日2次，舌质淡红，苔薄白，脉浮。

辨　病｜变应性鼻炎伴哮喘。

辨　证｜御寒汤证。

处　方｜羌活6g，白芷6g，防风10g，升麻6g，黄芪50g，炒苍术18g，黄芩10g，黄连3g，党参20g，陈皮6g，款冬花20g，麻黄12g，干姜12g，细辛6g，五味子12g，甘草12g。7剂，中药颗粒剂，日1剂，早晚各1次，开水冲服。

2019年4月9日二诊：前症大减，继服上方12剂。

2019年4月20日三诊：除偶有胸闷外，余症均消失，再服上方14剂巩固之。

病例3. 毛某，女，12岁，学生，河南新乡市人。病历号：19030179。2019年3月20日初诊。

主　诉｜流清涕、打喷嚏，眼痒、咽痒1个月。

现病史｜1个月前出现流清涕、打喷嚏、汗出、身痒（荨麻疹），既往有复发性口腔溃疡史，舌质淡红，苔薄白滑，脉浮。

辨　病｜变应性鼻炎。

辨　证｜御寒汤证。

处　方｜羌活6g，白芷6g，防风10g，升麻6g，黄芪30g，炒苍术12g，黄芩10g，黄连3g，陈皮6g，款冬花10g，麻黄6g，清半夏18g，干姜9g，细辛3g，甘草18g。7剂，中药颗粒剂，日1剂，早晚各1次，开水冲服。

2019年4月10日二诊：诸症均减，继服上方14剂。

2019年4月26日三诊：诸症消失，再取上方10剂巩固之

病例4.贾某，男，38岁，自由职业者，郑州市人。病历号：16090210。2016年9月9日初诊。

主　诉｜春秋季晨起流涕10年。

现病史｜10年前出现变应性鼻炎，晨起流清涕或黄涕，夜间咳嗽吐白痰或黄痰，春秋两季易发作。刻诊：便溏，易汗出，舌质正红，苔薄白，脉浮。

辨　病｜变应性鼻炎。

辨　证｜御寒汤证。

处　方｜羌活6g，白芷6g，防风10g，升麻6g，黄芪50g，炒苍术18g，黄芩20g，黄连3g，陈皮6g，款冬花10g，麻黄6g，冬瓜仁30g，葛根20g，甘草12g。10剂，中药颗粒剂，日1剂，早晚各1次，开水冲服。

2016年12月23日二诊：服上方前症均消失，近几天感冒，流清涕，打喷嚏，但不咳嗽，易汗出，舌质正红，苔薄白，脉浮。

辨　病｜变应性鼻炎。

辨　证｜御寒汤证。

处　方｜羌活6g，白芷6g，防风10g，升麻6g，黄芪50g，炒苍术18g，黄芩20g，黄连3g，陈皮6g，款冬花10g，辛夷花12g，麻黄6g，甘草12g。10剂。

2018年7月16日三诊：去年1年变应性鼻炎未发作，今年又流清涕、打喷嚏10天，不咳嗽。再服上方10剂。

2019年9月10日四诊：去年服中药后，春季未发作，今又流清涕打喷嚏1周。再服上方10剂。

病例5.谢某，男，34岁，职员，郑州市人。病历号：18060087。2018年9月11日初诊。

主　诉｜变应性鼻炎秋季发作5年。

现病史丨流清涕，打喷嚏，晨起重，鼻痒、眼痒 5 年，再发加重 1 个月，易汗出，饮食、二便可，舌质正红，苔薄白，脉浮。

辨　病丨变应性鼻炎。

辨　证丨御寒汤证。

处　方丨羌活 6g，白芷 6g，防风 10g，升麻 6g，黄芪 50g，炒苍术 18g，黄芩 10g，黄连 3g，党参 20g，陈皮 6g，款冬花 10g，麻黄 12g，细辛 6g，甘草 12g。2 剂，中药颗粒剂，日 1 剂，早晚各 1 次，开水冲服。

2018 年 9 月 14 日二诊：症状基本消失，偶有喷嚏，继服上方 10 剂。

2019 年 9 月 5 日三诊：变应性鼻炎又发作 10 天，舌脉同前，再服上方 10 剂。

按　　变应性鼻炎就中医病机而言有虚实寒热之别，御寒汤所治的病机为脾肺气虚，风寒外袭，兼见化热。辨证要点：晨起流清涕，打喷嚏，易汗出，遇风寒加重。一般情况下，均可加麻黄以宣肺，将黄柏易为黄芩以清肺热（肺开窍于鼻）；若伴更年期综合征症状者，仍用黄柏，如例 1；若有黄痰者加冬瓜仁以清肺化痰，如例 4；若伴哮喘者加干姜、细辛、五味子，如例 2（其胸闷气短即哮喘）；若伴有口腔溃疡者合甘草泻心汤，如例 3。此外尚有两个问题，一是如何才能够根治该病？对有效方药在症状消失后应继续服用呢？还是另辟蹊径？余对此无经验。二是大气污染也可能是导致此病的重要原因，有的患者到广东或海南后症状就会消失，但回到河南就会发病，这既是社会问题，也是难根治的重要原因之一。

 一〇 当归拈痛汤

【方　源】　原名拈痛汤，初见于金·张元素《医学启源》，后李东垣将其收录于《兰室秘藏·腰痛门》拈痛汤：治湿热为病，肩背沉重，肢节疼痛，胸膈不利。

当归拈痛汤

白术一钱五分　人参（去芦）　苦参（酒炒）　升麻（去芦）　葛根　苍术各二钱　防风（去芦）　知母（酒洗）　泽泻　黄芩（炒）　猪苓　当归身各三钱　炙甘草　黄芩（酒洗）　茵陈（酒炒）　羌活各五钱

上哎咀，每服一两，水二大盏，煎至一盏，去柤，食远服。

【病　　机】　湿热相搏，外受风邪。

【功　　用】　利湿清热，疏风止痛。

【临床应用】　主要用于痛风，高尿酸血症等。

（一）痛风

病例1.宋某，男，56岁，职员，郑州市人。病历号：18060148。2018年6月20日初诊。

主　诉｜全身关节肿痛半年余。

现病史｜患者颈、背、髋、膝、踝关节红肿热痛半年余。2018年6月5日检查：尿酸538μmol/L；血沉120mm/h；HLA-B27阳性。曾按强直性脊柱炎用中西药治疗半年，效果不佳。刻诊：症状同前，饮食、二便可，舌质正红，苔白厚，脉沉弦。

辨　病｜痛风。

辨　证｜当归拈痛汤证。

处　方｜茵陈20g，苦参12g，当归12g，黄柏12g，黄芩10g，葛根30g，知母20g，猪苓15g，泽泻30g，羌活10g，土茯苓30g，炒苍术20g，生白术12g，海桐皮20g，片姜黄10g，车前子20g，甘草10g。7剂，每日1剂，每剂煎两次，每次煎半小时。嘱其忌食高嘌呤食物。

2018年6月27日二诊：诸症不轻也不重，上方加生薏苡仁30g，滑石30g，蚕沙15g，大腹皮12g，秦艽12g。14剂。

2018年7月14日三诊：诸症均减，2018年7月4日复查：尿酸705μmol/L；血沉24mm/h。继服上方14剂

2018年7月27日四诊：颈、背、髋、膝、踝关节痛热大减，肿已消退，仍服上方14剂。

2018年8月9日五诊：诸症再减。2018年8月4日复查：尿酸328μmol/L；血沉24mm/h。再服上方14剂。

2018年8月29日六诊：诸症消失，2018年8月22日复查：尿酸357μmol/L；血沉13mm/h。继服上方20剂巩固之。

病例2.吴某，男，24岁，职员，河南洛阳市人。病历号：17110047。2017年11月7日初诊。

主　诉｜第一跖趾关节红肿热痛10天。

现病史｜10天前患者突然出现右脚趾关节红肿热痛，2017年10月28日检查：尿酸687μmol/L。2017年10月30日彩超示：右足第一跖趾关节腔积液及滑膜增生；右足第一跖趾关节腔增生的滑膜上多个散在点状强回声——考虑晶体。刻诊：右足第一跖趾关节红肿热痛，饮食、二便可，舌质红，苔薄黄，脉沉滑。

辨　病｜痛风。

辨　证｜当归拈痛汤证。

处　方｜茵陈15g，苦参20g，当归10g，炒苍术18g，白术18g，黄柏12g，黄芩10g，猪苓20g，泽泻20g，土茯苓30g，葛根20g，知母20g，车前子30g，羌活6g，木瓜10g，防己20g，甘草9g。12剂，中药颗粒剂，日1剂，早晚各1次，开水冲服。

2017年11月19日二诊：服上方后，红肿热痛大减，复查尿酸561μmol/L。上方加威灵仙20g，12剂。

2017年11月30日三诊：足趾仍稍痛，2017年11月29日复查尿酸537μmol/L。继服上方20剂

2018年1月23日四诊：前症已愈，2019年1月21日复查尿酸390μmol/L。再服上方20剂巩固之。

病例3.肖某，男，40岁，职员，河南郏县人。病历号：15010361。2017年4月28日初诊。

主　诉｜双足底疼痛2个月。

现病史｜患者2个月前突然出现双足底疼痛，不红肿，行走痛甚，今查血尿酸683μmol/L，二便可，舌质红，苔薄黄，脉滑。

辨　病｜痛风。

辨　证｜当归拈痛汤证。

处　方｜茵陈30g，苦参10g，当归10g，炒苍术18g，白术12g，黄柏12g，黄芩10g，猪苓20g，泽泻20g，土茯苓30g，葛根20g，知母20g，车前子30g，羌活6g，威灵仙30g，防己20g。20剂，中药颗粒剂，日1剂，早

晚各 1 次，开水冲服。嘱其忌食高嘌呤食物。

2017 年 5 月 31 日二诊：足底已不痛，复查血尿酸 409μmol/L，继服上方 20 剂。

2018 年 8 月 8 日三诊：饮食不慎，足底又痛，近查血尿酸 525μmol/L，自感去年方效果好，再取去年方 30 剂。

（二）高尿酸血症

病例 4. 罗某，男，32 岁，职员，郑州市人。病历号：19050256。于 2019 年 5 月 31 日初诊。

主　诉｜体检发现尿酸升高 1 天。

现病史｜患者汗出，胸闷，气短，便溏，每日 3 次，时轻时重 2 年，今年体检血尿酸 498μmol/L，血糖、血压正常，舌质正红，苔白腻，脉沉弦。

辨　病｜高尿酸血症。

辨　证｜当归拈痛汤证。

处　方｜茵陈 15g，苦参 12g，当归 10g，炒苍术 20g，白术 15g，猪苓 15g，泽泻 20g，黄芩 10g，黄连 3g，黄柏 10g，葛根 15g，羌活 6g，土茯苓 30g，车前子 20g（包煎），霜桑叶 20g，炙甘草 12g。12 剂，每日 1 剂，每剂煎两次，每次煎半小时。嘱其忌食高嘌呤食物。

2019 年 6 月 14 日二诊：前症均大减，继服上方 14 剂。

2019 年 6 月 28 日三诊：前症基本消失，复查血尿酸 402μmol/L，再服上方 15 剂。

按　　　余认为痛风或高尿酸血症，大多属湿热为患，当归拈痛汤与其病机相符，故选用该方治之；因原方中人参不利于湿热相搏之体，故去之；原方有两个黄芩，余将其一易为黄柏；据报道，单味车前子、土茯苓均可降尿酸，故每加此两味。例 3、例 4 临床表现均不典型，如例 3 的足底痛，例 4 的汗出、胸闷、气短、便溏等，若不知其血尿酸增高，就可能会误诊，这是辨病与辨证相结合的具体应用。

一 当归六黄汤

【方　　源】　金·李东垣《兰室秘藏·自汗门》：当归六黄汤，治盗汗之圣药也。

当归　生地黄　熟地黄　黄柏　黄芩　黄连（各等分）　黄芪（加一倍）

上为粗末，每服五钱，水二盏，煎至一盏，食前服，小儿减半服之。

【病　　机】　阴虚火旺。

【功　　用】　滋阴泻火，固表止汗。

【临床应用】　当归六黄汤主要用于治疗阴虚火旺盗汗。

盗汗

病例1.李某，男，77岁，退休干部，河南郑州人。病历号：13120065。2013年12月4日初诊。

主　诉｜盗汗1周。

现病史｜患者以前有心悸、失眠、胃痛等病症，余用中药治疗而愈。近1周来夜间盗汗，白天或有汗出，饮食、二便尚可，舌质正红，苔薄白，脉弦细。

辨　病｜盗汗。

辨　证｜当归六黄汤证。

处　方｜生地黄12g，熟地黄12g，黄柏10g，黄连6g，黄芩10g，黄芪50g，当归10g。7剂，每日1剂，每剂煎两次，每次煎半小时。

2014年2月28日二诊：服上方盗汗愈。近来又失眠，用归脾汤加减。

病例2.李某，女，26岁，职员，河南郑州人。病历号：14120313。于2014年12月24日初诊。

主　诉｜盗汗2年。

现病史｜面部痤疮，冬季夜半后盗汗已2年，月经、饮食正常，便秘，尿黄，舌质红，苔薄白，脉弦。

辨　病｜盗汗。

辨　证｜当归六黄汤证。

处　方｜生地黄20g，熟地黄20g，黄柏12g，黄连3g，黄芩10g，黄芪30g，当归10g。7剂，每日1剂，每剂煎两次，每次煎半小时。

2014 年 12 月 28 日二诊：盗汗大减，痤疮亦轻，二便正常。再服上方 10 剂巩固之。

按　　盗汗多为阴虚火旺，当归六黄汤疗效较好。例 2 何以冬季盗汗而其他季节不盗汗呢？盖冬主收藏，阳气应潜藏于里，若患者阴虚火旺，阳气不能入于里，夜半后阳气渐盛，阴津随渐盛之阳而外泄故盗汗。此外，面部痤疮、便秘、舌质红等也是阴虚火旺之象，故用当归六黄汤以治之。

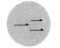

一二　定喘汤

【方　　源】　明·张时彻辑《摄生众妙方》定喘汤治哮喘。

白果（去壳，砸碎炒黄）二十一枚　麻黄三钱　苏子二钱　甘草一钱　款冬花三钱　杏仁（去皮、尖）一钱五分　桑白皮（蜜炙）三钱　黄芩（微炒）一钱五分　法制半夏三钱（如无，用甘草汤泡七次，去脐用）

水三盅，煎二盅，作二服，每服一盅，不用姜，不拘时候，徐徐服。

【病　　机】　风寒外束，痰热内蕴。

【功　　用】　宣降肺气，清热祛痰。

【临床应用】　用于治疗支气管哮喘、急性支气管炎等属痰热壅肺者。

哮喘

病例 1. 李某，女，32 岁，职员，河南鹤壁市人。病历号：19030182。2019 年 3 月 21 日初诊。

主　诉｜流清涕、打喷嚏 2 年，春秋季加重。

现病史｜春、秋两季晨起流清涕，打喷嚏，继则咳嗽痰鸣，呼吸困难，或有黄痰已 2 年。今年发作 1 个月，饮食可，大便干，听诊两肺可闻及哮鸣音，舌质红，苔薄白，脉浮。

辨　病｜鼻鼽伴哮喘（支气管哮喘）。

辨　证｜定喘汤证。

处　方｜麻黄 10g，桑白皮 30g，黄芩 12g，清半夏 12g，白果 15g，辛夷花 12g，款冬花 12g，炒苏子 12g，冬瓜仁 30g，葶苈子 30g，鱼腥草 30g，甘草 12g。7 剂。每日 1 剂，每剂煎两次，每次煎半小时。

2019 年 3 月 28 日二诊：诸症均大减，上方加地龙 12g。12 剂。

2019 年 4 月 10 日三诊：诸症消失，继服上方 14 剂巩固之。

病例 2. 黄某，男，4 岁，郑州市人。病历号：19050215。2019 年 5 月 28 日初诊。

主　诉｜哮喘反复发作 3 年。

现病史｜3 年前出现哮喘反复发作，发作时输液则症状缓解。此次发作已 3 天，未用西药。刻诊：咳嗽痰鸣，时眨眼、清嗓子，听诊可闻及哮鸣音，二便可，舌质红，苔薄白，脉浮。

辨　病｜哮喘（支气管哮喘）。

辨　证｜定喘汤证。

处　方｜麻黄 6g，黄芩 10g，清半夏 6g，桑白皮 10g，炒苏子 10g，白果 5g，款冬花 10g，辛夷花 6g，僵蚕 10g，蝉蜕 12g，甘草 12g，生姜 6g。12 剂，中药颗粒剂，日 1 剂，早晚各 1 次开水冲服。

2019 年 6 月 6 日二诊：咳喘大减，继服上方 12 剂。

2019 年 6 月 21 日三诊：不咳不喘，偶可闻及痰鸣，再服上方 14 剂巩固之。

病例 3. 刘某，男，5 岁，南京人。病历号：16040205。2018 年 4 月 29 日初诊。

主　诉｜咳嗽、痰鸣 2 年余。

现病史｜其母代述，患儿为过敏体质，鱼虾海鲜不敢吃，有变应性鼻炎，3 岁之前感冒则鼻炎发作，鼻涕倒流则咳喘、痰鸣，用中药调理后，发作频次减少，但仍咳嗽，睡觉时可听到喉咙有痰声，打鼾。平时容易积食，嗳气，大便黏臭，用王氏保赤丸积食好转，咳嗽痰鸣不减。每年得 1 次支原体肺炎，今年上半年患肺炎住院时，检查免疫指标均正常；2 岁时曾查变应原，对尘螨过敏。经郑州亲戚介绍专程来给患儿诊治。刻诊：鼻塞，咳嗽，喉间痰鸣，打鼾，二便可，已 10 余天，舌质红，苔薄白，脉浮稍数，听诊两肺可闻及哮鸣音，未闻及湿性啰音，扁桃体Ⅰ度肿大，稍红。

辨　病｜哮喘（支气管哮喘）。

辨　证｜定喘汤证。

处　方｜麻黄6g，杏仁10g，桑白皮10g，黄芩10g，炒苏子10g，白果10g，款冬花10g，辛夷花12g，生姜3g，甘草9g。7剂，中药颗粒剂，日1剂，早晚各1次，开水冲服。

2018年5月9日二诊：咳喘、痰鸣、打鼾均消失，但便秘，上方加大黄3g，7剂。

2019年8月12日三诊：去年服中药后咳喘未再发作，近来鼻塞，鼻涕倒流至咽喉而咳嗽，咳出少许黄痰，打鼾，便秘。用去年5月9日方，加僵蚕10g，蝉蜕12g，谷精草10g，青葙子10g。15剂，带回南京服用。

2019年9月6日，其郑州亲戚来看病，言其南京咳喘小孩病已愈。

病例4.李某，男，8岁，学生，河南长葛人。病历号：19070072。2019年7月9日初诊。

主　诉｜咳喘、痰鸣、便秘9个月。

现病史｜9个月前无明显原因出现咳喘、痰鸣。曾于2019年4月29日在本院儿科就诊，检查鼻窦CT示：双侧上颌窦炎；变应原检查，显示对多种尘螨、花粉及食物呈阳性反应。儿科诊断为过敏性支气管哮喘，用西药效果欠佳，找余诊治。刻诊：鼻塞有黄涕，咳嗽，喘息，喉间痰鸣，便秘（2～3天1次），听诊两肺可闻及哮鸣音，舌质红，苔薄黄，脉浮数。

辨　病｜鼻渊伴哮喘（过敏性支气管哮喘）。

辨　证｜定喘汤合谷精草合剂证。

处　方｜麻黄6g，黄芩10g，桑白皮20g，清半夏6g，葶苈子20g，款冬花10g，谷精草10g，木贼6g，青葙子10g，辛夷花12g，僵蚕10g，蝉蜕12g，金银花20g，甘草15g。12剂，中药颗粒剂，日1剂，早晚各1次，开水冲服。嘱其忌食辛辣、羊肉。

2019年8月7日二诊：咳喘痰鸣大减，鼻塞黄涕消失，大便每日1次。

处　方｜麻黄6g，杏仁10g，黄芩10g，桑白皮20g，清半夏6g，炒苏子10g，葶苈子20g，款冬花10g，辛夷花12g，白果10g，甘草15g。12剂。

2019年8月21日三诊：偶有咳嗽痰鸣，但舌边出现两个小溃疡疼痛。上方加大黄3g，黄连3g，五倍子5g，薄荷12g。12剂。

2019年9月3日四诊：口腔溃疡愈，哮喘未再发作，用9月7日方加大黄3g，12剂巩固之。

按　　　余用定喘汤治疗支气管哮喘的儿童患者较多，一般此类患儿多为肺热之体又感受风寒而化热，例2因伴有眨眼、清嗓子等抽动症表现，故余加治疗抽动症的僵蚕、蝉蜕、辛夷花；例3、例4均伴有鼻窦炎，故余加治疗鼻窦炎的谷精草合剂加减；例4，三诊时有口腔溃疡，故加大黄、黄连、五倍子、薄荷。例1为成年人，因有黄痰，故加冬瓜仁、鱼腥草、葶苈子、辛夷花等。总之定喘汤适宜于痰热壅肺之哮喘。

一三　桑皮饮

【方　　源】　明·王肯堂《证治准绳·类方·第八册·皮肤》桑皮饮：治皮肤痛，不可以手按。

桑白皮二钱　干葛　柴胡　枯黄芩　玄参各一钱　地骨皮　天门冬　麦冬各一钱半　甘草　木通各四分

上水二盏，姜三片，葱一寸，煎八分食远服，取微汗。

【病　　机】　肺肾阴虚火旺，气血津液不能濡养皮腠。

【功　　用】　滋阴泻火益气，润养皮腠经络。

【临床应用】

糖尿病神经病变

病例1.孙某，男，52岁，干部，郑州市人。病历号：17060264。2017年9月20日初诊。

主　诉｜发现糖尿病8年，左肩、上肢不自主轻微抽动，伴胀痛麻，逐渐加重1个月。

现病史｜8年前发现糖尿病，给予西药口服降糖。2016年10月31日以言语不清、左侧肢体无力1周为主诉入住省人民医院。治疗后病情好转，于2016年11月17日出院。出院诊断：临床多发性硬化可能；糖尿病；右上颌窦、双筛窦炎症；双肾囊肿。患者为明确诊断于2016年12月12日入住某大学第一附属医院。入院诊断：颅内病变查因，多发性硬化？糖尿病。经治疗病情无变化，于2016年12月31日出院。出院诊断：多发性硬化；糖尿病；高脂血症。患者出院3个月后，治疗糖尿病、高脂血症西药照常服用，却逐渐出现左肩及左上肢不自主轻微抽动，伴胀痛麻，加重1个月，在省中医院服用中药治疗，症状未见缓解。余也曾用治疗动脉硬化的三合汤加减治疗2个月，症状仍未缓解。刻诊：左肩及左上肢不自主轻微抽动，伴胀痛麻，二便、饮食尚可。舌质红，苔薄白，脉弦。

辨　病｜肢麻（糖尿病神经病变）。

辨　证｜桑皮饮证。

处　方｜桑白皮30g，葛根30g，柴胡10g，黄芩12g，玄参30g，地骨皮30g，天冬15g，麦冬20g，川木通3g，白芍30g，甘草10g，生姜3片，葱白1寸。7剂，每日1剂，每剂煎两次，每次煎半小时。

2017年9月27日二诊：服上方诸症大减，但涎水多，食欲不振。

处　方｜桑白皮30g，葛根30g，柴胡12g，黄芩12g，清半夏12g，玄参20g，地骨皮30g，天冬15g，麦冬20g，川木通3g，白芍30g，茯苓15g，甘草10g，生姜3片，葱白1寸。15剂。

2017年10月13日三诊：左上肢胀痛麻几乎消失，抽动频次减少，今查空腹血糖7.0mmol/L，上方加黄连10g。15剂。

其后诸症渐次减轻，上方一直服至2018年2月11日，左肩及左上肢不自主轻微抽动及胀痛麻全部消失而停药。

2019年10月2日电话随访，言其除糖尿病服西药外，左上肢抽动麻木未再发作。

病例2.牛某，女，73岁，退休干部，河南偃师人。2017年9月3日初诊。

主　诉｜空腹血糖偏高3年，双下肢肿胀麻不适1年。

现病史｜3年前出现空腹血糖偏高（空腹6.5mmol/L左右），未用降糖药，近1年来双下肢肿胀麻不适，左侧稍重，曾检查肝功能、肾功能、尿常规等无阳性发现，曾服中西药（具体药物不详）无效。余用三合汤加减治疗后，双下肢肿胀消，但麻不减，舌质红，苔薄白，脉弦。

辨　病｜肢麻（糖尿病神经病变）。

辨　证｜桑皮饮证。

处　方｜桑白皮30g，葛根30g，柴胡10g，黄芩12g，玄参30g，地骨皮

30g，天冬 15g，麦冬 20g，川木通 3g，白芍 30g，甘草 10g，生姜 3 片，葱白 1 寸。7 剂，每日 1 剂，每剂煎两次，每次煎半小时。

2017 年 9 月 10 日二诊：双下肢麻大减，继服上方 30 剂。

2017 年 12 月 10 日电话随访，言其下肢未再麻。

病例 3. 宋某，女，53 岁，退休职工，郑州市人。病历号：17020163。2017 年 2 月 23 日初诊。

主　诉｜患糖尿病 3 年，全身皮肤及双足疼痛，遇热加重 10 个月。

现病史｜3 年前因血糖升高诊断为糖尿病（注射胰岛素空腹血糖控制在 5.6mmol/L 左右），10 个月前出现全身皮肤及双足疼痛，遇热加重，曾服中、西药治疗，效果欠佳。刻诊：全身皮肤及双足疼痛，遇热及夜间痛甚，大便稍干，舌质红，苔薄白乏津，脉细弦。

辨　病｜皮肤痛（糖尿病神经病变）。

辨　证｜桑皮饮证。

处　方｜桑白皮 30g，葛根 30g，柴胡 12g，黄芩 10g，玄参 20g，地骨皮 30g，天冬 20g，麦冬 20g，通草 12g，甘草 10g，生姜 3 片，葱白 1 寸。7 剂，每日 1 剂，每剂煎两次，每次煎半小时。

2017 年 3 月 2 日二诊：疼痛稍减。另：失眠 20 年，每晚约睡 4 小时，近来因身痛而加重。

处　方｜桑白皮 30g，葛根 30g，柴胡 12g，黄芩 10g，玄参 20g，地骨皮 30g，天冬 20g，麦冬 20g，通草 12g，甘草 10g，知母 30g，生地黄 20g，防风 10g，防己 10g，桂枝 6g，生姜 3 片，葱白 1 寸。7 剂。

2017 年 3 月 20 日三诊：皮肤痛及足痛大减，睡眠也好转，但稍感乏力。上方加黄芪 50g。12 剂。

其后身痛渐次减轻，3 月 20 日方一直服至 5 月 25 日，皮肤痛及足痛完全消失，睡眠正常而停药。

病例 4. 曹某，男，75 岁，退休教师，河南洛阳市人。病历号：19010068。2019 年 1 月 9 日初诊。

主　诉｜左下肢自觉发热 2 年余。

现病史｜2017 年 11 月中旬出现左下肢早上 6 点开始发热，先由踝关节部位发作，继而由外侧自下向上发展直至腋窝，7、8 点钟热至高峰（体温正常，按之皮肤不热），10 点钟后自行消失；下午 3 点后又同样发作，7、8 点钟热至高峰，10 点后又自行消失，每天如此，从未间断，曾在洛阳市数家医院诊治，效果欠佳。2018年3月出现血压偏高（150/90mmHg），服西药降压药后血压正常，今查空腹血糖7.00mmol/L，糖化血红蛋白6.9%。刻诊：左下肢间断性发热1年余，患处扣之不热、不红、不肿，饮食、二便可，夜间时有汗出，舌质红，苔薄白乏津，脉弦。

辨　病｜肢热（糖尿病神经病变）。

辨　证｜桑皮饮证。

处　方｜桑白皮20g，葛根20g，柴胡12g，黄芩10g，玄参20g，地骨皮30g，天冬15g，麦冬15g，通草12g，甘草10g，生姜3片，葱白1寸。7剂，每日1剂，每剂煎两次，每次煎半小时。

2019年1月18日二诊：下肢热减轻50%以上，夜间汗出止，效不更方，再服上方14剂。

春节后患者来电云：又自行取上方20剂后，下肢发热未再发作，停服降压药，血压也正常（130/70mmHg），复查血糖5.0mmol/L，嘱其控制饮食，适当活动，定期复查血压、血糖。

按　　　糖尿病神经病变的中医治疗，一般多用补气血、滋肝肾、化瘀通络之法。余认为本病多因肺肾阴虚火旺，气血津液不能濡养皮腠所致。桑皮饮方中用玄参、地骨皮、天冬、麦冬以滋肺肾之阴；桑白皮、葛根、黄芩、柴胡、木通以清泻诸经之火热；生姜、葱白味辛入肺以领诸药达于皮腠，共奏滋阴泻火益气、润养皮腠经络之效。上述4例均是用桑皮饮加味治疗消渴（糖尿病神经病变）的病例，从结果看疗效尚属满意。

 一四　## 四神丸合理中丸

四神丸

【方　　源】　四神丸出自明·王肯堂《证治准绳·杂病·泄泻》：二神丸

合五味子散，名为四神丸，治泻尤妙。

宋·许叔微《普济本事方》：治脾肾虚弱，全不进食。

二神丸：破故纸（四两，炒香） 肉豆蔻（二两，生）

上为细末，用大肥枣四十九个，生姜四两，切片同煮，枣烂去姜，取枣剥去皮核用肉，研为膏，入药和杵，丸如梧子大。每服三十丸，盐汤下。

治肾泄，五味子散：五味子（二两，拣） 吴茱萸（半两，细粒绿色者）

上二味同炒香熟为度，细末。每服二钱，陈米饮下。顷年有一亲识，每五更初欲晓时，必溏痢一次，如是数月。有人云：此名肾泄，肾感阴气而然，得此方服之而愈。

四神丸：肉豆蔻、补骨脂、五味子、吴茱萸、生姜、红枣组成。

【病　　机】　脾肾阳虚，肠失固摄。

【功　　用】　温补脾肾，固肠止泻。

理中丸

【方　　源】　《伤寒论·辨霍乱病脉证并治》霍乱，头痛发热，身疼痛，热多欲饮水者，五苓散主之；寒多不用水者，理中丸主之。（386）

理中丸方：人参　干姜　甘草（炙） 白术各三两

上四味，捣筛，蜜和为丸，如鸡子黄许大，以沸汤数合，和一丸，研碎，温服之。日三四，夜二服，腹中未热，益至三四丸，然不及汤。汤法，以四物，依两数切，用水八升，煮取三升，去滓，温服一升，日三服。若脐上筑者，肾气动也，去术加桂四两。吐多者，去术，加生姜三两。下多者，还用术。悸者，加茯苓二两。

渴欲得水者，加术，足前成四两半。腹中痛者，加人参，足前成四两半。寒者，加干姜，足前成四两半。腹满者，去术，加附子一枚。服汤后，如食顷，饮热粥一升许，微自温，勿发揭衣被。

《伤寒论·辨阴阳易差后劳复病脉证并治》大病差后，喜唾，久不了了，胸上有寒，当以丸药温之，宜理中丸。（396）

【病　　机】　脾胃虚寒。

【功　　用】　温中散寒。

【临床应用】 四神丸合理中丸主要用于治疗糖尿病腹泻。

糖尿病腹泻

病例1. 张某，女，60岁，郑州市人。2011年10月20日初诊。患糖尿病5年，口服降糖药4年，近因血糖控制不理想而改用注射胰岛素，空腹血糖控制在8.0mmol/L左右，但大便稀溏，每日3～5次，已4个月，无腹痛，小便正常，饮食尚可，全身乏力，舌质红，苔薄白，脉弦。

辨　病｜糖尿病腹泻。

辨　证｜四神丸汤合理中汤证。

处　方｜党参15g，白术15g，干姜12g，煨肉豆蔻12g，五味子12g，淡吴萸10g，盐补骨脂12g，炙甘草10g。6剂，每日1剂，每剂煎两次，每次煎半小时。

2011年10月28日二诊：服上方后，大便成形，日1次，仍服上方7剂巩固之。

病例2. 吴某，男，48岁，郑州市人。病历号：18110060。2018年11月8日初诊。

主　诉｜腹泻伴盗汗2年。

现病史｜2年前出现大便溏泻，每日4～6次，伴脐周冷，盗汗，曾服中西药效不佳，近来体检发现空腹血糖7.0mmol/L。刻诊：大便溏泻，日6次，腹不痛但脐周冷，夜间汗出，小便清利，能食但乏力，舌淡红，苔薄白，脉沉。

辨　病｜糖尿病腹泻。

辨　证｜四神丸合理中汤证。

处　方｜煨肉豆蔻12g，五味子12g，淡吴萸10g，盐补骨脂12g，人参15g，白术15g，干姜15g，炙甘草12g。7剂，每日1剂，每剂煎两次，每次煎半小时。嘱其控制饮食，多运动，忌生冷甜食。

2018年11月16日二诊：大便成形，每日2次，脐周冷减，盗汗止。上方加肉桂10g，7剂。

2018年11月24日三诊：诸症消失，再取二诊方10剂巩固之。

按　　泄泻排除其他疾病而缘糖尿病并发或引起者，余也曾按辨证论治的原则而用葛根芩连汤、痛泻要方、参苓白术散等，效每欠佳。悉心观察，即便患者舌质偏红，似有热象，用清热药如葛根芩连汤等亦非但不效，往往反致泄泻加重，甚至导致大便失禁。而后用理中汤合四神丸汤剂，则多能取得较好疗效。窃以为糖尿病泄泻病程多较长，久病多兼瘀滞，瘀滞或致舌红或黯。与理中合四神，温可消而去之。药后往往舌质变正红或淡红。个人认为，糖尿病泄泻宜辨病治疗，且多可以此合方取效。以舌象论，舌质偏淡，苔薄白，脉弦或沉者，可用理中合四神，舌质偏红或红者，亦可径与之。

一五　香砂六君子汤

【方　　源】　　清·罗美编撰《古今名医方论》卷一香砂六君子汤属性：治气虚肿满，痰饮结聚，脾胃不和，变生诸症者。

　　人参（一钱）　白术（二钱）　茯苓（二钱）　甘草（七分）　陈皮（八分）半夏（一钱）　砂仁（八分）　木香（七分）　上生姜二钱，水煎服。

【病　　机】　　脾胃气虚，痰阻气滞。

【功　　用】　　益气健脾，行气化痰。

【临床应用】

（一）倒饱

　　赵某，男，32岁，农民，河南偃师人。1988年9月1日初诊。

　　主　诉｜脘腹胀满1个月。

　　现病史｜1月前患泄泻、腹胀，服西药后泻止，但仍腹胀，伴食欲不振。曾服保和丸、消食丸、三消饮（山楂、神曲、麦芽）等腹胀加重。刻诊：近半月来每于16时以后出现脘腹胀满，以至晚饭时不能进餐，次日平明，腹即不胀，下午脘腹胀满如前，神疲乏力，脘腹按之不痛，大小便正常，舌质淡，苔薄白，脉濡。

　　辨　病｜倒饱。

辨　证｜香砂六君子汤证。

处　方｜党参 15g，白术 15g，茯苓 12g，半夏 10g，陈皮 10g，砂仁 10g，广木香 10g，干姜 10g，大腹皮 12g，炙甘草 12g。3 剂，每日 1 剂，每剂煎两次，每次煎半小时。

1988 年 9 月 4 日二诊：服上方后，腹已不胀。嘱服香砂六君子丸善其后。

按　　　"倒饱"是下午空腹时脘腹胀满，至夜半或平明即愈，次日下午腹胀如故的病症。脘腹胀满，有虚实寒热之别，一般而论，属实证热证者，其胀满上下午、昼与夜多无明显差异，即《金匮》所谓"腹满不减，减不足言"；属虚证寒证者，其胀满多为时减时满，正如《金匮》所云"腹满时减，复如故"。倒饱即为脾虚不运所致。20 世纪 90 年代前夏秋季农村泄痢者较多，泄痢治愈后，患"倒饱"者也较多。此证何以会在下午空腹时脘腹胀满，而上午及午后一段时间不胀满呢？盖夜半至次日午后，为自然界阳气隆盛之时，人体得自然界阳气之助，则脾虚暂复，故脘腹不胀满；日暮之前至夜半，自然界阳衰阴盛，脾虚之体亦感之而气虚不运，故脘腹胀满。余治此证，每遵《内经》"塞因塞用"之法，用香砂六君子汤益气健脾为主，偏寒者加干姜、肉桂，偏热者加黄连、黄芩，临床用之颇效。本案偏寒，故加干姜。用大腹皮者乃吾师马建斋先生治此证常用之品，盖取其以皮治皮，加强行气利湿之功也。

（二）腹满

病例 1. 尹某，女，69 岁，农民，河南偃师人。2003 年 3 月 16 日初诊。

主　诉｜腹胀午后加重半年。

现病史｜患者腹胀午后加重，伴嗳气不舒，口干而苦，大便不干而不利，已半年，舌质淡，苔白滑，脉沉。

辨　病｜腹满。

辨　证｜香砂六君子汤证。

处　方｜党参 15g，生白术 60g，云苓 15g，半夏 20g，砂仁 10g，干姜 10g，厚朴 10g，大腹皮 12g，广木香 6g，陈皮 10g，葛根 20g，甘草 10g。每日 1 剂，每剂煎两次，每次煎半小时。服上方 7 剂，诸症均愈。

　　病例2. 边某，女，54岁，家庭主妇，郑州市人。病历号：1801007。2018
年10月29日初诊。

　　主　诉｜上腹胀午后加重，伴胸闷、便溏5个月。

　　现病史｜5个月前无明显原因出现上腹胀午后加重。2018年6月15日住
院治疗26天，于2018年7月11日出院。出院诊断：反流性食管炎；冠心病
（不稳定型心绞痛）；胆汁反流性食管炎；十二指肠球炎。出院后烧心、泛酸、
胸闷，均较前好转，但午后腹胀不减。刻诊：上腹胀午后加重5个月，伴胸
闷，便溏，每日1次，舌淡红，苔白稍腻，脉右关沉，左关弦。

　　辨　病｜腹满（胆汁反流性食管炎、十二指肠球炎）。

　　辨　证｜香砂六君子汤证。

　　处　方｜党参15g，白术15g，茯苓15g，半夏10g，砂仁10g，大腹皮
12g，广木香10g，陈皮10g，炙甘草10g，生姜10g，大枣5枚。7剂，每日
1剂，每剂煎两次，每次煎半小时。

　　2018年11月5日二诊：午后上腹胀好转，舌仍白腻，上方加广藿香
12g，厚朴12g。7剂，每日1剂。

　　2018年11月12日三诊：上腹已不胀，饭后胸稍闷，大便成形，每日1
次，舌苔薄白，再服上方10剂巩固之。

　　按　　胆汁反流性食管炎或十二指肠球炎的中医病机均有虚实寒热之
　　　　　别，香砂六君子汤所治者属脾虚湿阻气滞，午后上腹胀、便溏是
　　　　　其辨证要点。

（三）厌食症

　　牛某，女，60岁，退休工人，郑州市人。病历号：19040214。2019年4
月23日初诊。

　　主　诉｜厌食4个月。

　　现病史｜4个月前无明显原因出现不欲食，乏力，便溏每日1次，无烧

心、泛酸、嗳气，舌淡红，边有齿痕，苔薄白，脉缓。

辨　病｜不欲食症（厌食症）。

辨　证｜香砂六君子汤证。

处　方｜党参20g，白术18g，茯苓20g，半夏18g，砂仁9g，广木香6g，陈皮6g，炙甘草15g，生姜9g，大枣30g。7剂，中药颗粒剂，日1剂，早晚各1次，开水冲服。

2019年5月6日二诊：稍有食欲，乏力好转。继服上方14剂。

2019年5月27日三诊：食欲增，大便成形，精神佳，再服上方14剂。

2019年6月12日四诊：饮食基本正常，再服上方14剂巩固之。

按　　本例的不欲食，从舌脉症判断，属脾虚所致，故用香砂六君子汤治之。正如柯韵伯所说："若脾胃一有不和，则气便着滞，或痞闷哕呕，或生痰留饮，因而不思饮食。"

一六　龙胆泻肝汤

【方　源】　清·汪昂《医方集解·泻火之剂》：治肝胆经实火湿热，胁痛耳聋，胆溢口苦，筋痿阴汗，阴肿阴痛，白浊溲血。

龙胆泻肝汤方：龙胆草（酒炒）　黄芩（炒）　栀子（酒炒）　泽泻　木通　车前子　当归（酒洗）　生地黄（酒炒）　柴胡　甘草（生用）

【病　机】　肝胆湿热。

【功　用】　清泻肝胆湿热。

【临床应用】　本方合瓜蒌红花散主要用于治疗带状疱疹遗留神经痛。

带状疱疹神经痛

病例1.赵某，女，71岁，住郑州文化宫路。2013年7月11日初诊。

主　诉｜左胁肋部、手部疱疹疼痛10天。

现病史｜10天前患者出现左胁肋及手部疼痛，疼痛处有疱疹。既往糖尿病史 11 年，目前使用甘精胰岛素 25U 睡前皮下注射，联合阿卡波糖 50mg 早、晚各 1 次控制血糖，血糖控制在空腹 6.5mmol/L 左右，餐后两小时血糖 8.0mmol/L 左右。患者至市某西医院就诊，诊为糖尿病并带状疱疹，给予静脉输液（药物不详）及外用更昔洛韦乳膏 8 天，疱疹逐渐好转，但疼痛进行性加重，主管大夫提出让患者配合中药治疗，故求助于余。刻诊：左胁肋部疼痛，有疱疹、色黯红，患处有灼热感，不可触及，衣物稍动则疼痛剧烈，左手背疼痛，有黯褐色疱疹，手疼痛伴有麻木不能握伸，无分泌物，夜间疼痛加重，痛不可寐，大便干，舌黯红，苔白稍黄，脉弦滑。

辨　病｜糖尿病并带状疱疹神经痛。

辨　证｜龙胆泻肝汤合瓜蒌红花散证。

处　方｜龙胆草 10g，黄芩 10g，柴胡 12g，栀子 10g，生地黄 12g，车前子 30g（包煎），泽泻 20g，通草 10g，当归 12g，全瓜蒌 20g，红花 10g，炙甘草 6g。7 剂，每日 1 剂，每剂煎两次，每次煎半小时。　.

2013 年 7 月 18 日二诊：服上方 2 剂痛减而出院，刻诊：胁肋部疼痛大减，夜间可入睡，可触及，可自由穿衣，夜间疼痛较白天显著，左手麻木疼痛减轻，可伸握手，疱疹逐渐干瘪，舌脉如前。仍服上方，加僵蚕 10g，蝉蜕 12g，10 剂。

2013 年 7 月 30 日三诊：患者疱疹脱落，皮肤恢复正常，白天无疼痛，夜间有轻微疼痛，左手疼痛消失，但仍有麻木感。继服上方 7 剂巩固之。2 个月后，患者家属诊治他病，询知服上方后疱疹已愈。

病例 2. 张某，男，50 岁，农民，河南某县人。2012 年 12 月 5 日初诊。

主　诉｜双下肢疼痛，夜间痛剧 1 个月。

现病史｜1 个月前无明显原因出现双下肢疼痛，夜间加重。曾在县某医院做多项检查（包括腰椎 CT、血沉、类风湿因子等）无阳性结果，服止痛西药无效。1993 年因有偿供血感染艾滋病，2005 年开始鸡尾酒疗法。刻诊：双下肢疼痛，白天虽痛，但可行走，皮肤颜色正常，夜间则痛剧难以入睡，二便、饮食尚可，舌质淡红稍黯，苔薄白，脉沉弦。

辨　病｜下肢痛。

辨　证｜当归芍药散证。

处　方｜当归 15g，白芍 20g，川芎 10g，白术 12g，茯苓 15g，泽泻 20g，延胡索 12g。7 剂，每日 1 剂，每剂煎两次，每次煎半小时。

2012 年 12 月 12 日二诊：服上方后疼痛丝毫不减，再仔细询问，方知 40

天前尾骶处出现带状疱疹，经治疗而愈，其后才出现双下肢疼痛，患者认为带状疱疹已愈，其疼痛与带状疱疹无关，故就诊时只诉其双下肢疼痛，而未言其带状疱疹的病史。脉症同前。

辨　病｜带状疱疹遗留神经痛。

辨　证｜龙胆泻肝汤合瓜蒌红花散证。

处　方｜龙胆草12g，黄芩10g，柴胡10g，栀子10g，当归10g，生地黄10g，泽泻15g，丹皮10g，赤芍12g，车前子30g（包煎），全瓜蒌30g，红花12g，甘草10g。7剂。

2012年12月19日三诊：服上方后下肢疼痛大减，夜间已能安睡，白天行走仍稍痛。效不更方，再服上方7剂。

2012年12月26日四诊：双下肢已完全不痛，为巩固疗效，再服上方7剂。

病例3.姬某，男，63岁，干部，郑州市人。病历号：17060167。2017年6月20日初诊。

主　诉｜带状疱疹后腰背疼痛2个月。

现病史｜患者腰、背部带状疱疹，住院治疗后，皮损处色素沉着，但遗留神经痛，2个月未能缓解。刻诊：痛苦面容，腰背部原皮损处色素沉着，疼痛难忍，夜间痛剧不能入睡伴全身汗出，饮食、二便尚可，舌质淡红，苔白滑，脉沉弦。

辨　病｜带状疱疹遗留神经痛。

辨　证｜龙胆泻肝汤合瓜蒌红花散证。

处　方｜全瓜蒌20g，红花12g，柴胡18g，黄芩10g，龙胆草12g，当归10g，白芍10g，生地黄10g，车前子30g，泽泻30g，甘草18g，制川乌15g，桂枝18g，黄芪50g，防己20g，炒苍术18g。2剂，中药颗粒剂，日1剂，早晚各1次，开水冲服。

2017年6月22日二诊：服上方，疼痛稍减，但眼睑稍浮肿，上方甘草减至9g，制川乌加至18g。6剂。

2017年6月28日三诊：疼痛大减，已能安睡，无汗出，眼睑不肿。

处　方｜全瓜蒌20g，红花12g，柴胡18g，黄芩10g，龙胆草12g，当归10g，白芍30g，生地黄10g，车前子30g，泽泻30g，甘草9g，制川乌18g，桂枝18g，黄芪50g，防己20g，炒苍术18g。7剂。

2017年7月5日四诊：诸症基本消失，续服上方14剂巩固之。

按　　　一般情况下，带状疱疹多属肝胆湿热，用龙胆泻肝汤疗效较好，但对其遗留神经痛则疗效较差。《辽宁中医杂志》1981 年第 12 期刊载王袭祚等的文章《沈楚翘老师谈带状疱疹辨证论治》，文中介绍了沈楚翘老中医治疗带状疱疹遗留神经痛的经验方：全瓜蒌 20～40g，红花 10～12g，生甘草 6～12g。此方实为明·孙一奎《医旨绪余》治疗胁痛的方药。对带状疱疹遗留神经痛用龙胆泻肝汤合瓜蒌红花散，疗效确实好，如案 1 和案 2。案 3 夜间痛甚且汗出多，提示气虚而兼寒湿毒（湿热毒转化而来），故加防己黄芪汤、桂枝、制川乌。

一七　止嗽散

【方　　源】　　清·程国彭《医学心悟·咳嗽》止嗽散：治诸般咳嗽。

桔梗（炒）　荆芥　紫菀（蒸）　百部（蒸）　白前（蒸）各二斤　　甘草（炒）十二两　陈皮（水洗去白）一斤

共为末，每服三钱，开水调下，食后临卧服，初感风寒，生姜汤调下。

方后云：予制此药普送，只前七味，服者多效。或问：药极轻微，而取效甚广，何也？予曰：药不贵险峻，惟期中病而已，此方系予苦心揣摩而得也。盖肺体属金，畏火者也，过热则咳；金性刚燥，恶冷者也，过寒亦咳。且肺为娇脏，攻击之剂既不任受，而外主皮毛，最易受邪，不行表散则邪气留连而不解。《经》曰：微寒微咳。寒之感也，若小寇然，启门逐之即去矣。医者不审，妄用清凉酸涩之剂，未免闭门留寇，寇欲出而无门，必至穿逾而走，则咳而见红。肺有二窍，一在鼻，一在喉。鼻窍贵开而不闭，喉窍宜闭而不开。今鼻窍不通，则喉窍将启，能无虑乎？本方温润和平，不寒不热，既无攻击过当之虞，大有启门驱贼之势。是以客邪易散，肺气安宁。宜其投之有效欤？附论于此，以咨明哲。

【病　　机】　　风邪袭肺。

【功　　用】　宣肺疏风，止嗽化痰。

【临床应用】

咳嗽

病例 1. 王某，女，65 岁，郑州市人。病历号：15040190。于 2015 年 4 月 16 日初诊。

咽喉痒，咳嗽，无痰，遇风加重 1 周，舌质红，苔薄白，脉浮。

辨　病｜咳嗽。

辨　证｜止嗽散证。

处　方｜荆芥 10g，防风 10g，白前 12g，前胡 12g，百部 12g，紫苑 12g，款冬花 12g，桔梗 12g，浙贝母 12g，桑白皮 15g，知母 12g，甘草 10g。3 剂，每日 1 剂，每剂煎两次，每次煎半小时。

2015 年 4 月 21 日二诊：咽痒咳嗽减，但因受凉而发热。上方加柴胡 20g，5 剂。

2015 年 6 月 24 日三诊：服上方后前症愈半月。后又复发，遂于 2015 年 5 月 29 日住院，6 月 2 日做血液细菌培养，结果：48h 无生长细菌，经 5 天培养无细菌生长。6 月 3 日抗酸杆菌涂片结果：未查到抗酸杆菌。6 月 8 日右肺穿刺活检，病理诊断：（右肺）肺组织慢性炎症，未见肿瘤。按肺部感染治疗半月，咳嗽不减而出院。刻诊：咽痒咳嗽，有少许白黏痰，遇风加重，舌质红，苔薄白，脉浮。仍辨证为止嗽散证。

处　方｜荆芥 10g，防风 10g，白前 12g，前胡 12g，百部 12g，紫苑 12g，款冬花 12g，桔梗 12g，浙贝母 12g，桑白皮 15g，知母 12g，紫苏叶 12g，杏仁 10g，甘草 10g。7 剂。

2015 年 7 月 1 日四诊：咽痒咳嗽大减，再取上方 7 剂。

2015 年 7 月 8 日五诊：咳嗽基本愈，仅说话时偶咳一声，再服上方 7 剂巩固之。

病例 2. 张某，女，58 岁，郑州市人。病历号：15070035。于 2015 年 7 月 2 日初诊。

主　诉｜咽痒、咳嗽 4 个月。

现病史｜患者 4 个月前出现咽痒、咳嗽。于 2015 年 6 月 26 日做胸部增强 CT 检查，结果示：右下肺门软组织影伴阻塞性炎症及不张；考虑肺癌，请结合临床；双肺多发结节：考虑转移；右侧锁骨上及纵隔、双肺门多发肿大淋巴结：考虑转移；脾内多发稍低密度影，性质待定，建议进一步检查；右侧胸膜增厚伴钙化：考虑陈旧性病变。6月29日做电子支气管镜检查，镜检诊断：右肺上叶管口狭窄，黏膜肥厚水肿，右肺中、下各叶、段支气管管口小，黏膜肥厚。病理诊断：灌洗未发现癌细胞；刷片未发现癌细胞；结核菌涂片阴性。刻诊：咽痒咳嗽，吐少许白黏痰，遇风加重，二便、饮食尚可，舌淡红，苔薄白，脉浮。

辨　病｜咳嗽。

辨　证｜止嗽散证。

处　方｜荆芥10g，防风10g，白前12g，前胡12g，百部12g，桔梗12g，紫菀12g，款冬花12g，桑白皮15g，浙贝母12g，知母12g，甘草12g。6剂，每日1剂，每剂煎两次，每次煎半小时。

2015年7月9日二诊：服上方咽痒咳嗽大减，上方加射干12g。14剂。

2015年7月23日三诊：咽痒咳嗽再减，用二诊方再取20剂。

2017年8月6日电话随访，咳嗽愈，未再发。

病例3.杨某，女，34岁，郑州市人。病历号：17060232。2017年6月27日初诊。

主　诉｜咳嗽2个月。

现病史｜2个月前出现咳嗽无痰，不分昼夜，遇风寒、阴天、吃冷食发作或加重，咽部不适（不痒），抬头则咳加重，饮食、二便正常，经前乳房胀痛，舌质红，苔薄白，脉浮。

辨　病｜咳嗽。

辨　证｜止嗽散证。

处　方｜荆芥10g，防风10g，白前12g，前胡12g，百部12g，桔梗12g，紫菀12g，款冬花12g，桑白皮20g，浙贝母12g，甘草12g，柴胡12g，青皮12g，生姜12g。7剂，每日1剂，每剂煎两次，每次煎半小时。

2017年7月6日二诊：咳嗽基本愈，仅偶咳一声，再取上方10剂巩固之。

病例4.杨某，女，43岁，职员，郑州市人。病历号：18020162。于2018年2月28日初诊。

主　诉｜咽痒，咳嗽，吐少许白黏痰1个月。

现病史｜1个月前出现咽痒，咳嗽，吐少许白黏痰，曾服川贝枇杷糖浆、急支糖浆等咳不减。刻诊：咽痒（望之咽喉不红肿），咳嗽，吐少许白黏痰，白天遇风加重，夜间不咳，饮食、二便正常，舌质红，苔薄白，脉浮。

辨　病｜咳嗽。

辨　证｜止嗽散证。

处　方｜荆芥10g，防风10g，白前12g，前胡12g，百部12g，桔梗12g，紫菀12g，款冬花12g，桑白皮20g，浙贝母12g，甘草12g，生姜10g。6剂，每日1剂，每剂煎两次，每次煎半小时。

2018年3月12日二诊：服上方咳嗽已愈，近2天受凉流清涕，咽干，晨起稍咳。上方加苏叶12g，党参15g，知母15g，7剂。后因他病来诊，言其咳嗽已愈。

病例5.朱某，女，33岁，工人，河南中牟县人。病历号：19010072。2019年1月11日初诊。

主　诉｜反复冬季咳嗽、咽痒10年。

现病史｜每年冬季（11月前后）咽痒、咳嗽，至次年春季（3月前后）天暖时自愈，已发作10年，曾用中、西药物治疗效果欠佳。刻诊：咽痒，咳嗽，咳少许白黏痰，昼轻夜重，口苦，右上腹按之稍痛，饮食、二便可，舌质红，苔薄白，脉寸浮关弦。查腹部彩超示：胆囊壁毛糙。

辨　病｜咳嗽。

辨　证｜止嗽散合大柴胡证。

处　方｜荆芥10g，防风10g，白前20g，前胡20g，百部10g，桔梗20g，桑白皮20g，浙贝母10g，紫菀12g，款冬花20g，甘草12g，柴胡18g，黄芩10g，清半夏12g，乌梅10g。4剂，中药颗粒剂，日1剂，早晚各1次，开水冲服。

2019年1月14日二诊：咳嗽减轻三分之二。再服上方7剂。

2019年1月22日三诊：咳嗽愈，近2天夜间身痒（荨麻疹），再取上方加地肤子30g，14剂。

病例6.李某，女，52岁，退休职工，郑州市人。病历号：1410377。2014年1月27日初诊。

主　诉｜咽痒、咳嗽3个月。

现病史｜3个月前外感发热，治疗后不发热，但咽痒、咳嗽至今未愈。刻诊：咽痒，咳嗽，咳少许白黏痰，遇风加重，夜间不咳，便溏，每日1次，舌质红，苔薄白，脉浮。

辨　病｜咳嗽。

辨　证｜止嗽散证。

处　方｜荆芥 10g，防风 10g，白前 12g，前胡 12g，百部 12g，桔梗 12g，紫菀 12g，款冬花 12g，桑白皮 12g，浙贝母 12g，清半夏 12g，甘草 12g，生姜 10g。6 剂，每日 1 剂，每剂煎两次，每次煎半小时。

2014 年 5 月 1 日二诊：服上方后，咳嗽愈，近来右肩关节痛，调方治其肩关节痛，处方从略。

按　　　以上 6 例均是用止嗽散加减治愈的病例，不管西医诊断为何种病症，他们都有咽痒或咽部不适，咳或多或少的白黏痰，遇风加重，脉浮等。例 1、例 2 均为住院按肺部感染治疗而效欠佳的患者，中医辨证属止嗽散证用之而治愈；例 3、例 4、例 5、例 6 均可能属喉源性或气道高反应性咳嗽，但例 5 伴有胆囊炎，咳嗽夜甚，故合柴胡剂加减。

一八　枇杷清肺饮

【方　　源】　　清·吴谦《医宗金鉴·外科心法要诀·鼻部》肺风粉刺：肺风粉刺肺经热，面鼻疙瘩赤肿疼，破出粉汁或结屑，枇杷颠倒自收功。此证由肺经血热而成。每发于面鼻，起碎疙瘩，形如黍屑，色赤肿痛，破出白粉汁，日久皆成白屑，形如黍米白屑。宜内服枇杷清肺饮，外敷颠倒散，缓缓自收功也。

枇杷清肺饮：人参（三分）　枇杷叶（刷去毛，蜜炙，二钱）　甘草（生，三分）　黄连（一钱）　桑白皮（鲜者佳，二钱）　黄柏（一钱）

水一钟半，煎七分，食远服。

【病　　机】　　肺经风热。

【功　　用】　　疏风清肺。

【临床应用】　　主要用于病机属肺经风热之痤疮。

余用此方往往去人参，加白花蛇舌草、荆芥、防风、紫草、丹参、赤芍等。

<u>痤疮</u>

病例1.李某，男，23岁，职员，河南郑州人。病历号：14100080。2014年10月6日初诊。

主　诉｜面部痤疮3年。

现病史｜3年前出现面部痤疮，便溏，每日1～2次，脂溢性脱发，食辛辣或生冷食物则加重。患者曾有复发性口腔溃疡，舌质淡红，苔薄白，脉弦。

辨　病｜痤疮。

辨　证｜甘草泻心汤证。

处　方｜清半夏24g，黄芩10g，黄连3g，干姜12g，荆芥10g，防风10g，当归20g，甘草18g。7剂，每日1剂，每剂煎两次，每次煎半小时。

2014年11月17日二诊：服上方后，痤疮加重，说明药不对症。改按肺经风热治之。

处　方｜桑白皮20g，枇杷叶10g，黄柏12g，黄连3g，白花蛇舌草30g，荆芥10g，防风10g，紫草20g，丹参20g，赤芍10g，丹皮10g，当归10g。14剂。

2014年12月20日三诊：症大减，另尿黄。再服上方加茵陈30g。14剂。

2015年8月18日四诊：服上方前症愈，近来又发作，但较轻，再取上方12剂。

病例2.冯某，女，28岁，医生，河南郑州人。病历号：14100415。2014年10月30日初诊。

面部痤疮，食辛辣加重3年，便秘，舌质正红，苔薄白。

辨　病｜痤疮。

辨　证｜枇杷清肺证。

处　方｜桑白皮15g，枇杷叶12g，黄柏12g，黄连3g，白花蛇舌草30g，荆芥10g，防风10g，紫草15g，丹参15g，赤芍12g，丹皮12g。7剂，每日1剂，每剂煎两次，每次煎半小时。

2014年11月6日二诊：前症大减，再取上方14剂。

2014年11月21日三诊：痤疮消失，大便正常，再服上方15剂巩固之。

病例3.颜某，女，27岁，公务员，河南郑州人。病历号：14120253。2014年12月16日初诊。

患者面部及胸背痤疮，经前加重2年，饮食、二便可，舌质红，苔薄白，脉滑。

辨　病｜痤疮。

辨　　证｜枇杷清肺饮证。

处　　方｜桑白皮 15g，枇杷叶 12g，黄柏 12g，黄连 3g，白花蛇舌草 30g，荆芥 10g，防风 10g，紫草 15g，丹参 15g，丹皮 12g，赤芍 12g，柴胡 12g。10 剂，每日 1 剂，每剂煎两次，每次煎半小时。

2015 年 1 月 8 日二诊：痤疮大减，胸背患处稍痒，上方加地肤子 30g，15 剂。

2015 年 1 月 23 日三诊：此次经前痤疮基本消失，再服上方 15 剂巩固之。

病例 4. 张某，女，24 岁，河南郑州人。病历号：15030203。于 2015 年 3 月 16 日初诊。

患面部痤疮 3 年，饮食、月经、二便均正常。舌质正红，苔薄白，脉浮。

辨　　病｜痤疮。

辨　　证｜枇杷清肺饮证。

处　　方｜桑白皮 20g，枇杷叶 10g，黄柏 12g，黄连 3g，白花蛇舌草 30g，荆芥 10g，防风 10g，紫草 20g，丹参 20g，赤芍 20g，牡丹皮 20g，野菊花 30g。7 剂，每日 1 剂，每剂煎两次，每次煎半小时。

2015 年 3 月 20 日二诊：服上方痤疮减，后以上方加减服至 2015 年 6 月 10 日，痤疮完全消失而停药。

按　　　　痤疮的病机较为复杂，属脾胃湿热内蕴者，余常用甘草泻心汤加味（参阅甘草泻心汤证）；属肺经风热者，余常用枇杷清肺饮加减，去人参，恐其助热；加荆芥、防风以祛风；丹参、赤芍、紫草以凉血清热；重用白花蛇舌草以清热解毒。此类患者需忌食辛辣油腻食物。

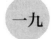

一九　黄芪赤风汤

【方　　源】　　清·王清任《医林改错》卷下：黄芪赤风汤

黄芪（生）二两　赤芍一钱　防风一钱

水煎服，小儿减半。

治瘫腿，多用一分，服后以腿自动为准，不可再多。如治诸疮诸病，或因病虚弱，服之皆效。无病服之，不生疾病。总书数篇，不能尽言其妙。此方治诸病皆效者，能使周身之气通而不滞，血活而不瘀，气通血活，何患疾病不除。

【病　　机】　气虚血瘀。

【功　　用】　补气活血。

【临床应用】　　余常用黄芪赤风汤加味治疗痔疮、慢性便秘、慢性前列腺炎、生殖器疱疹、尖锐湿疣等。

（一）痔疮

病例 1. 张某，男，46 岁，农民，河南偃师人。1988 年 9 月 15 日初诊。

主　诉｜肛门坠胀、大便带血 2 年。

现病史｜患者 2 年前曾因疲劳过度而患肛门坠痛，大便带血，经某医院外科检查，诊断为内痔，服药治疗而愈。近因秋收繁忙，体力劳动过重而复发。刻诊：肛门坠痛，不敢正坐，大便带血，色红量多。曾服槐角丸及消炎药 3 天，无效。脉浮而虚，舌质正常，苔薄白。

辨　病｜痔疮。

辨　证｜黄芪赤风汤加味。

处　方｜黄芪 100g，赤芍 30g，防风 10g，升麻 10g，黑地榆 15g，黑荆芥 6g。2 剂，每日 1 剂，每剂煎两次，每次煎半小时。痛减血止。上方去黑地榆、黑荆芥，连服 10 剂而愈，随访 2 年未复发。

病例 2. 尹某，女，42 岁，职工，郑州市人。病历号：13080243。2013 年 8 月 15 日初诊。

主诉；肛门肿痛，便后带血 3 年。

现病史｜患者 3 年前因肛门肿痛，有异物感，大便后带鲜血，在某医院诊断为混合痔，医院建议手术治疗，患者拒绝，经内服药物，外用洗剂及栓剂治疗月余，病情缓解，但以后久坐劳累或进食辛辣刺激食物后病情时有反复。10 天前因劳累加之进食辛辣食物后病情再发。

辨　病｜痔疮。

辨　证｜黄芪赤风汤证。

处　方｜生黄芪 60g，赤芍 15g，防风 10g，升麻 10g，地榆炭 30g，黑荆芥 3g。7 剂，每日 1 剂，每剂煎两次，每次煎半小时。

2013 年 8 月 23 日二诊：肛门肿痛基本消失，出血量明显减少，仅大便后带少许鲜血，舌脉同前。药已中病，原方继用 7 剂，临床症状消失。

病例 3. 姚某，女，49 岁，职员，郑州市人。病历号：14120374。2019 年 3 月 22 日初诊。

主　诉｜大便带血半月。

现病史｜半月前患者因肛门坠痛，大便带血，在郑州市某医院肛肠科诊断为：混合痔；肛乳头肥大。建议手术治疗。患者不欲手术，找余诊治。刻诊：症状同前，舌质红，苔薄白，脉滑。

辨　病｜痔疮。

辨　证｜黄芪赤风汤证。

处　方｜生黄芪 60g，赤芍 15g，防风 10g，升麻 10g，甘草 10g。7 剂，每日 1 剂，每剂煎两次，每次煎半小时。

2019 年 4 月 2 日二诊：肛门坠痛、大便带血均大减。再服上方 14 剂。

2019 年 5 月 6 日三诊：前症消失，续服上方 14 剂巩固之。

病例 4. 吕某，女，51 岁，河南郑州人。病历号：13090327。2013 年 9 月 19 日初诊。

主　诉｜间断肛门肿痛 5 年。

现病史｜5 年前出现肛门肿痛，大便带血，时轻时重。诊为混合痔。平时有复发性口腔溃疡，腰膝痛，舌淡红，苔白滑，脉弦。

辨　病｜痔疮、口疮。

辨　证｜黄芪赤风汤合甘草泻心汤证。

处　方｜黄芪 60g，升麻 6g，赤芍 20g，防风 10g，清半夏 20g，黄芩 10g，黄连 3g，干姜 12g，白术 15g，防己 20g，甘草 20g。7 剂，每日 1 剂，每剂煎两次，每次煎半小时。

2013 年 10 月 1 日二诊：服上方前症均大减，上方黄芪加至 80g，12 剂。

2013 年 11 月 1 日三诊：服上方前症均愈。近来痔疮又发作，便秘。

处　方｜黄芪 60g，赤芍 30g，防风 10g，升麻 10g，甘草 12g，黄连 3g。10 剂。

2013 年 11 月 12 日四诊：痔疮、便秘均愈，再取上方 10 剂巩固之。

按　　黄芪赤风汤加升麻、地榆，乃余先师马建斋先生治疗痔疮的常用方剂。静脉曲张学说是痔病成因学说之一,认为痔是直肠下段黏膜下和肛管皮肤下的静脉丛淤血、扩张和屈曲所形成的静脉团。若单从"痔是直肠下段黏膜下和肛管皮肤下的静脉丛淤血"的观点用中医学理论分析:"气为血之帅,气行则血行",之所以导致"静脉丛淤血",则主要责之于气虚,黄芪赤风汤重用黄芪补气以治本,用赤芍、防风活血升清以治标,气得补则血能行,血得活则瘀血散,故痔疮得以消散。病例4因有复发性口腔溃疡及腰膝痛,故合甘草泻心汤加味治之。

(二)慢性便秘

病例 1. 仝某,女,53 岁,郑州市人。病历号:17010066。2017 年 1 月 10 日初诊。

患便秘 2 年,3～4 天大便 1 次且干硬,余无不适,舌脉正常。

辨　病｜便秘。

辨　证｜黄芪赤风汤证。

处　方｜黄芪 60g,赤芍 30g,防风 10g,升麻 10g,甘草 10g。7 剂,每日 1 剂,每剂煎两次,每次煎半小时。嘱其多活动,忌食辛辣食物及羊肉。

2017 年 1 月 18 日二诊:大便正常,每日 1 次,再服上方 14 剂巩固之。

病例 2. 王某,男,65 岁,郑州市人。病历号:181200171。2018 年 12 月 19 日初诊。

患糖尿病、高血压 6 年,服降糖、降压西药基本可控。现便秘(3 天大便 1 次),痔疮或痛或带血 3 年,舌质红,苔薄白乏津,脉弦。

辨　病｜便秘、痔疮。

辨　证｜黄芪赤风汤证。

处　方｜黄芪 60g,赤芍 30g,防风 10g,升麻 6g,地榆炭 20g,黄连 9g,甘草 9g。12 剂。

2019 年 1 月 3 日二诊:大便每日 1 次,痔疮未再痛亦未再带血。再服上方 5 剂。

2019 年 1 月 11 日三诊:诸症消失,续服上方 14 剂巩固之。

病例 3. 张某,男,32 岁,厨师,河南焦作人。病历号:19010202。于 2019 年 1 月 25 日初诊。

患者 1 年前因大便不利,肛门下坠,在省级某医院肛肠科检查诊为:直肠黏膜脱垂、混合痔而行手术切除，但术后仍然排便困难（不干）。刻诊：排便困难，每日1次，肛门有轻微下坠感，头晕，舌淡红，苔薄白，脉沉。

辨　病｜慢性便秘。

辨　证｜黄芪赤风汤证。

处　方｜黄芪80g，赤芍20g，防风10g，升麻10g，甘草12g。14剂，每日1剂，每剂煎两次，每次煎半小时。

2019年2月14日二诊：前症大减，再服上方14剂。

2019年2月27日三诊：前症消失，续服上方14剂巩固之。

病例4.李某，女，55岁，河南焦作人。病历号：19020044。2019年2月14日初诊。

患降结肠癌术后2年。刻诊：便秘（手术前后均有），上腹胀，食后重，舌淡红，苔薄白，脉弦。

辨　病｜便秘。

辨　证｜黄芪赤风汤。

处　方｜黄芪60g，生白芍30g，防风10g，升麻10g，生白术30g，枳实12g，甘草10g。7剂，每日1剂，每剂煎两次，每次煎半小时。

2019年2月21日二诊：服上方后大便正常，另原有焦虑症，失眠。上方加淮小麦30g，夜交藤30g，大枣5枚，14剂。

2019年3月7日三诊：大便正常，焦虑症大减，失眠好转，大便或带血。

处　方｜黄芪60g，生白芍30g，防风10g，升麻10g，生白术30g，枳实12g，甘草10g，淮小麦30g，夜交藤30g，地榆炭15g，大枣5枚。14剂。

2019年3月20日四诊：失眠、便血、上腹胀均消失，大便每日1次。

处　方｜黄芪60g，赤芍30g，防风10g，升麻10g，生白术30g，枳实12g，甘草10g。14剂。此后上方续服至2019年5月10日，诸症消失而停药。

按　　慢性便秘有功能性和器质性之分，功能性便秘，包括功能性排便障碍和便秘型肠易激综合征等；器质性便秘病因可以由胃肠道疾病、累及消化道的系统性疾病引起。上述4例中，例1属功能性便秘，例2为糖尿病便秘伴痔疮带血，例3为直肠脱垂引起，例4为结肠癌术后。但其病机均有气虚血瘀的一面，故均用黄芪赤风汤加味。例1仅用黄芪赤风汤加升麻、甘草以升清解毒（便秘会产生"粪毒");例2加地榆炭以凉血止血，黄连以清热泻火降血糖；例3加黄芪量为80g以补气，升麻、甘草以升清解毒；例4结肠癌术后脾肺气虚较重，故用生白芍易赤芍，加生白术、枳实（即枳术汤）健脾理气。

（三）慢性前列腺炎

病例1.王某，男，26岁，郑州市人。2013年7月18日初诊。

患者工作多久坐，1年前逐渐出现左侧睾丸胀痛，渐及右侧，并感会阴部麻木、胀痛，早泄，小便不利，滴沥或刺痛，肛门有异物感，饮食可，舌质红，苔薄白，脉沉。外院检查有多发混合痔，前列腺液检查白细胞（++）。

辨　病｜慢性前列腺炎。

辨　证｜黄芪赤风汤证。

处　方｜生黄芪60g，赤芍20g，防风10g，白花蛇舌草30g，升麻6g，草薢30g，黄柏12g，茯苓15g，车前子30g（包煎）。12剂，每日1剂，每剂煎两次，每次煎半小时。

2013年8月1日二诊：睾丸痛、肛门异物感消失，会阴胀痛明显减轻，小便基本正常，舌脉同前。继以上方服用1月余，诸症消失而停药。

病例2.李某，男，40岁，郑州人。病历号：18080161。2018年8月20日初诊。

尿不净，尿等待，时轻时重，便溏，易汗出，会阴部不适3年。

辨　病｜慢性前列腺炎。

辨　证｜黄芪赤风汤证。

处　方｜黄芪50g，赤芍20g，防风10g，升麻6g，白花蛇舌草30g，山萸肉12g，草薢30g，车前子30g，炒王不留行20g，甘草12g。12剂，中药颗粒剂，日1剂，早晚各1次，开水冲服。

2018年9月28日二诊：服上药，诸症均大减，续服上方20剂。

2018年12月6日三诊：前症基本消失，近几天腰困痛，性功能稍差。上方加淫羊藿20g，肉桂3g，20剂。

2019年1月8日四诊：前症已痊愈，现右肋胀疼，多梦，改为大柴胡汤治之，处方从略。

病例3.张某，男，40岁，职员，郑州市人。病历号：19040018。2019年4月2日初诊。

患者因小便不利且浑浊，小腹或胀痛，早泄，射精或痛，尿不净 1 年，在医院检查泌尿系 B 超示：前列腺钙化灶、右侧附睾头囊肿。前列腺液检查：白细胞（＋＋＋）、卵磷脂小体（＋＋＋）、红细胞（－）、精子（－）。刻诊：症状同前，另面部有痤疮，舌正红，苔薄黄，脉弦滑。

辨　病｜慢性前列腺炎。

辨　证｜黄芪赤风汤证。

处　方｜黄芪 50g，赤芍 20g，防风 10g，升麻 6g，白花蛇舌草 30g，车前子 30g，黄柏 12g，甘草 12g，萆薢 30g，连翘 30g。24 剂，中药颗粒剂，日 1 剂，早晚各 1 次，开水冲服。

2019 年 4 月 26 日二诊：诸症均大减，再服上方 24 剂。

病例 4. 马某，男，26 岁，河南郑州人。2013 年 6 月 26 日初诊。

自述患前列腺炎 2 年。刻诊：小便不利，尿等待，尿分叉，腰酸困，尿黄，舌质红，苔白，脉沉弦。

辨　病｜前列腺炎。

辨　证｜黄芪赤风汤证。

处　方｜黄芪 60g，赤芍 20g，防风 10g，升麻 6g，白花蛇舌草 30g，萆薢 30g，车前子 30g，黄柏 12g，柴胡 12g，黄芩 10g，甘草 10g。20 剂，每日 1 剂，每剂煎两次，每次煎半小时。

2013 年 9 月 12 日二诊：服上方前症消失，近来又发作，另背疼，上方加葛根 20g，20 剂。其后带别人来看病，言其前列腺炎诸症消失，未再发。

病例 5. 宋某，男，36 岁，洛阳人。病历号：18070033。2018 年 7 月 4 日初诊。

婚后 2 年未育，平时尿不净，尿分叉，阴囊潮湿，会阴部不适，时口角流涎，舌质红，苔薄白，脉弦。今日做精液动态分析：精液量 1.00ml；精子总活力 25.58%；前向运动力 19.01%，a 级 6.65%，b 级 12.36%。

辨　病｜慢性前列腺炎（不育）。

辨　证｜黄芪赤风汤证。

处　方｜黄芪 60g，赤芍 20g，防风 10g，升麻 6g，白花蛇舌草 30g，车前子 30g，土茯苓 30g，黄柏 12g，山萸肉 18g，甘草 18g，萆薢 20g。30 剂，中药颗粒剂，日 1 剂，早晚各 1 次，开水冲服。

2018 年 8 月 8 日二诊：诸症消失。今日又做精液动态分析，结果除精液仍为 1ml 外，其余均正常。再取上方 30 剂。

2019年2月18日三诊：其爱人已孕5个月，现咽部有异物感，改用半夏厚朴汤治之，处方从略。

按 慢性前列腺炎指各种病因引起前列腺组织的慢性炎症，是泌尿外科最常见疾病。部分前列腺炎患者常伴有前列腺外周带静脉丛扩张、痔、精索静脉曲张等，提示部分慢性前列腺炎患者的症状可能与盆腔静脉充血，血液淤滞相关，这也可能是造成久治不愈的原因之一。

上述5例均是从症状来诊断的，可能属于非细菌性前列腺炎。其病机为气虚血瘀，湿热郁阻下焦。黄芪赤风汤益气升清化瘀，加白花蛇舌草、黄柏、车前子、土茯苓或萆薢或王不留行等以清利湿热，如例1~4，若为不育者再加山萸肉以补肝肾如例5。

（四）生殖器疱疹、尖锐湿疣

病例1. 王某，男，39岁，郑州市人。2014年6月26日。

主 诉｜患生殖器疱疹2月余。

现病史｜2个月前无明显诱因外生殖器部位出现集簇的小水疱，破溃后形成糜烂，局部灼热伴疼痛不适，无发热，省级某医院皮肤科诊断为生殖器疱疹，曾有痔疮及前列腺炎病史（均已愈），舌质红，苔黄腻，脉滑。

辨 病｜生殖器疱疹。

辨 证｜黄芪赤风汤证。

处 方｜黄芪60g，赤芍30g，防风10g，升麻6g，白花蛇舌草30g，车前子30g，苍术20g，黄柏12g，土茯苓30g，生薏仁30g，甘草15g。20剂，每日1剂，每剂煎两次，每次煎半小时。

2014年7月20日二诊：原有疱疹消失，再服上方30剂，其后间断服上方至2014年12月2日，疱疹未再发作而停药。

病例2. 郭某，男，65岁，农民，某县人。2014年5月22日初诊。

主 诉｜生殖器疱疹1年半。

现病史｜1年半前患者感肛门周围不适，渐于肛周、前阴、龟头等处出现成簇小水疱，基底部色红，初痒后痛，部分顶部有溃烂，患者来自艾滋病疫区，曾在外院查艾滋病抗体阴性。但患者精神压力较大，感周身乏力，食少便溏，舌淡红，苔白厚腻，脉沉弦。

辨　病｜生殖器疱疹。

辨　证｜黄芪赤风汤证。

处　方｜生黄芪 60g，赤芍 20g，防风 10g，升麻 6g，苍术 30g，黄柏 12g，土茯苓 40g，白花蛇舌草 30g，生薏苡仁 30g，车前子 30g（包煎），生甘草 20g。10 剂，每日 1 剂，每剂煎两次，每次煎半小时。

2014 年 6 月 2 日二诊：患者肛门周围及生殖器部位原有疱疹疼痛明显减轻，破溃处均已结痂，无新发疱疹，舌质淡红，苔白、较前变薄，继以上方加减，治疗 1 月余，疱疹完全消失。

病例 3. 张某，男，56 岁，农民，河南某县人。2011 年 5 月 17 日初诊。

主　诉｜生殖器疱疹半年。

现病史｜2010 年 11 月出现肛周、龟头疱疹，瘙痒疼痛，或有溃烂，时轻时重，当地某医院诊为生殖器疱疹，内服、外涂西药效不佳。患者为有偿供血感染艾滋病者，2008 年开始服抗病毒西药。刻诊：症如前述，饮食可，大便溏，每日 1 次，尿黄，舌质红，苔白厚，脉弦。

辨　病｜生殖器疱疹。

辨　证｜黄芪赤风汤证。

处　方｜生黄芪 60g，赤芍 20g，防风 10g，升麻 6g，苍术 20g，黄柏 12g，土茯苓 40g，白花蛇舌草 30g，生薏苡仁 30g，车前子 30g（包煎），生甘草 20g。7 剂，每日 1 剂，每剂煎两次，每次煎半小时。

2011 年 5 月 24 日二诊：疱疹痒痛均减，再服上方 7 剂。此后每周 7 剂，前后共服 6 周疱疹消失，未再发。（当时余每周二下午赴该县中医院诊治艾滋病）

病例 4. 李某，男，34 岁，焦作市某县人。病历号：15020229。于 2015 年 2 月 26 日初诊。

主　诉｜大便带血（不痛）半年。

现病史｜患者于 2014 年 1 月在当地某医院确诊为艾滋病感染者，未用抗病毒西药，服益艾康胶囊 1 个半月，因大便出血在某医院诊断为肛内尖锐湿疣 4 个月。刻诊：大便带血（不痛），便溏，每日 2 次，近几天咳嗽吐黄痰，舌淡红，苔中后部微黄厚，脉滑。

辨　病｜肛内尖锐湿疣。

辨　证｜黄芪赤风汤证。

处　方｜生黄芪 60g，赤芍 20g，防风 10g，升麻 10g，苍术 30g，黄柏

12g，土茯苓 30g，白花蛇舌草 30g，生薏苡仁 30g，车前子 30g（包煎），地榆炭 20g，荆芥炭 10g，生甘草 20g。10 剂，每日 1 剂，每剂煎两次，每次煎半小时。

2015 年 3 月 7 日二诊：大便带血大减，咳嗽愈。再服上方 30 剂。

2015 年 4 月 9 日三诊：大便已不带血，续服上方 30 剂。

按　　　生殖器疱疹是由单纯疱疹病毒感染泌尿生殖道及肛门部位皮肤和黏膜引起的一种复发性疾病；尖锐湿疣则是由人乳头瘤病毒感染所致，复发率高，传染性强。卑见认为，二者的西医病因病名虽然不同，但其中医病机则均是气虚血瘀，湿热下注，故可用同一方药治疗，即所谓"异病同治"者也。方中重用黄芪大补元气、益气健脾，有托毒敛疮之功，还可调整机体免疫功能；赤芍清热凉血、散瘀止痛，防风祛风胜湿；升麻、甘草升清解毒；加白花蛇舌草、土茯苓、黄柏、苍术、生薏苡仁、车前子等以燥湿利湿、解毒清热。上述方药并不是针对病毒而设，而是通过方药的作用消除了病毒存在的环境并提高了机体的免疫功能，从而达到清除病毒的目的。

 # 二〇　瓜石汤

【方　　源】　《刘奉五妇科经验》。

瓜蒌五钱（15g）　石斛四钱（12g）　玄参三钱（9g）　麦冬三钱（9g）生地四钱（12g）　瞿麦四钱（12g）　车前子三钱（9g）　益母草四钱（12g）马尾连二钱（6g）　牛膝四钱（12g）

【功　　用】　滋阴清热，宽胸和胃，活血通经。

【病　　机】　阴虚胃热。

【主　　治】　阴虚胃热所引起的月经稀发、后错或血涸经闭。

【临床应用】　用于治疗多囊卵巢综合征，月经量少等病症。

（一）多囊卵巢综合征

病例1.史某，女，28岁，护士，河南郏县人。病历号：17050238。于2017年5月30日初诊。

主　诉丨月经后期10余年，多囊卵巢4年。

现病史丨自月经来潮即经期后错，4年前某县医院诊断为多囊卵巢综合征，给予炔雌醇环丙孕酮及降糖西药，月经正常并于2013年受孕顺产一女婴，现女孩已3岁。刻诊：月经后期服炔雌醇环丙孕酮加降糖西药6个月，月经周期正常，停服西药8天（今天月经来潮第3天），面部痤疮，大便秘结，手掌烦热，舌正红，苔薄黄，脉沉滑。

辨　病丨（月经后期）多囊卵巢综合征。

辨　证丨瓜石汤证。

处　方丨瓜蒌20g，生地黄20g，玄参20g，黄连3g，石斛12g，麦冬20g，益母草30g，瞿麦20g，车前子（包煎）30g，川牛膝15g。15剂，每日1剂，每剂煎两次，每次煎半小时。嘱其不再服用西药。

2017年6月22日二诊：月经尚未来潮，但痤疮、便秘好转。再服上方15剂。

2017年7月14日三诊：月经6月30日来潮，此后以上方加减服至2017年12月13日，月经周期正常，诸症消失而停药。

病例2.齐某，女，31岁，教师，河南封丘县人。病历号：16050214。2016年5月31日初诊。

婚后3年未孕，月经周期正常，体重增加7kg，于2016年2月5日检查内分泌4项：雌二醇21.56pg/ml、睾酮1.49nmol/L、催乳素82.60μg/L、胰岛素24.66μU/ml。给予二甲双胍片每次1片，1日4次，服用2个月后，体重下降但月经错后。又于2016年5月17日查彩超示：双侧卵巢多囊性改变。刻诊：月经于5月13日来潮，量少（两天净），便秘，饮食正常，舌质红，苔薄白，脉沉。

辨　病丨多囊卵巢综合征。

辨　证丨瓜石汤证。

处　方丨瓜蒌20g，生地黄20g，玄参20g，黄连3g，石斛12g，麦冬20g，益母草30g，瞿麦20g，车前子（包煎）30g，川牛膝15g。14剂，每日1剂，每剂煎两次，每次煎半小时。

2016年6月16日二诊：月经尚未来潮，大便正常。继服上方14剂，嘱其经期停服。

2016年7月1日三诊：月经于6月17日来潮，量稍多（4天净），再服上方14剂。此后以上方服至2016年9月26日，月经色量均正常，又服至2016年10月17日，因怀孕而停药。

按　　《刘奉五妇科经验》瓜石汤"按语"说：本方主要治疗由于胃热灼伤津液所引起的月经稀发、后错，以及精血枯竭所引起的闭经。此类病人，平素多有阳气过盛，肝热上逆，导致胃中燥热，灼伤津液。阳明本为多气多血之经，下隶冲任二脉，若阳明津液充实，则冲任精血满盈，月经能以时下。若阳明燥热过盛，津液枯竭，不能化为月经，轻者月经稀发、后错，重者闭经数年不至。《上海中医药杂志》1979年第5期35页刊载金谷城先生文章《瓜石汤治疗闭经的作用原理探讨》，该文在最后小结中说：①按照辨病和辨证相结合的精神，先后成功地应用瓜石汤于溢乳闭经、精神病患者闭经和避孕药引起的闭经。结果证实了瓜石汤的作用部位可能在下丘脑的推测。②瓜石汤的作用原理可能是调整下丘脑功能紊乱，不是激素替代疗法。

（二）月经量少

病例1.张某，女，33岁，职员，郑州市人。病历号：14040335。于2014年4月16日初诊。

主　诉｜月经量少3年。

现病史｜月经量少，2天即净，便秘，近来体重增加，舌质红，苔薄白，脉沉弦。2013年11月15日彩超示：子宫内膜6mm。

辨　病｜月经量少。

辨　证｜瓜石汤证。

处　方｜全瓜蒌20g，生地黄10g，玄参10g，黄连3g，益母草30g，瞿麦20g，麦冬10g，石斛10g，车前子30g，川牛膝10g，生山药30g。14剂，中药颗粒剂，日1剂，早晚各1次，开水冲服。

2014年5月16日二诊：服上方后月经较前增多。

处　方｜全瓜蒌20g，生地黄15g，玄参10g，黄连3g，益母草30g，瞿麦 20g，麦冬 10g，石斛 10g，车前子 30g，川牛膝 10g，生山药 40g。14 剂。

2014 年 6 月 17 日三诊：月经色量正常，再服上方 20 剂巩固之。

病例 2. 张某，女，29 岁，职员，郑州市人。病历号：18120099。于 2018 年 12 月 13 日初诊。

月经后期，2～3 个月一潮，本次 3 个月未潮，用黄体酮后于 12 月 2 日来潮（经期 5 天、量少）。2018 年 12 月 7 日查内分泌 7 项均正常，查妇科 B 超示：子宫内膜增厚（约 12mm）；盆腔积液（25mm×9mm）。平时便秘，口干，头皮毛囊炎，舌质红，苔薄白，脉弦。

辨　病｜月经量少。

辨　证｜瓜石汤证。

处　方｜瓜蒌 20g，生地黄 20g，玄参 20g，黄连 6g，益母草 30g，瞿麦 20g，麦冬 15g，石斛 12g，车前子（包煎）20g，川牛膝 12g。14 剂，每日 1 剂，每剂煎两次，每次煎半小时。

2018 年 12 月 26 日二诊：月经尚未来潮，再服上方 20 剂（嘱经期停服）。

2019 年 1 月 21 日三诊：月经于 2019 年 1 月 12 日来潮，5 天净，量较前稍多，大便通畅，口不干，毛囊炎消失，续服上方 20 剂。

2019 年 3 月 7 日四诊：月经于 2019 年 2 月 12 日来潮，6 天净，色量均基本正常，再服上方 20 剂以巩固之。

按　　　月经量少的病机有虚实寒热之别，临床需详辨之。瓜石汤所治者
　　　　为阴虚胃热所引起，机制已如前述。

二一　清肝利湿汤

【方　　源】　清肝利湿汤载于《刘奉五妇科经验》："主治肝经湿热，热入血分所引起的赤白带，月经中期出血，以及由盆腔炎所引起的子宫出血或月经淋漓不止。"

瞿麦四钱（12g）　萹蓄四钱（12g）　木通一钱（3g）　车前子三钱（9g）

黄芩三钱（9g）　牛膝三钱（9g）　丹皮三钱（9g）　川楝子三钱（9g）　柴胡一钱半（4.5g）　荆芥穗一钱半（4.5g）

吾在此基础上加减，常用方药剂量为：萹蓄15g，瞿麦20g，柴胡12g，黄芩10g，川楝子12g，车前子30g，延胡索12g，蒲公英30g，丹皮12g，白芍12g。即去木通，加延胡索、蒲公英、白芍以增清热解毒、行气止痛之功。

【病　　机】　肝经湿热下注。

【功　　用】　清肝利湿，升阳除湿，活血止带。

【临床应用】　主要用于慢性盆腔炎、痛经、排卵期出血、人乳头瘤病毒感染（HPV 阳性）等病症。

（一）慢性盆腔炎

病例1.刘某，女，29岁，职员，郑州市人。病历号：19010205。2019年1月29日初诊。

患者以低热1年为主诉就诊。刻诊：低热（37.2℃），午后加重，小腹压痛，月经周期正常，量稍多，带下色黄，量多，舌质红，苔薄白，脉沉弦。今查彩超示：盆腔积液47mm×32mm。

辨　病｜慢性盆腔炎。

辨　证｜清肝利湿汤证。

处　方｜瞿麦30g，萹蓄20g，柴胡18g，黄芩10g，川楝子10g，醋延胡索10g，蒲公英30g，车前子30g，牡丹皮20g，白芍20g，甘草9g。7剂，中药颗粒剂，日1剂，早晚各1次，开水冲服。

2019年2月26日二诊：已不发热，带下色白量少，少腹无压痛。再服上方14剂巩固之。

病例2.董某，女，43岁，职员，郑州市人。2013年6月8日初诊。

诉腰痛2年余，其痛劳累及夜间尤甚，夜间时或痛醒，少腹痛，伴冷感，左侧为甚，手足冷，心烦，尿频不利，面白无华，体倦乏力，患者平素带下色黄量多，质稠气味重，时阴痒，舌质红，苔黄稍腻，脉弦数。彩超检查：盆腔左侧液性暗区，大小约30mm×40mm。

辨　病｜慢性盆腔炎。

辨　证｜清肝利湿汤证。

处　方｜瞿麦15g，萹蓄20g，柴胡10g，黄芩10g，川楝子10g，醋延胡索 12g，蒲公英 30g，车前子（包煎）30g，牡丹皮 10g，川牛膝 10g，荆芥 10g。7 剂，每日 1 剂，每剂煎两次，每次煎半小时。嘱忌食辣椒、羊肉。

1 周后复诊，诸症大减。守上方继服 10 剂，诸症消失。

病例 3.吕某，女，29 岁，职员，郑州市人。病历号：14050288。于 2015 年 5 月 22 日初诊。

患者以不孕、盆腔积液为主诉就诊，自述巧克力囊肿摘除术后 2 年，后又做输卵管通液术。刻诊：腰痛晨起甚，左少腹压痛，舌质红苔白，脉沉。妇科彩超示：盆腔积液 39mm×18mm。

辨　病｜慢性盆腔炎。

辨　证｜清肝利湿汤证。

处　方｜瞿麦 15g，萹蓄 20g，柴胡 12g，黄芩 10g，川楝子 12g，醋延胡索 12g，蒲公英 30g，车前子（包煎）30g，牡丹皮 12g，白芍 12g。14 剂，每日 1 剂，每剂煎两次，每次煎半小时。

2015 年 7 月 2 日二诊：前症稍减，再服上方 15 剂。此后以上方加减服至 2015 年 9 月 1 日，诸症消失，但仍未受孕。

病例 4.陈某，女，22 岁，职员，郑州市人。病历号：13090478。于 2013 年 9 月 30 日初诊。

人工流产术后半年，月经量少，色黯，腰痛晨重，小腹时胀痛，带下量多，色黄，有异味，舌质红，苔薄白，脉沉弦。

辨　病｜慢性盆腔炎。

辨　证｜清肝利湿汤证。

处　方｜萹蓄 15g，瞿麦 15g，柴胡 10g，黄芩 10g，川楝子 12g，延胡索 12g，蒲公英 30g，车前子（包煎）20g，丹皮 12g，白芍 12g，甘草 10g。14 剂，每日 1 剂，每剂煎两次，每次煎半小时。

2013 年 10 月 23 日二诊：服上方后腰及小腹胀痛均减轻，带下好转。

处　方｜萹蓄 15g，瞿麦 15g，柴胡 12g，黄芩 10g，川楝子 12g，延胡索 12g，蒲公英 30g，车前子（包煎）20g，枳实 10g，白芍 12g，清半夏 12g，当归 15g，甘草 10g。10 剂。

2013 年 11 月 2 日三诊：腰、小腹已不痛，白带正常，再服上方 10 剂巩固之。

按　　　慢性盆腔炎病情较顽固，可导致月经紊乱、白带增多、腰腹疼痛及不孕等。就中医辨证而言，其病机也有虚实寒热之别，清肝利湿汤所治者是湿热蕴郁下焦，阻滞经络气血，故出现腰腹疼痛、带下增多等症，清肝利湿汤与其病机相符，故用之而效佳。

（二）痛经

贾某，女，29 岁，职员，郑州市人。2014 年 4 月 4 日初诊。

主　诉｜痛经 1 年余。

现病史｜患者 1 年前出现月经将至即感少腹冷痛，痛甚伴汗出、欲呕，腰骶部疼痛夜甚，偶或痛醒，起床后稍事活动痛减；每次痛经时需服复方对乙酰氨基酚片、安乃近片等止痛药。经量偏少，带下色黄或白，量多气味重，平素畏寒、手足冷，失眠、多梦，心烦，时有尿频不利，大便调。就诊时适值月经周期第 18 天。左下腹按之稍痛，舌正红，苔薄黄，脉弦。彩超示：子宫腺肌症；子宫颈腺囊肿；盆腔积液。

辨　病｜痛经。

辨　证｜清肝利湿汤方证。

处　方｜瞿麦 15g，萹蓄 20g，柴胡 10g，黄芩 10g，川楝子 12g，醋延胡索 12g，蒲公英 30g，车前子（包煎）30g，牡丹皮 10g，川牛膝 10g，白芍 15g，甘草 10g。7 剂，每日 1 剂，每剂煎两次，每次煎半小时。

2014 年 4 月 11 日二诊：带下明显减少，心绪转佳，睡眠改善。守上方继服 10 剂，嘱经期暂停服药，经后续服。

2014 年 4 月 29 日三诊：二诊服药 3 天经至，少腹及腰骶疼痛几乎消失。经行 5 天，月经干净后服完所剩 7 剂，诸症消失。

按　　　痛经的病因病机颇为复杂。本案为湿热蕴郁下焦，阻遏经络气血，一方面不通则痛，故出现少腹腰骶疼痛，另一方面气血不能布达四肢肌腠，故出现畏寒肢冷。本案的辨证要点：带下量多，色黄或白，舌红苔黄，说明为湿热；腰骶部疼痛夜甚，晨起活动后痛减，说明是实证。

（三）排卵期出血

病例 1. 张某，女，28 岁，职员，许昌襄城县人。病历号：17020125。2017 年 2 月 17 日初诊。

患排卵期出血 1 年半，带下色黄量多，月经后期，曾有复发性口腔溃疡，饮食、二便可。舌质红，苔薄白，脉弦。

辨　病｜排卵期出血。

辨　证｜清肝利湿汤证。

处　方｜瞿麦 15g，萹蓄 20g，柴胡 18g，黄芩 10g，川楝子 10g，醋延胡索 10g，蒲公英 30g，车前子 30g，牡丹皮 20g，白芍 20g，甘草 9g。12 剂，中药颗粒剂，日 1 剂，早晚各 1 次，开水冲服。

2017 年 3 月 10 日二诊：服上方后前症减轻，但大便溏，日 2 次。上方加生姜 9g，12 剂。

2017 年 7 月 4 日三诊：服上方后排卵期出血已愈。近 2 个月月经未潮，用瓜石汤治其月经不调。

病例 2. 王某，女，45 岁，公务员，郑州市人。病历号：16110045。于 2016 年 11 月 7 日初诊。

排卵期出血，晨起腰痛，月经后期，色淡，舌质红，苔薄黄，脉沉。今查妇科彩超提示：子宫内膜厚 7mm；子宫颈腺囊肿；左侧卵巢囊肿；右侧卵巢小囊（黄体？）；盆腔积液：范围 30mm×13mm。

辨　病｜排卵期出血。

辨　证｜清肝利湿汤证。

处　方｜瞿麦 15g，萹蓄 20g，柴胡 18g，黄芩 10g，川楝子 10g，醋延胡索 20g，蒲公英 30g，车前子 30g，牡丹皮 10g，益母草 30g，白芍 10g，生姜 9g。7 剂，中药颗粒剂，日 1 剂，早晚各 1 次，开水冲服。

2017 年 1 月 11 日二诊：排卵期出血、腰痛均减轻，另失眠。再服上方加生牡蛎 30g，淮小麦 30g，12 剂。

2017 年 2 月 25 日三诊：排卵期出血、腰痛继续减轻，另近来盗汗。

处　方｜瞿麦 15g，萹蓄 20g，柴胡 18g，黄芩 10g，川楝子 10g，醋延胡索 20g，蒲公英 30g，车前子 30g，牡丹皮 20g，白芍 20g，牡蛎 30g，黄柏 12g，桑叶 20g。12 剂。

服上方后诸症均消失。

病例 3. 卢某，女，35 岁，职员，郑州市人。病历号：13060357。2013 年 6 月 27 日初诊。

主　诉｜排卵期阴道少量出血反复发作 1 年。

现病史｜平素乏力，失眠，月经量少，色黯，经期长，带下量多色黄，舌质红，苔薄黄，脉弦数。曾查 B 超有盆腔积液。

辨　病｜排卵期出血。

辨　证｜清肝利湿汤方证。

处　方｜萹蓄 15g，瞿麦 15g，柴胡 12g，黄芩 10g，川楝子 12g，延胡索 12g，蒲公英 30g，车前子（包煎）30g，丹皮 12g，赤芍 12g，黑荆芥 6g。10 剂，每日 1 剂，每剂煎两次，每次煎半小时。

2013 年 7 月 10 日二诊：服上方后乏力好转，睡眠明显改善，乳房稍胀痛，舌质红，苔薄黄，脉弦滑，继服上方加醋香附 10g，12 剂。服药后第 2 个月，排卵期未再出血，诸症悉除。

按　　月经中期，即排卵期，由于雌激素水平短暂下降，使子宫内膜失去激素的支持而出现部分子宫内膜脱落引起有规律性的阴道出血，称为排卵期出血。中医学称之为"经间期出血"，其病因病机颇为复杂，清肝利湿汤所治者乃因"平时湿热蕴伏冲任，月经中期以后，冲任脉道逐渐充盈，功能也逐渐旺盛，功能为阳，阳盛则热，引动内伏之湿热，湿热下注，则见白带量多，湿热入于血络，则伤血动血，妄溢于冲任脉道之外，故见阴道出血。"（引自《刘奉五妇科经验》）

（四）人乳头瘤病毒感染（HPV 阳性）

病例 1. 张某，女，44 岁，郑州市人。病历号：13120040。2013 年 12 月 3 日初诊。

主　诉｜体检发现 HPV 阳性 4 个月。

现病史｜患者体检发现 HPV 阳性，于 2013 年 8 月 15 日做 HPV13 种高危型 DNA 检测：1982.61pg/ml。刻诊：遇冷鼻塞，流清涕，打喷嚏，咳嗽吐白痰半月，易汗出，平时月经后期（50～60 天一潮），带下色黄，舌正红，苔薄白，脉浮虚。急则治其标，先按气虚外感治之。

辨　病｜感冒。

辨　证｜御寒汤证。

处　方｜羌活 10g，白芷 10g，防风 10g，升麻 10g，黄芪 60g，苍术 15g，黄柏 12g，黄连 3g，党参 15g，陈皮 10g，款冬花 12g，麻黄 10g，甘草 12g。7 剂，每日 1 剂，每剂煎两次，每次煎半小时。

2013 年 12 月 10 日二诊：服上方后外感症状消失，仍带下色黄，改为清肝利湿汤加减治其 HPV 感染。

处　方｜萹蓄 15g，瞿麦 20g，柴胡 12g，黄芩 10g，川楝子 12g，延胡索 12g，蒲公英 30g，车前子（包煎）30g，丹皮 12g，黄芪 60g，白花蛇舌草 30g，土茯苓 30g，甘草 12g。15 剂，每日 1 剂，每剂煎两次，每次煎半小时。

2013 年 12 月 25 日三诊：服上方无不适，带下仍黄。上方加炒苍术 20g，黄柏 12g，防风 10g，赤芍 12g，薏苡仁 40g。15 剂。

2014 年 1 月 24 日四诊：服上方后黄带已无，于 2014 年 1 月 20 日复查 HPV 阴性。此后 2015 年、2016 年复查 HPV 均为阴性。

此次因经前乳房胀痛而就诊，改按乳腺增生治之。

病例 2. 王某，女，40 岁，河南沈丘人。病历号：14010159。2014 年 1 月 13 日初诊。

主　诉｜腰骶痛半年。

现病史｜半年前因尿频、尿痛诊断为膀胱黏膜白斑而行电切术并热疗。刻诊：腰骶痛，牵引右下肢夜间至起床前痛甚，起床后痛减，带下量多色黄，尿黄不痛，大便正常，舌正红，苔薄黄，脉滑。

辨　病｜湿热带下。

辨　证｜清肝利湿汤证。

处　方｜萹蓄 15g，瞿麦 15g，柴胡 12g，黄芩 10g，川楝子 12g，延胡索 12g，蒲公英 30g，车前子（包煎）30g，丹皮 12g，白芍 20g，黄柏 10g，甘草 10g。7 剂，每日 1 剂，每剂煎两次，每次煎半小时。

2014 年 1 月 21 日二诊：服上方后腰腿痛大减，另平时有痔疮，近两天稍痛，上方加黄芪 60g，防风 10g，20 剂。

2016 年 5 月 4 日三诊：服上方后，前症消失。近期又出现腰及左少腹痛夜甚，带下色黄量多，舌正红，苔薄黄，脉弦。患者于 2016 年 2 月 19 日做 HPV 检查，结果阳性，又于 2016 年 5 月 12 日复查：HPV 阳性。

辨　病｜HPV 感染。

辨　证｜清肝利湿汤合黄芪赤风汤证。

处　方｜萹蓄 15g，瞿麦 20g，柴胡 12g，黄芩 10g，川楝子 12g，延胡索 12g，蒲公英 30g，车前子（包煎）30g，丹皮 12g，白芍 15g，黄芪 60g，防风 10g，升麻 10g，薏苡仁 30g，炒苍术 20g，黄柏 12g，甘草 15g，土茯苓 30g。14 剂。

2016年8月31日四诊：上方间断服用近4个月，诸症消失而停药。患者于2017年8月23日、2017年10月4日两次复查HPV，均为阴性。

按　　　HPV是一种具有种属特异性的嗜上皮病毒，HPV病毒的原名叫人乳头瘤病毒，和宫颈癌的发生密切相关，有研究发现90%多的宫颈癌可能跟HPV感染有关。此外，尖锐湿疣也是感染HPV所致，HPV在人体温暖潮湿的条件下易生存繁殖，故外生殖器和肛周是最容易发生感染的部位。笔者前几年在治疗艾滋病时就用清肝利湿汤合黄芪赤风汤治疗尖锐湿疣，效果较好，故将该方用于妇科HPV感染者，也取得了较好疗效。该病患者往往伴见湿热下注的带下色黄量多等症，且在气虚的情况下更易感染或发作。卑见认为，湿热下注、气虚血瘀是导致该病的基本病机。清肝利湿汤对湿热下注诸症有较好疗效，而黄芪赤风汤对下焦气虚血瘀诸症如痔疮、前列腺炎、气虚便秘等疗效较好，故选两方合用，另加苍术、黄柏、薏苡仁、土茯苓以增强清热燥湿之功。此外，上述方药并不是针对病毒而设的，而是通过方药的作用消除了病毒存在的环境并提高了机体的免疫功能，从而达到使病毒消失的目的。

 二 **安冲调经汤**

【方　　源】　《刘奉五妇科经验》。
　　山药15g　白术　石莲子　川续断　椿根白皮各9g　生牡蛎30g　熟地黄乌贼骨各12g　炙甘草6g
【病　　机】　脾肾不足，夹有虚热。
【功　　用】　平补脾肾，调经固冲。

【临床应用】　月经先期、月经频至，或轻度子宫出血。症见色黑有块，面色萎黄，疲乏倦怠，四肢无力，脉细。

崩漏

病例 1. 王某，女，41 岁，职员，河南周口市人。病历号：19020007。
2019 年 2 月 11 日初诊。

月经淋漓不断 3 个月，腰酸空疼，右耳鸣，服去氧孕烯炔雌醇片 2 个月，
也曾服中药止血药，均无效。舌质红，苔薄白，脉沉。

辨　病｜崩漏。

辨　证｜安冲调经汤证。

处　方｜熟地黄 20g，白术 15g，川续断 15g，椿皮 20g，生牡蛎 30g，石
莲子 15g，海螵蛸 20g，地榆炭 20g，炙甘草 12g，山药 15g。7 剂，每日 1 剂，
每剂煎两次，每次煎半小时。

2019 年 2 月 25 日二诊：服上方后月经仍量多，但可止，已 4 天未出血。
上方加黄芪 30g，14 剂。

2019 年 3 月 8 日三诊：服上方后月经基本正常，再服上方 14 剂巩
固之。

病例 2. 张某，女，23 岁，职员，郑州市人。病历号：19030061。2019 年
3 月 7 日初诊。

月经量多，从 1 月 12 日至今时多时少，头晕，贫血（血红蛋白 58g/L），
舌质淡，苔薄白，脉沉。近查彩超提示：子宫内膜厚 12.8mm，左侧附件区囊
性占位。

辨　病｜崩漏。

辨　证｜安冲调经汤证。

处　方｜熟地黄 20g，白术 15g，川续断 15g，山药 20g，牡蛎 30g，海螵
蛸 20g，石莲子 15g，椿根白皮 20g，炙甘草 12g。4 剂，每日 1 剂，每剂煎两
次，每次煎半小时。

2019 年 3 月 12 日二诊：服上方后经血量大减，再服上方 12 剂。

2019 年 3 月 22 日三诊：本次月经 3 月 16 日来潮，5 天干净。

处　方｜熟地黄 20g，白术 15g，川续断 15g，山药 20g，牡蛎 30g，海
螵蛸 20g，石莲子 15g，椿根白皮 20g，地榆炭 15g，炙甘草 12g。12 剂以巩
固之。

病例 3. 代某，女，28 岁，职员，河南洛阳市人。病历号：19010116。于
2019 年 1 月 18 日初诊。

月经淋漓不断，色黯有块5个月，头晕乏力，腰痛，面色萎黄，饮食、二便可，舌正红，苔薄白，脉沉。

辨　病｜崩漏。

辨　证｜安冲调经汤证。

处　方｜熟地黄15g，白术15g，川续断15g，山药20g，煅牡蛎20g，海螵蛸20g，石莲子15g，椿根白皮20g，地榆炭20g，炙甘草12g。7剂，每日1剂，每剂煎两次，每次煎半小时。

2019年1月25日二诊：出血已止，诸症均减，再服上方14剂。

2019年3月1日三诊：月经于2月24日来潮（5天），色量均可，再取上方14剂巩固之。

按　　　《刘奉五妇科经验》安冲调经汤按语："月经先期，月经频至，轻度子宫出血，均有虚实之分。对于虚证一般多用参、芪补脾；桂、附、鹿茸、鹿角补肾，这些仅适用于纯虚证类。刘老医生在临床实践中体会到，很多病人属于虚中夹实。特别是女青年月经初潮之际，脾肾不足，而阳气初升，虚象之中往往夹有热象，表现为脉细，面色微黄，疲乏倦怠，四肢无力，而月经色黑有块，若妄用参、芪、桂、附之属，则热益内炽，月经更加提前，血量反而增多，若见有热而过用苦寒芩、连之类，则伤正而脾肾更虚，在这种既不能过于温热，又不能苦寒直折的矛盾情况下摸索出平补脾肾，调经固冲的经验方药。"这是刘老先生从临床实践中探索出来的宝贵经验，吾辈应继承之。

二三　砂半理中汤

【方　　源】　1988年6月史宇广主编《当代名医临证精华·胃脘痛专辑》收载北京中医药大学宋孝志砂半理中汤治疗胃脘痛一文。

清半夏　制香附　高良姜　炒枳壳（或炒枳实）　砂仁

适用于胃脘近心窝处急、慢性疼痛。痛则牵连胁背或胸中，兼见嗳气，吐酸水或吐清涎，嘈杂，腹满，形寒伛偻，溲黄，便黑等症。

胃脘痛，痛虽在胃，但与其他脏腑都有关联。根据症状特点，进行脏腑辨证，可分为肝胃痛、心胃痛、脾胃痛、肺胃痛、肾胃痛5种。治疗可用"砂半理中汤"方加减。

以上为转引该文内容。

【病　　机】　寒凝气滞于胃。

【功　　用】　散寒理气，和胃止痛。

【临床应用】　主要用其治疗腹满痛（慢性胃炎）等病症。

腹满（慢性胃炎）

病例1.王某，女，55岁，农民，河南漯河人。病历号：15060304。于2015年6月29日初诊。

主　诉｜脘腹胀满，午后甚，伴嗳气不舒半年。

现病史｜半年前出现脘腹胀满，午后重，伴嗳气不舒，症状受凉或生气加重。患者曾于2015年3月31日查电子胃镜示：食管炎；慢性浅表性胃炎；十二指肠炎。刻诊：症状如前述，二便正常。舌质淡红，苔白腻滑，脉沉弦。

辨　病｜腹满（慢性胃炎）。

辨　证｜砂半理中汤证。

处　方｜清半夏30g，砂仁10g，高良姜15g，炒枳实12g，香附15g，炙甘草12g。7剂，每日1剂，每剂煎两次，每次煎半小时。

2015年7月15日二诊：诸症大减，上方加白术15g，大腹皮12g，20剂。

2015年11月5日，电话随访，言其腹胀已愈，未再发。

按　　　　本案以脘腹胀满为主症，受凉或生气加重，舌苔白腻滑，说明湿阻气滞较重，符合砂半理中汤病机，故用之而有效，二诊加白术（合枳实为枳术汤）、大腹皮者，加强健脾理气之力也。

病例2.高某，女，54岁，农民，驻马店上蔡县人。病历号：17100190。2017年10月19日初诊。

主　诉｜患者上腹胀痛，伴泛酸、失眠2年。

现病史｜患者2年前出现上腹胀痛，伴泛酸，曾在当地县医院做电子胃镜检查示：糜烂性胃炎。刻诊：上腹胀痛，得食稍减，但按压则痛甚，偶有泛酸，或有失眠，生气则痛重，大便溏，每日1次，尿稍黄，舌质淡红，苔白润，脉沉弦。

辨　病｜腹满痛（慢性胃炎）。

辨　证｜砂半理中汤证。

处　方｜清半夏20g，高良姜20g，砂仁10g，炒枳实10g，醋香附12g，炒栀子10g，炙甘草15g。7剂，每日1剂，每剂煎两次，每次煎半小时。

2017年10月30日二诊：诸症大减，再取上方14剂。

2017年11月20日三诊：服上方后诸症消失，续取上方20剂巩固之。

病例3. 张某，女，23岁，自由职业者，郑州市人。病历号：18070233。2018年7月31日初诊。

主　诉｜吃冷食物或受凉则上腹痛1年。

现病史｜1年前出现上腹痛，吃冷食或受凉后疼痛加重，另经常咽喉痛，但否认复发性口腔溃疡史，经前乳房胀痛。刻诊：上腹胀痛，得热食痛减，咽喉稍痛，但望之无红肿，大便溏，每日1次，月经色量尚可，经前乳房胀痛，舌质淡红，苔薄白，脉弦。

辨　病｜腹满痛（慢性胃炎）。

辨　证｜砂半理中汤证。

处　方｜高良姜15g，砂仁10g，炒枳实10g，醋香附15g，清半夏12g，白芍12g，生甘草12g。7剂，每日1剂，每剂水煎两次，每次煎半小时。

2018年12月10日二诊：服上方后诸症消失，近来咽喉干痛，望之仍不红肿，受凉则嗳气，舌脉同前。

处　方｜高良姜15g，砂仁10g，炒枳实10g，醋香附15g，清半夏20g，白芍12g，生甘草12g，桔梗12g。12剂。

2019年1月15日三诊：除乳房胀痛外，上腹胀痛、咽喉痛、嗳气均已消失。调方治其乳房胀痛，处方从略。

按　　　砂半理中汤余仅用于寒凝气滞的慢性胃炎患者，如案2、案3。案3的咽喉痛是辨证的疑点和难点，从初诊用药后咽喉痛并未加重看，说明并非热证，而是寒痰凝结所致，故二诊加桔梗（合甘草为桔梗汤）、重用半夏（合甘草有半夏汤之意）以散结消痰，方证相应故效果较好。

第四篇

经验方

一 三合汤

【方　源】　　这里所说的三合汤，是指《金匮要略》的当归芍药散、防己黄芪汤和后世的鸡鸣散三个方的合方。

当归芍药散、防己黄芪汤已述。鸡鸣散出自宋·朱佐《朱氏集验方》，但该方的药物组成最早见于唐·王焘的《外台秘要》，如《外台秘要·脚气肿满方》"唐侍中疗脚气攻心，此方甚散肿气。大槟榔（七枚合子碎）　生姜各二两　橘皮　吴茱萸　紫苏　木瓜各一两　上六味切，以水三升，煮取一升三合，分再服"。朱氏鸡鸣散就是上方加桔梗半两，改汤剂为散剂，均是治疗脚气肿满。三合汤方组成：

当归 15g　川芎 10g　白芍 20g　白术 12g　茯苓 15g　泽泻 30g 黄芪 60g 防己 15g　紫苏叶 12g　木瓜 12g　大腹皮 15g

【病　机】　　肝郁脾虚，水湿停滞，兼气虚气滞血瘀。

【功　用】　　疏肝健脾利湿，益气理气化瘀。

【临床应用】　　主要用于治疗乙型肝炎，肝硬化腹水，下肢血栓性静脉炎，慢性附睾炎，糖尿病并发症，烟雾病等病症。

（一）肝硬化腹水

病例 1. 程某，男，54 岁，河南偃师人。于 2010 年 8 月 20 日初诊。

主　诉｜发现乙型肝炎 5 年，肝硬化腹水 3 个月。

现病史｜患者于 5 年前体检发现乙型肝炎"大三阳"，当时肝功能基本正常，未予治疗，近 3 个月来出现腹胀，下肢水肿，食欲不振，但无黄疸。彩超示：肝弥漫性损伤伴小结节，脾厚 59mm，有中等量腹水。肝功能检查：谷丙转氨酶 110U/L；谷草转氨酶 92U/L；总蛋白 6.5g/L，白蛋白 2.1g/L，球蛋白 4.4g/L。某县中医院诊断为肝硬化腹水，因经济原因未住院。刻诊：面色稍黯，腹部胀大，下肢水肿，食欲不振，倦怠乏力，大便溏，每日 1 次，小便少、微黄。舌黯淡，苔薄白，脉沉弦。

辨　病｜肝硬化腹水。

辨　证｜三合汤证。

处　方｜当归 15g，川芎 10g，白芍 20g，白术 12g，茯苓 15g，泽泻

30g，黄芪 60g，防己 15g，紫苏叶 12g，木瓜 12g，大腹皮 15g，冬瓜皮 30g，茯苓皮 30g，甘草 10g，生姜 10g，大枣 5 枚为引。10 剂，每日 1 剂，每剂煎两次，每次煎半小时。

2010 年 8 月 31 日二诊：腹胀减，下肢水肿消退，食欲较前好，大便成形，每日 1 次，小便清利，乏力较前好转。效不更方，再服上方 20 剂。

2010 年 9 月 20 日三诊：症状基本消失，面色较前红润。改为鳖甲煎丸 5g/ 次，3 次 /d，香砂六君子丸 10 丸 / 次，3 次 /d。嘱其服 3 个月后复查。

2010 年 12 月 20 日四诊：复查肝功能正常，B 超：无腹水，肝脏同前，脾缩至 42mm。乙型肝炎五项仍为"大三阳"，自觉无不适。仍服上二种丸药 3 个月以巩固之。

病例 2. 彭某，女，66 岁，农民，河南沈丘县人。病历号：14110054。于 2014 年 11 月 1 日初诊。

主　诉丨乙型肝炎、肝硬化 1 月余。

现病史丨患者因腹胀、下肢水肿于 2014 年 10 月 29 日在北京某院检查 B 超示：肝硬化；门静脉高压；胆结石；脾大；腹腔积液。刻诊：腹部胀大，双下肢凹陷性水肿，食欲不振，右上腹压痛，口苦，大便稍干，尿黄，舌正红，苔薄白，脉沉弦。

辨　病丨乙型肝炎后肝硬化腹水。

辨　证丨三合汤证。

处　方丨当归 15g，川芎 10g，白芍 20g，白术 15g，茯苓 15g，泽泻 30g，黄芪 60g，防己 15g，紫苏叶 12g，木瓜 12g，大腹皮 15g，柴胡 20g，黄芩 10g，清半夏 12g，茯苓皮 30g，冬瓜皮 30g。7 剂，每日 1 剂，每剂煎两次，每次煎半小时。

2014 年 11 月 6 日二诊：服上方后诸症均减。继服上方 7 剂，另加鳖甲煎丸每次 3g，3 次 /d。

2014 年 11 月 11 日三诊：腹胀再减，下肢稍肿，食欲增，大便正常，小便稍黄，再服上方 20 剂，加鳖甲煎丸。

2014 年 12 月 31 日四诊：服上方后症状继续减轻，但有时便溏。上方加干姜 10g，20 剂，加鳖甲煎丸。

其后或腹胀，或咳嗽，或齿衄，或关节痛，均以上方随症加减间断服至 2017 年 8 月 10 日，在沈丘县中医院查 B 超示：肝硬化声像；门静脉高压；慢性胆囊炎并胆结石；脾大，另：未见明显液性暗区回声。

遂仍以 2014 年 12 月 31 日处方汤剂随症加减，另加鳖甲煎丸，间断服至 2018 年 7 月 18 日，在沈丘县中医院复查：乙型肝炎病毒（HBV-DNA）定量＜500IU/ml；腹部 CT 表现：肝脏大小形态正常，肝内可见点状高密度钙化影，肝内外胆管未见明显扩张，脾不大，胆囊体积增大，囊内可见多发高密度结石影，较大直径约为 13mm。诊断：胆囊结石并体积改变；肝内点状钙化灶。因检查指标基本正常，症状消失而停药。

一般情况下，乙型肝炎或丙型肝炎引起的肝硬化腹水，用三合汤加减效果较好，若合并胆囊炎而见胸胁疼痛者，酌情合柴胡剂。此外，配合服用鳖甲煎丸，对改善肝脏纤维化阻止肝硬化继续发展有较好治疗作用。

（二）肝癌介入术后

病例 1. 郭某，男，63 岁，工人，南阳市人。病历号：18110084。于 2018 年 11 月 12 日初诊。

主　诉｜肝癌介入术后半个月。

现病史｜因腹胀，下肢水肿，有乙型肝炎病史，2018 年 10 月 26 日做上腹部 CT 平扫加增强（多期增强）提示：肝右叶占位，考虑原发性肝细胞癌，并门脉系统癌栓形成；肝硬化，脾大，门脉高压；肝小囊肿，胆囊壁厚；腹水，腹膜后淋巴结增大。诊断为肝癌（其他检查结果未见）。于 2018 年 10 月 28 日做肝右叶占位射频消融术。于 2018 年 11 月 5 日做超声引导下腹腔穿刺（抽液／置管）术。2018 年 11 月 11 日出院，找余诊治。刻诊：腹部胀大，双下肢水肿，口服西药利尿药呋塞米、螺内酯后，腹胀、下肢肿均减，食欲不振，口苦，两胁疼痛，乏力，大便稍干，尿黄，舌黯红，苔薄白乏津，脉沉弦。

辨　病｜肝癌消融术后腹水。

辨　证｜三合汤证。

处方 1｜当归 12g，川芎 10g，白芍 20g，白术 15g，茯苓 15g，泽泻 30g，黄芪 60g，防己 20g，紫苏叶 12g，木瓜 12g，大腹皮 15g，冬瓜皮 30g，茯苓皮 30g，柴胡 15g，黄芩 10g，清半夏 12g，牡蛎 30g。15 剂，每日 1 剂，每剂煎两次，每次煎半小时。

处方 2｜鳖甲煎丸（市售中成药），每次 3g，每日 3 次。嘱其逐渐减西药利尿药用量。

上述中药一直服至 2019 年 1 月 13 日。其间西药利尿药逐渐减量，CT 复查：肝硬化，脾脏增大，少量腹水，脾静脉及食管胃底静脉迂曲扩张；肝顶部囊实性占位；肝右叶小囊肿；胆囊炎；主动脉型心脏。

继续服上述中药至 2019 年 4 月 16 日，其间于 2019 年 3 月 15 日已停利尿药，复查 CT：肝顶叶低密度灶，请结合原 CT 片及原病史；肝右叶小囊肿；肝硬化、少许腹水，脾大；胆囊炎。

2019 年 4 月 16 日二诊：腹胀、下肢肿消失，两胁不痛，饮食基本正常，大便溏，每日 1 次，舌淡红，苔薄白，脉弦。

处方 1｜当归 12g，川芎 10g，白芍 20g，白术 15g，茯苓 20g，泽泻 30g，黄芪 60g，防己 20g，紫苏叶 12g，木瓜 12g，大腹皮 15g，柴胡 15g，黄芩 12g，清半夏 12g，牡蛎 30g，干姜 12g。60 剂。

处方 2｜鳖甲煎丸 3g，每日 3 次。

2019 年 6 月 19 日三诊：诸症消失，但便溏每日 3 次。上方加淡吴萸 10g，60 剂。鳖甲煎丸继服。

2019 年 9 月 26 日四诊：自感无不适，大便每日 1 次，再服上方 60 剂，鳖甲煎丸继服。

病例 2. 刘某，男，64 岁，退休干部，漯河市人。病历号：16100006。2016 年 12 月 18 日初诊。

主　诉｜原发性肝癌术后 12 年，介入术后 5 年，肝癌再发 3 月。

现病史｜患者 12 年前诊为肝癌，其间经过手术、介入治疗及对症支持治疗。腹部 CT（2016 年 9 月 23 日）：肝癌术后复发行介入、微创治疗后，右后叶Ⅶ段复发灶可能性大；肝硬化、脾大；下段胃底周围静脉曲张。血小板计数 77×10⁹/L；肝功能：直接胆红素 8.5μmol/L。患者于 2016 年 12 月 12 日入住上海东方肝胆外科医院。诊断为：肝癌术后复发；慢性乙型肝炎后肝硬化；肝癌介入术后；2 型糖尿病。于 2016 年 12 月 13 日在局麻下行经皮肝穿刺肿瘤微波热凝毁损术，术后给予预防感染、加强止血、保肝治疗。刻诊：倦怠乏力，双下肢微肿，牙龈时出血，舌正红，苔薄白，有裂纹，脉弦。

辨　病｜肝积（原发性肝癌）。

辨　证｜三合汤证。

处方 1｜当归 15g，川芎 10g，白芍 20g，白术 15g，云苓 15g，泽泻 20g，紫苏叶 15g，木瓜 12g，大腹皮 12g，黄芪 60g，防己 15g，柴胡 15g，黄芩 12g，清半夏 12g，生牡蛎 30g，乌梅 12g。15 剂，每日 1 剂，每剂煎两次，每次煎半小时。

处方 2｜鳖甲煎丸 50g×10 瓶，每次 5g，每日 3 次，口服。

2017年2月23日二诊：倦怠乏力、下肢水肿、牙龈出血均消失，血小板 $77 \times 10^9/L$。

处方1｜继服上方30剂。

处方2｜鳖甲煎丸50g×8瓶，用法同上。

2018年3月18日三诊：自觉无不适。上海东方肝胆外科医院放射诊断报告（2018年3月6日）：肝癌术后复发行介入、微创治疗后；肝硬化；脾大，副脾；食管下段胃底周围静脉曲张；胆囊多发结石，胆囊炎。

处 方｜汤剂与鳖甲煎丸均同上继服。

2019年3月18日四诊：自觉无不适，2019年2月26日上海东方肝胆外科医院放射诊断报告：肝癌术后复发行介入、微创治疗后；肝硬化；脾大，副脾；食管下段胃底周围静脉曲张；胆囊多发结石，胆囊炎。继服汤剂与鳖甲煎丸。

2019年9月26日电话随访，言其目前仍无任何不适，汤剂已停2个月，鳖甲煎丸继续服用。

按　　上述两案提示三合汤配合鳖甲煎丸，对肝癌术后或介入治疗后的恢复及预防复发、转移、延长生存期起到了积极作用。

（三）下肢血栓性静脉炎

病例1. 张某，男，78岁，退休干部，郑州市人。于2010年6月15日初诊。

主 诉｜左膝以下肿痛半个月。

现病史｜患者于半月前突然出现左膝以下肿痛，皮色变黯，入住河南省某中医院，下肢静脉彩超检查示：左下肢血栓性静脉炎。予以静脉滴注蝮蛇抗栓酶及口服中药活血化瘀剂等，治疗14天肿痛稍减，但自感效果不理想，出院找余诊治。刻诊：左下肢膝关节以下肿痛，皮色黯红，扪之有热感，行走则痛甚，食欲不振，二便尚可，舌质黯，苔薄白，脉弦。

辨 病｜下肢血栓性静脉炎。

辨 证｜三合汤方证。

处 方｜当归15g，川芎10g，白芍20g，苍术20g，茯苓15g，泽泻30g，黄芪50g，防己15g，紫苏叶12g，木瓜12g，大腹皮12g，黄柏12g，甘草10g。7剂，每日1剂，每剂煎两次，每次煎半小时。

2010年6月22日二诊：上方服7剂，肿痛均大减，皮色仍黯但有皱纹，行走较前痛减。效不更方，仍用上方 15 剂。

2010 年 7 月 7 日三诊：诸症消失，再服上方 10 剂巩固之。

病例 2. 游某，男，15 岁，学生，郑州市人。病历号：18120017。2018 年 12 月 4 日初诊。

主　诉｜间断左下肢疼痛 1 年余。

现病史｜患者自述去年 9 月份因坐飞机导致左下肢疼痛，诊断为下肢静脉血栓，口服华法林钠后疼痛消失。后下肢疼痛又发作，现又服华法林钠近 2 个月，按压下肢局部仍疼痛，故停服西药。2018 年 12 月 2 日郑州人民医院彩超提示：左侧小腿肌间静脉血栓形成。现症：左下肢疼痛，纳眠可，二便正常。舌质红，苔白，脉沉。

辨　病｜下肢血栓性静脉炎。

辨　证｜三合汤方证。

处　方｜当归 20g，川芎 6g，白芍 20g，白术 12g，云苓 20g，泽泻 20g，黄芪 40g，防己 20g，紫苏叶 20g，木瓜 10g，大腹皮 20g，葛根 20g，苏木 10g，生姜 9g。14 剂，中药颗粒剂，日 1 剂，早晚各 1 次，开水冲服。

2019 年 1 月 11 日二诊：服上方后下肢疼痛减轻，再取上方 15 剂续服。

2019 年 1 月 31 日三诊：服上方后左下肢已不痛，但局部按之不适。上方加桔梗 10g，川牛膝 10g，20 剂。

病例 3. 李某，女，62 岁，郑州市人。病历号：17120128。2017 年 11 月 2 日初诊。

主　诉｜间断膝关节以下肿痛 1 年，再发 1 个月。

现病史｜患者去年双下肢膝以下红肿热痛，做下肢静脉彩超诊断为下肢静脉炎，余用中药治疗而愈，现又发作 1 个月。刻诊：膝以下红肿热痛，行走加重，饮食、二便可，舌正红，苔薄黄，脉弦稍数。

辨　病｜下肢静脉炎。

辨　证｜三合汤证。

处　方｜当归 15g，川芎 10g，赤芍 20g，苍术 20g，茯苓 15g，泽泻 30g，黄芪 50g，防己 15g，紫苏叶 12g，木瓜 12g，大腹皮 12g，黄柏 12g，甘草 10g。15 剂，每日 1 剂，每剂煎两次，每次煎半小时。

2017 年 12 月 18 日二诊：下肢红肿热痛大减，效不更方，再服上方 30 剂。

2019 年 3 月 10 日三诊：前年服中药后下肢红肿热痛愈，现又发作 10 天，仍服上方 60 剂。

按　　　上述 3 例均用三合汤加减治疗而愈，说明气虚气滞与静脉血栓形成有密切关系，故临床见到所谓的"血栓"病，需要运用中医基本理论指导，才能治病求本，提高疗效。

（四）慢性附睾炎

陈某，男，62 岁，郑州市人。2011 年 1 月 4 日初诊。

主　诉｜左侧睾丸肿痛 1 个月。

现病史｜患者于 1 个月前突然出现左侧睾丸肿痛，发热，住郑州市某医院，诊断为附睾炎，用抗生素 3 天后已不发热，睾丸肿痛亦减，又治疗近 1 个月，睾丸不痛但仍肿，故出院找中医治疗。现左侧睾丸肿如鹅蛋，不痛不红不热，舌质红，苔薄黄，脉弦。

辨　病｜附睾炎。

辨　证｜肝经湿热下注，用龙胆泻肝汤 7 剂。

2011 年 1 月 11 日二诊：用上方后睾丸肿无变化，舌质不红，苔薄白，脉弦。改按水饮结于下焦，气化不行，用五苓散加川楝子、小茴香、荔枝核、橘核，7 剂。

2011 年 1 月 17 日三诊：睾丸肿仍无改善，舌脉无变化。笔者以前曾用三合汤加减治疗精索静脉曲张伴有睾丸肿痛患者，且疗效较好，故改按水湿停滞，兼气虚气滞血瘀证，用三合汤治之。

处　方｜当归 15g，川芎 10g，白芍 20g，苍术 20g，云苓 15g，泽泻 30g，黄芪 50g，防己 15g，紫苏叶 12g，木瓜 12g，大腹皮 12g，甘草 10g。7 剂，每日 1 剂，每剂煎两次，每次煎半小时。

2011 年 1 月 24 日四诊：睾丸已消至鸭蛋大小，仍服上方 14 剂，并嘱其春节停服 5 天。

2011 年 2 月 10 日五诊：睾丸已不肿，亦无不适，再服上方 10 剂以巩固之。

（五）糖尿病并发肺部感染

贾某，男，78 岁，退休职工，郑州市人。病历号：13120203。于 2013 年 12 月 12 日初诊。

主　诉｜胸闷、气喘 20 天。

现病史｜患者因胸闷、气喘、声音嘶哑 20 天住省某医院。诊断为糖尿病伴肺部感染、右侧声带肿物。治疗 1 个月症状减轻而出院。现仍发热（37 ~

38.3℃），声音嘶哑，咳吐白痰，胸闷气短，下肢水肿，行走则足痛，舌质红，苔薄黄，脉滑数。

辨　病｜糖尿病并发肺部感染。

辨　证｜三合汤方证。

处　方｜当归15g，川芎10g，白芍20g，白术12g，云苓15g，泽泻30g，黄芪60g，防己12g，紫苏叶12g，木瓜12g，大腹皮12g，金银花30g，玄参15g，葛根20g，柴胡20g，黄芩12g，桔梗12g，甘草10g，生姜10g。5剂，每日1剂，每剂煎两次，每次煎半小时。

2013年12月17日二诊：未再发热，下肢肿痛减，咳喘咳痰均大减。

处　方｜上方减柴胡为15g，7剂。

2013年12月23日三诊：声音仍稍嘶哑，二诊方加蝉蜕12g。7剂。

2014年2月13日四诊：服上方后前症消失。近来又因咳嗽吐黄痰来诊，仍以上方加减而愈。

（六）糖尿病并发冠心病、支气管炎、左下肺不张

郭某，女，77岁，退休职工，郑州市人。病历号：13090339。2013年9月20日初诊。

主　诉｜胸闷气短、咳嗽、心悸、下肢水肿1个月。

现病史｜1个月前患者因胸闷气短、咳嗽、心悸、下肢水肿住省某医院，诊断为糖尿病、冠心病、慢性支气管炎，治疗1个月症减出院。刻诊：胸闷心悸，咳嗽吐白痰，易汗出，双下肢凹陷性水肿，每夜12时左右心悸加重，得食则减，舌质正红，苔薄白，脉滑、时一止。

辨　病｜糖尿病并发冠心病、支气管炎、左下肺不张。

辨　证｜三合汤方证。

处　方｜当归20g，川芎6g，白芍10g，白术12g，云苓20g，泽泻20g，黄芪60g，防己20g，紫苏叶20g，木瓜10g，大腹皮20g，款冬花10g，炒苏子20g，生姜6g，桂枝20g。7剂，中药颗粒剂，日1剂，早晚各1次，开水冲服。

2013年9月27日二诊：服上方肿消汗止，咳减痰少，仍有心悸，动则胸闷气短，再服上方14剂。

上方服后前症基本愈。2014年2月25日，又因胸闷加重住省某医院，2014年2月28日胸部CT示：左肺下叶肺膨胀不全（慢性）；双肺炎症并部分陈旧性病变；纵隔增大钙化淋巴结；主动脉及冠状动脉钙化斑；脾脏钙化

灶；提示胆囊结石可能性大。诊断为糖尿病，冠心病，慢性支气管炎，左下肺不张。治疗1个月症减但未愈而出院。

2014年5月28日三诊：头晕，汗出，胸闷气短，下肢水肿，舌质正红，苔薄白，脉弦。

处　方｜当归15g，川芎10g，白芍20g，白术12g，云苓15g，泽泻30g，黄芪60g，防己15g，紫苏叶12g，木瓜12g，大腹皮12g，葛根30g，金银花20g，玄参15g，生姜10g。14剂，每日1剂，每剂煎两次，每次煎半小时。

2014年6月11日四诊：服上方后前症均减，头已不晕，下肢肿消，汗出、胸闷减，但偶尔咳嗽咳白痰，空腹血糖12mmol/L。上方加炒苏子12g，黄连10g，冬瓜仁30g，15剂。

上方间断服至2014年9月2日，诸症消失而停药。

（七）糖尿病足

刘某，男，62岁，退休职工，郑州城东南路二里岗人。2012年8月7日初诊。

主　诉｜糖尿病13年。左足大蹰趾及第二趾溃烂2个半月。

现病史｜自诉发现2型糖尿病13年，目前使用胰岛素注射液，早25U、晚22U皮下注射，另口服格列美脲2mg，早晚各1次，二甲双胍缓释片850mg，日1次，血糖控制在空腹8.0mmol/L，餐后两小时13.0mmol/L。患者以左足大蹰趾及第二趾溃烂2个半月住某省级中医院内分泌科，中西药并用，溃疡未见愈合，故出院找笔者诊治。刻诊：双下肢呈凹陷性水肿伴酸困乏力，双足冰冷，足背动脉搏动极弱，足趾青紫疼痛，左足大蹰趾及第二趾疼痛溃烂，有较多白色分泌物，无臭味，大便干，舌质红，苔白厚，脉弦滑。

辨　病｜糖尿病足。

辨　证｜三合汤方证。

处　方｜当归12g，川芎10g，白芍20g，白术12g，云苓15g，泽泻30g，黄芪50g，防己20g，紫苏叶12g，木瓜12g，大腹皮12g，玄参30g，金银花30g。7剂，每日1剂，每剂煎两次，每次煎半小时。

2012年8月14日二诊：服上方后大便溏，每日2～3次，足趾疼痛明显减轻，左足趾溃疡处有少量乳白色分泌物及少量出血，双下肢水肿及酸困乏力减轻。

处　方｜仍服上方加生姜6片，7剂。

2012 年 8 月 21 日三诊：患者右下肢水肿消失，左下肢微肿无凹陷，足趾青紫减轻、疼痛消失，左足大踇趾溃疡疮面缩小，按压后有轻微疼痛，无分泌物及出血，第二趾疮口愈合，按压无疼痛，大便成形，每日 1 次。继服上方 7 剂。

2012 年 8 月 28 日四诊：患者足部溃疡愈合，按压后无疼痛，足趾颜色恢复正常，足温较前好转，双下肢水肿消失。继续服用上方 15 剂以巩固之。

（八）糖尿病并发肾病

张某，女，59 岁，教授，郑州市人。2013 年 10 月 10 日初诊。

主　诉｜糖尿病 3 年。

现病史｜发现血糖升高 3 年，口服二甲双胍肠溶片 250mg，日 2 次，配合控制饮食及运动锻炼控制血糖，血糖控制在空腹 6.3mmol/L 左右，餐后两小时 8.0mmol/L 左右。尿常规：白蛋白阳性 15 个月，曾至某院诊治，嘱其长期服用缬沙坦，1 片，日 2 次，尿蛋白仍为 + ~ + +，求治于中医。刻诊：颜面及双下肢轻度水肿，头晕，双下肢乏力，二便调，纳眠好，舌淡略黯，苔白，脉弦。尿常规：白蛋白 + +；尿微量白蛋白 33.43μg/ml、β 微球蛋白 2.97μg/ml、$α_1$ 微球蛋白 63.67μg/ml、免疫球蛋白 5.81μg/ml。

辨　病｜糖尿病肾病。

辨　证｜三合汤方证。

处　方｜当归 12g，川芎 10g，白芍 20g，白术 12g，云苓 15g，泽泻 30g，黄芪 50g，防己 20g，紫苏叶 12g，木瓜 12g，大腹皮 12g，冬瓜皮 30g，茯苓皮 30g。7 剂，每日 1 剂，每剂煎两次，每次煎半小时。

2013 年 10 月 17 日二诊：患者偶有头晕，双下肢及颜面水肿减轻，余无不适，舌淡略黯，苔白，脉如前。复查尿常规：白蛋白（－）。继服上方 7 剂。

2013 年 10 月 24 日三诊：仍偶有一过性头晕，双下肢及颜面水肿消退，余无不适，上方加葛根 30g，10 剂。此次就诊嘱患者服完药做尿微量蛋白放射免疫检查。

2013 年 11 月 15 日四诊：患者尿微量蛋白放射免疫检查回示各项指标恢复正常，为巩固疗效，继续服上方 10 剂。

按　　　此病例是微血管病变表现在肾脏的病例。需要指出的是，这个病例是糖尿病肾病中病情较轻、肾功能正常者。若肾功能异常，甚至出现肾衰竭，则非本方所宜。

（九）糖尿病并发动脉硬化

段某，男，53 岁，职员，郑州市人。病历号：14090258。2014 年 5 月 30 日初诊。

主　诉｜血糖升高 5 年。

现病史｜患者 5 年前测血糖偏高，诊断为糖尿病。既往高血压 4 年，服西药可控。总胆固醇、甘油三酯偏高 2 年，服瑞舒伐他汀钙片 3 年。2014 年 7 月 2 日体检结果：血压 140/90mmHg；总胆固醇 5.82mmol/L、甘油三酯 3.42mmol/L、葡萄糖 6.99mmol/L；颈部血管彩超：双侧颈总动脉窦部斑块形成，左侧大小 5.4mm×1.19mm，右侧大小 4.5mm×1.4mm；下肢动脉血管彩超：双侧股浅动脉多发小斑块，左侧股总动脉可见一大小 11.6mm×6.6mm 的斑块回声，左侧腘动脉斑块形成，左侧股动脉管腔内可见一大小 6.6mm×1.7mm 的斑块回声。刻诊：头晕乏力，下肢沉困稍肿，身体肥胖（体重 90kg），夜尿多而不畅，舌质正红，苔薄白，脉弦。

辨　病｜糖尿病并发动脉硬化。

辨　证｜三合汤方证。

处　方｜当归 20g，川芎 10g，白芍 20g，白术 12g，云苓 15g，泽泻 40g，黄芪 60g，防己 12g，紫苏叶 12g，木瓜 12g，大腹皮 12g，葛根 30g，金银花 30g，玄参 10g，制附子 6g，生姜 10g。30 剂，每日 1 剂，每剂煎两次，每次久煎 1 小时。嘱其控制饮食，适量运动。

上方一直服用至 2014 年 10 月 29 日，头晕乏力、下肢沉困肿均消失，二便正常，体重下降至 85kg。由于经常自测血糖、血压，近 1 月来空腹血糖在 4.5～5.0mmol/L 波动，血压 110/85mmHg，故自行停服降糖、降压、降脂西药，只服中药。2014 年 10 月 27 日复查，血脂均在正常范围，糖化血红蛋白 5.5%；颈部血管彩超：双侧颈总动脉内中膜厚度正常。双侧颈总、颈内、颈外及椎动脉走行正常，管腔内径正常，左侧颈总动脉窦后壁可见一大小 2.8mm×1.3mm 的斑块回声，余管腔内未见明显异常回声。彩色多普勒血流显像：斑块处充盈缺损，余血流通畅。下肢动脉血管彩超：双侧股总动脉内中膜厚度正常。双侧股总、股浅、股深及腘动脉走行正常，管腔内径正常，左侧股总动脉内可见一大小 10.7mm×2.2mm 的斑块回声，双侧股浅动脉内均可见多发小斑点回声，左侧腘动脉内可见多发小斑点回声，余管腔内未见明显异常回声。

其后，已无任何不适，亦未再服西药，但仍间断（或服 1 个月停 1 个月，或停 2 个月服 1 个月）服用上方至 2017 年 3 月 15 日，复查血脂、血糖正常。糖化血红蛋白 6.3%；颈部血管彩超示：双侧颈总动脉内中膜厚度：右侧厚约 0.6mm，左侧厚约 0.8mm。双侧颈总、颈内、颈外动脉走行正常，管腔内径正常，左侧颈动脉窦后壁见大小约 4.0mm×1.6mm 低回声，延伸至颈外动脉起始部，余管腔内未见明显异常回声。彩色多普勒血流显像：斑块处局部血流充盈缺损，余管腔内血流通畅。下肢动脉血管彩超示：双侧股总动脉内中膜厚度，右侧约 1.2mm，左侧约 1.3mm。双侧股总、股浅、股深、胫前、胫后及腘动脉走行正常，左侧股总动脉后壁见大小约 5.2mm×1.7mm 高回声；右侧股深动脉起始部后壁见大小约 2.1mm×1.4mm 高回声，双侧下肢动脉内膜上可见多处散在点状强回声。

按　此病例是用三合汤加减治疗糖尿病并发动脉硬化的病例，不仅症状消失，停服西药后各项生化指标及血压也维持在正常范围，而且检查动脉硬化常用方法之一的多普勒超声检查，亦显示斑块缩小或消失，说明三合汤加减对糖尿病并发动脉硬化有较好的治疗作用。

（一○）烟雾病

病例 1. 崔某，女，36 岁，职员，郑州市人。病历号：17010181。于 2017 年 4 月 19 日初诊。

主　诉｜右上肢麻木 4 月余。

现病史｜患者于 2017 年 3 月 17 日以右上肢麻木 3 月余入住某院神经内科。入院诊断：头颅磁共振、磁共振血管造影（2017 年 2 月 8 日）示：左侧额叶急性梗死灶，双侧颈内动脉、大脑中动脉及前动脉重度狭窄，椎动脉局限性狭窄。诊断为：脑血管狭窄；糖尿病；脑梗死。住院后于 2017 年 3 月 20 日在局麻下行全脑血管造影，考虑为烟雾病。后转入神经外科，停用抗凝药物 1 周后于 2017 年 3 月 30 日行左侧颞前动脉 - 大脑中动脉搭桥术 + 硬膜翻转术 + 颞肌贴覆术。出院诊断：烟雾病搭桥术后；糖尿病；脑梗死。出院后右上肢麻木较住院前减轻但仍麻木。为进一步治疗，前来就诊。刻诊：右手、右面、唇时麻木，右侧头痛（住院前后均痛），右下肢沉困乏力，便秘，舌正红，苔薄白，脉弦。

辨　病｜糖尿病合并脑血管病（烟雾病术后）。

辨　证｜三合汤方证。

处　方｜当归20g，川芎12g，白芍20g，炒苍术30g，茯苓10g，泽泻30g，紫苏叶20g，木瓜10g，大腹皮10g，黄芪60g，防己20g，葛根30g，金银花30g，玄参20g。7剂，中药颗粒剂，日1剂，早晚各1次，开水冲服。

2017年4月27日二诊：服上方后诸症均大减，再服上方14剂。

2017年5月11日三诊：再服上方14剂。

2017年5月27日四诊：未再头痛，右下肢沉困乏力消失，右面、唇未再麻，右手偶尔麻。仍服上方20剂。

2017年6月16日五诊：偶尔头痛，余无不适，再服上方14剂。

2017年7月1日六诊：近几天头痛、手麻仍时有发作。上方加炒牛蒡子30g，14剂。

病例2.李某，女，33岁，职员，郑州市人。病历号：14060218。于2014年6月23日初诊。

主　诉｜头晕1月余。

现病史｜患者因头晕于2014年5月9日查脑血管造影，诊断意见：右侧大脑中、前动脉大部管腔重度狭窄、几近闭塞，烟雾病？右侧大脑后动脉代偿增粗；右侧椎动脉起始部钙斑及少许软斑形成，相应部位管腔轻度狭窄。刻诊：头晕，活动后减轻，二便、饮食、月经正常，舌正红，苔薄白，脉正常。

辨　病｜烟雾病。

辨　证｜三合汤方证。

处　方｜当归12g，川芎10g，白芍20g，白术12g，云苓15g，泽泻30g，黄芪50g，防己20g，紫苏叶12g，木瓜12g，大腹皮12g，葛根30g，金银花20g，玄参12g。15剂，每日1剂，每剂煎两次，每次煎半小时。

2014年7月15日二诊：头已不晕，再服上方。

为巩固疗效，上方一直服至12月30日，头晕未发作而停药。2016年10月15日因月经不调来诊，言其头晕未再发作。

按　　烟雾病是一种脑血管疾病，是由于大脑主要分支血管慢性进行性狭窄或闭塞，导致颅底血管网烟雾状畸形变异，而引发一系列症候群。病例1为糖尿病并发脑血管病变，手术后症状减轻但仍发作，用中药后大部分症状基本消失，仅右手偶麻，说明三合汤对改善脑部血管病变有较好作用。病例2也是脑部血管的病变，仅用中药治疗症状消失，但未做血管造影复查。

（一一）心功能衰竭

纪某，男，71岁，退休职工，郑州市人。病历号：17003661。2017年6月19日初诊。

主　　诉｜间断肢体水肿、胸闷气喘5年，加重2周。

现 病 史｜患者2017年6月19日入住河南省中医研究院呼吸及老年病科，邀余会诊；入院辅助检查，心电图：异位心律，快速心房颤动，ST-T异常改变，陈旧性前间壁心肌梗死。胸部正侧位片：肺气肿；右上肺陈旧性病变；主动脉型心脏；主动脉粥样硬化；左侧肋膈角变钝。肝胆胰脾彩超：肝界下移，肝内静脉扩张，肝实质回声均匀降低（考虑肝淤血），胆囊壁增厚、毛糙。心脏彩超：左心、右房增大（52mm×64mm），房颤心律，左室功能减低（收缩＋舒张）（EF值32%），室间隔弥漫性运动异常，二、三尖瓣轻度反流，主动脉瓣轻度反流，心包少量积液（5mm）。肝功能：谷丙转氨酶62U/L，谷草转氨酶6OU/L，总胆红素68.6μmol/L，胆碱酯酶3721U/L；肾功能：尿素氮196mmol/L，肌酐1640μmol/L，尿酸762μmol/L；心肌酶：肌酸激酶299U/L，乳酸脱氢酶252U/L；脑钠肽16080pg/ml；凝血功能：纤维蛋白降解产物12.0mg/L，凝血酶原时间14.9s，国际标准化比值1.30，D-二聚体3.5mg/L。刻诊：胸闷气喘，动则加重（夜间不能平卧），口唇重度发绀，下肢水肿，间断咳嗽、咳少量白痰，纳差腹胀，大便正常，小便减少1天（24小时尿量约350ml）。查体：心率80次/min，血压102/70mmHg，口唇发绀，面色萎黄，呼吸急促，颈静脉怒张，双肺呼吸音粗，双肺底可闻及细湿啰音；心律不齐，心音强弱不等；肝脏于肋下2cm处可触及，质软，轻压痛；墨菲征阳性；双下肢指凹性水肿。舌脉：舌质黯红，苔白，脉沉细、结代。

辨　　病｜支饮病（心功能衰竭）。

辨　　证｜三合汤合木防己汤证。

治疗方案｜

中药处方：人参15g，石膏20g，桂枝20g，防己15g，当归15g，川芎10g，白芍10g，白术12g，茯苓15g，泽泻30g，黄芪40g，紫苏叶12g，木瓜12g，大腹皮12g，冬瓜皮30g，茯苓皮30g。7剂，每日1剂，每剂煎两次，每次煎半小时。

西药处方：①参附针50ml，日1次，微泵注入益气温阳，静脉滴注极化液营养心肌。②口服螺内酯、氢氯噻嗪利尿减轻心脏负荷。③口服培哚普利。④口服拜阿司匹林、硫酸氢氯吡格雷片抗凝。⑤口服芪苈强心胶囊益气强心、利水消肿。⑥口服地高辛。⑦持续吸氧 2L/min。

2017 年 6 月 24 日复查，肾功能：尿素氮 7.5mmoL/L，肌酐 98.0μmol/L，尿酸 398μmol/L。心肌酶：肌酸激酶 42U/L，乳酸脱氢酶 197U/L，谷草转氨酶 20U/L。脑钠肽 11 915pg/ml。凝血功能：纤维蛋白降解产物 0.9mg/L，凝血酶原时间 13.1s，国际标准化比值 1.14，D- 二聚体 0.4mg/L。

2017 年 7 月 6 日二诊：复查心脏彩超：左心、右房增大（52mm×64mm），房颤心律，左室功能减低（收缩 + 舒张）（EF40%），室间隔弥漫性运动异常，二、三尖瓣轻度反流，主动脉瓣轻度反流（心包积液消失）。

治疗方案｜

中药处方：继服 6 月 19 日汤剂，7 剂。

西药处方：停参附注射液，继续静脉滴注极化液营养心肌，口服药方案不变。2017 年 7 月 11 日复查，肾功能：尿素氮 8.0mmoL/L，肌酐 90.0μmol/L，尿酸 331μmol/L。心肌酶：肌酸激酶 39U/L，乳酸脱氢酶 149U/L，谷草转氨酶 12U/L。脑钠肽 4 568pg/ml。

治疗方案｜

中药处方：人参 15g，石膏 15g，防己 15g，桂枝 20g，当归 15g，川芎 10g，白芍 15g，白术 12g，茯苓 15g，泽泻 20g，黄芪 50g，紫苏叶 12g，木瓜 12g，大腹皮 12g。7 剂。

西药处方：①停参附针、极化液。②口服利尿剂减少一半剂量。③培哚普利。④拜阿司匹林、硫酸氢氯吡格雷片。⑤口服芪苈强心胶囊益气强心，利水消肿。⑥口服地高辛片强心。⑦吸氧 2L/min，24h/d。停用静滴液体后，患者继续口服中药汤剂及西药口服药物巩固治疗 25 天，病情进一步好转，于 8 月 5 日出院。出院后坚持服用 7 月 11 日中药方 1 月余。通过治疗，患者心衰明显纠正，脑钠肽水平下降，射血分数升高，心包积液消失，肝肾功能、心肌酶恢复正常，夜间可平卧，呼吸急促、胸闷气喘好转，下肢水肿消失，可平路自由活动，二便正常。

按　　本例患者的心衰，就中医病机而言，仍然是肝郁脾虚，水湿停滞，兼气虚气滞血瘀，但水饮更盛，加之心阳亦虚，故用木防己汤和三合汤证加减治之，虽然是中西医结合用药，但中药在治疗过程中所起作用也是应该肯定的。

（一二）左足骨巨细胞瘤术后刀口不愈合

宋某，男，54岁，农民，河南滑县人。病历号：17010155。2017年1月20日初诊。

主　诉｜足背疼痛20年。

现病史｜患者于20年前因左足背疼痛，在当地一家民营医院诊断为足背腱鞘炎而手术治疗，术后疼痛不减。其后又在多家县市医院检查，诊断不明，用药无效。15年前在郑州铁路中心医院诊断为左足骨巨细胞瘤而做局部切除术，术后伤口愈合，疼痛减轻，为防止复发，嘱其到河南省肿瘤医院做放疗，放疗后疼痛消失，一直未再发。2015年6月又出现左足背肿痛，住院检查，在原患处手术取病检材料，诊断为左足骨巨细胞瘤复发，遂行放疗，放疗中患处先出现小水疱，继之刀口溃疡疼痛，左膝关节以下肿胀、色黯、疼痛。前后放疗1年，加输液及口服西药（药物不详），前症不减。其后曾到多家医院诊治，均劝其做截肢手术，患者坚持不愿截肢。又找省、市、县多家医院中医诊治，仍无效果，听别人介绍，找余诊治。刻诊：左足刀口处溃疡流黏水，左膝关节以下肿胀色黯疼痛，活动后疼痛加重，平时或烧心泛酸，饮食、二便尚可，舌稍淡，苔薄白，脉沉。先用疮疡三两三治之。

处　方｜黄芪60g，金银花30g，当归15g，蜈蚣1g，甘草15g，土茯苓60g。15剂，每日1剂，每剂煎两次，每次煎半小时。

2017年2月7日二诊：家属来言，上方服10剂，因疮口周围出现米粒样痒疹而停药。嘱其将蜈蚣去掉，续服原方。

2017年2月13日三诊：去蜈蚣后，痒疹小疱消失，但左下肢肿痛、色黯，伤口溃疡、流黏水仍不减。遂改为三合汤加减。

处　方｜当归15g，川芎10g，白芍20g，炒苍术20g，土茯苓30g，泽泻20g，紫苏叶12g，木瓜12g，大腹皮12g，黄芪60g，防己15g，金银花30g。7剂。

2017年2月20日四诊：肿痛稍减，但烧心。上方加淡吴萸3g，黄连3g，15剂。

2017年3月7日五诊：肿痛再稍减，溃疡处黏水稍少，烧心亦减。上方加葛根15g，15剂。

2018年3月6日六诊：患者今日来诊，言其在家自取上方，一直服至去年6月底，伤口愈合，肿痛消失而停药。刻诊：原伤口愈合，但周围皮肤紫黯，膝以下稍肿胀，行走则疼痛、肿胀加重，舌正红，苔薄白，脉弦。

处　方｜当归15g，川芎10g，白芍20g，炒苍术20g，土茯苓30g，泽泻20g，紫苏叶12g，木瓜12g，大腹皮12g，黄芪60g，防己15g，金银花30g，葛根20g，黄柏10g，淡吴萸3g，黄连3g，甘草10g。60剂。

2018年6月7日电话随访，言其服上方后肿消痛止，仍皮色稍黯。

按　　骨巨细胞瘤约占骨原发肿瘤的4%～5%，是一种具有侵袭性特点的中间型肿瘤，主要的治疗方法是手术，容易复发是其特点，临床可见极少数恶变为高度恶性梭形细胞肉瘤。恶性骨巨细胞瘤临床少见，故其诊断与治疗需引起重视。

　　本例从其局部切除加放疗15年后又复发来看，可能属低度恶性骨巨细胞瘤。余诊治时主要针对左足刀口处溃疡流黏水，左膝关节以下肿胀色黯疼痛，活动后疼痛加重等症状而辨证，初用疮疡三两三，可能对蜈蚣过敏出现局部痒疹，其后诸症仍不减，方考虑为辨证有误，改为按肝郁脾虚，水湿停滞，兼气虚气滞血瘀的三合汤证治之，服中药近半年，诸症消失，停药9个月伤口未再溃破，但局部色黯、肿胀、疼痛，再服60剂后诸症再次消失。提示通过方证病机用三合汤加味治疗，疗效尚属满意。其机制可能是，通过疏肝健脾利湿，益气理气化瘀，改善全身血液循环，提高机体免疫功能，从而达到局部病变改善或痊愈的目的。

 二　**龟鹿二胶汤**

【方　　源】　　龟鹿二胶汤，是余的经验方。

【组成及用法】　　龟甲胶15～20g，鹿角胶15～20g，每日1剂，烊化1次服。

【病　　机】　　督任亏虚，骨髓失养。

【功　　用】　　填补督任，固骨养髓。

【临床应用】 余主要用其治疗骨质疏松症。

清·张璐《本经逢原》："鹿角，生用则散热行血，消肿辟邪。熬胶则益阳补肾，强精活血，总不出通督脉、补命门之用，但胶力稍缓，不能如茸之力峻耳。互参二条《经》旨，乃知茸有交通维阳之功，胶有缘合冲任之用。然非助桂以通其阳，不能除寒热惊痫；非龟鹿二胶并用，不通达任脉而治羸瘦腰痛。"

骨质疏松症

病例 1. 朱某，女，77 岁，工人，驻马店市人。病历号：19010154。2019年 1 月 22 日初诊。

主　诉｜腰腿疼痛，便秘 1 年。

现病史｜1 年前无明显原因出现腰腿疼痛，胸背热，下肢冷，便秘（7～10天 1 次），曾服多种通大便药物而效欠佳，腰腿痛，行走则痛甚 1 年，舌正红，苔薄白，脉弦。2019 年 1 月 18 日腰部 CT 检查：L1 椎体压缩骨折改变；L3-4、L4-5、L5-S1 椎间盘突出并真空变性，椎管狭窄；腰椎椎体及小关节骨质增生并疏松。

辨　病｜骨质疏松症。

辨　证｜龟鹿二胶汤证。

处　方｜鹿角胶 20g，龟甲胶 20g。14 剂，每日 1 剂，烊化服。嘱其停用其他通大便药物。

2019 年 2 月 1 日二诊：服上方后大便 5 天 1 次，腰腿痛、胸背热、下肢冷均大减。续服上方 14 剂。

2019 年 2 月 15 日三诊：诸症再减，继服上方 15 剂。

其后一直服上方至 2019 年 8 月 15 日，大便日 1 次，诸症消失而停药。

病例 2. 卫某，女，65 岁，家庭主妇，新郑市人。病历号：19020098。2019 年 2 月 20 日初诊。

主　诉｜腰酸疼 4 年。

现病史｜宫颈癌术后、化疗后 4 年，术前腰酸痛，术后化疗后仍腰酸痛，至今未愈，纳眠可，二便正常。舌淡红，苔薄白，脉沉。今查骨密度，T 值：－2.96、Z 值：0.71、成人比：70.2%、同龄比：90.8%，结果分析：骨质疏松。

辨　病｜骨质疏松症。

辨　证｜龟鹿二胶汤证。

处　方｜鹿角胶 20g，龟甲胶 20g。7 剂，每日 1 剂，烊化服。

2019 年 2 月 25 日二诊：服上方后腰酸疼大减，续服 15 剂。

2019年3月10日三诊：腰酸痛再减，继服上方30剂。

病例3.董某，女，69岁，退休职工，三门峡市人。病历号：19060144。2019年6月19日初诊。

主　诉｜左右髋关节疼痛。

现病史｜糖尿病3年，服西药可控。现腰及左右髋关节疼痛，纳眠可，二便正常。舌淡红苔白，脉沉。2019年6月14日X线检查：腰椎、股骨颈正轴位；腰椎生理曲度变直，各腰椎椎体骨质疏松，腰4椎体略呈楔形改变；诸腰椎椎体前后缘上下角骨质增生、变尖，边缘硬化，可见骨桥形成，各腰椎椎间隙未见变窄，附件清晰；右侧股骨颈骨皮质失光滑，髋关节边缘骨质增生、变尖、硬化，关节关系可。余未见明显异常改变；血糖6.70mmol/L；骨密度，T值：−3.42、Z值：0.89、成人比65.6%、同龄比87.9%，结果分析：骨质疏松。

辨　病｜骨质疏松症。

辨　证｜龟鹿二胶汤证。

处　方｜鹿角胶20g，龟甲胶20g。7剂，每日1剂，烊化服。

2019年6月26日二诊：服上方后腰及左右髋关节疼痛均减轻，续服上方10剂。

2019年7月5日三诊：疼痛大减，继服上方30剂。

病例4.马某，女，84岁，郑州市人。病历号：14010078。于2015年1月1日初诊。

患者曾于2012年因外伤导致胸椎、腰椎压缩性骨折，当时腰痛不能行走，坐轮椅来门诊就诊，余用龟鹿二胶各20g，每日1剂烊化服，服用1个月，腰痛大减，可拄拐杖自行至门诊，共服1年余，腰痛消失，生活能够自理，或可做较轻的家务劳动。前几天不慎扭伤腰部，又出现腰痛。刻诊：腰痛，吸气两胁痛，大便5天未解，舌正红，苔薄白，脉弦。

辨　病｜骨质疏松症。

辨　证｜龟鹿二胶汤证。

处　方｜龟甲胶20g，鹿角胶20g。14剂，每日1剂，烊化服。

2015年1月15日二诊：腰痛减，胁未痛，大便每日1次。再服上方20剂。

此后上方间断服至2016年7月18日，腰未再痛而停药。

按　　　上述4例均是龟鹿二胶汤治疗的骨质疏松症，虽然都有腰痛，但伴随症状各异，如例1的胸背热、下肢冷、不解大便；例2的腰酸；例3的髋关节痛；例4的两胁痛、不解大便。何以会出现不同的伴随症状？现代医学认为脊椎与内脏是由与脊髓神经相连的交感神经和副交感神经控制调整的，它们分别通过几个内脏神经节对内脏的生理活动起支配与调节作用。若骨质疏松脊椎压缩椎体导致局部充血水肿，压迫内脏神经，就会出现相应症状。但从中医药学理论分析，督任二脉皆起于胞中，督脉起于胞中，下出会阴，后行于腰背正中，循脊柱上行，上至风府，入属于脑。任脉则下出会阴毛部，经阴阜，沿腹部正中线向上经过关元等穴，到达咽喉部（天突穴），再上行到达下唇内，环绕口唇，交会于督脉之龈交穴。督脉督一身之阳，为阳脉之海，任脉任一身之阴，为阴脉之海。五脏六腑皆有腧穴行于背脊，如《难经正义》六十七难注："五脏之俞皆在背，肺俞在第三椎之下，心俞在五椎之下，肝俞在九椎之下，脾俞在十一椎之下，肾俞在十四椎之下，又有膈俞者，在七椎之下，皆挟脊两旁，各同身寸之一寸五分……胃俞在十二椎之间，大肠俞在十六椎之间，小肠俞在十八椎之间，胆之俞在十椎之间，膀胱俞在十九椎之间，三焦俞在十三椎之间，又有心包俞在四椎之间，亦俱挟脊两旁，各同身寸之一寸五分。"由此可见，中西医理论在这方面是基本相通的。肾藏精，主骨，生髓，髓通于脑。龟鹿二胶汤用鹿角胶补督肾壮骨填髓，用龟甲胶填补阴精以助督脉之生髓壮骨（督任二脉交汇于龈交穴），以血肉有情之品，填补有形之骨髓，故效果较好。

三　三叉神经痛经验方

【方　　源】　自拟经验方。

【处　　方】　夏枯草30g，龙胆草12g，柴胡12g，黄芩10g，清半夏12g，白芍30g，葛根20g，僵蚕12g，蝉蜕12g，生牡蛎30g，制川乌

10～20g，甘草 12g。

【组方思路】　　根据其疼痛特点：阵发性、突发性的·侧头、面、耳疼痛，可有缓解期，似属风火上窜少阳之候，故用夏枯草、龙胆草、甘草（名三草汤，是 20 世纪 70 年代我县流传治风火牙痛方）合柴胡、黄芩、半夏（小柴胡汤去参枣）；白芍、葛根、僵蚕、蝉蜕、生牡蛎是余治疗儿童抽动症的主药，有平肝息风、缓急止痛之功。《诸病源候论》卷一《风病诸候·贼风候》："贼风者……其伤人也，但痛不可得按抑。"三叉神经痛与贼风所述之痛颇相类似，故加制川乌以散风寒而止痛。

【用　　法】　　每日 1 剂，水煎两次，每次煎 1 小时以上。

【病　　机】　　风火痰寒流窜肝胆经络。

【功　　用】　　祛风泻火，豁痰散寒。

【临床应用】

三叉神经痛

　　病例 1. 田某，女，62 岁，退休干部。开封市人。2012 年 11 月 15 日初诊。

　　主　诉｜右侧面部间断疼痛 3 年余，加重 1 个月。

　　现病史｜3 年前出现右侧面部疼痛，曾在开封市中医院诊断为三叉神经痛，初服卡马西平、汉桃叶片痛可减轻，近 1 个月痛势加重，发作渐频，近 1 周内日发 10 余次，发作历时较前为长，达 2～3 分钟，服前药不效。因患者不愿接受前所就诊医院微血管减压术及神经节射频热凝术而求余诊治。刻诊：疼痛局限上颌部，痛似针刺，时亦如刀割，并烧灼感。扳机点位上颌部，以手轻触患者具电击感觉，情绪激动疼痛亦加剧。痛发时，俯首呻吟，目闭涎流，痛苦异常。询知素伴口干口苦，时目赤干涩，体态适中，颜面稍浮似肿，舌质正红，苔薄黄，脉弦。

　　辨　病｜三叉神经痛。

　　辨　证｜三叉神经痛经验方证。

　　处　方｜夏枯草 30g，龙胆草 12g，柴胡 12g，黄芩 10g，清半夏 20g，白芍 30g，葛根 20g，僵蚕 12g，蝉蜕 12g，牡蛎 30g，制川乌 10g，甘草 12g。7 剂，每日 1 剂，每剂水煎两次，每次久煎 1 小时。

　　2012 年 11 月 23 日二诊：痛势随服药渐减，近 2 日发作 1 次 /d。守方再服 10 剂。

　　2012 年 12 月 4 日三诊：自述疼痛消失，精神变好，诸症痊愈。半年后随访疼痛未再发作。

病例 2. 王某，女，57 岁，河南郑州人。病历号：14060078。2014 年 6 月 12 日初诊。

右舌及右牙龈阵发性疼痛 1 年，半年前在口腔医院做舌根部局部切除，疼痛缓解，后又发作，服卡马西平 3 片 /d，可缓解，现服之亦无效。刻诊：右舌及右牙龈阵发性疼痛，吸凉气加重，饮食、二便正常，舌质正红，苔薄白，脉弦。

辨　病｜三叉神经痛。

辨　证｜三叉神经痛经验方证。

处　方｜夏枯草 30g，龙胆草 10g，柴胡 12g，黄芩 10g，清半夏 12g，僵蚕 10g，蝉蜕 12g，生牡蛎 30g，白芍 30g，制川乌 15g，防风 10g，甘草 12g，葛根 20g，生姜 10g，大枣 5 枚。7 剂，每日 1 剂，每剂水煎两次，每次久煎 1 小时。

2014 年 6 月 16 日二诊：疼痛大减，上方制川乌加至 20g，10 剂。

2015 年 5 月 10 日，电话随访，言其自去年服中药后三叉神经痛未再发。

病例 3. 李某，女，64 岁，郑州市人。2018 年 8 月 15 日初诊。

以三叉神经痛复发就诊（2016 年曾经治疗缓解），刻诊：左侧面部阵发性电灼样剧痛半月，服卡马西平 3 片 /d，不能缓解（2016 年发作时找余用中药痛止），饮食、刷牙均会触发其疼痛，二便可，舌质淡红，苔薄白，脉弦。

辨　病｜三叉神经痛。

辨　证｜三叉神经痛经验方证。

处　方｜夏枯草 30g，龙胆草 12g，柴胡 12g，黄芩 10g，清半夏 12g，生牡蛎 30g，僵蚕 12g，蝉蜕 12g，白芍 30g，制川乌 20g，细辛 3g，甘草 10g。7 剂，每日 1 剂，每剂水煎两次，每次久煎 1 小时。

2018 年 8 月 23 日二诊：疼痛大减，可大胆饮食、刷牙。再服上方 12 剂。

2018 年 9 月 5 日三诊：面部未再疼痛。继服上方 15 剂巩固之。

四 谷精草合剂

【方　　源】　谷精草合剂源自陕西中医学院韩天佑先生《用谷精草合剂治疗鼻渊简介》一文。(《新中医》1974 年 01 期)

【组　　成】　谷精草六钱　蔓荆子五钱　白芷一钱半　防风一钱　草决明三钱　密蒙花三钱　夜明砂三钱　金蝉花（如缺可用蝉蜕代替）二钱　钩藤二钱　木贼二钱　辛夷一钱

余所用的该方是在韩先生方剂基础上根据病情加减而成。

【病　　机】　肝胆风热上壅肺窍。

【功　　用】　清泻肝胆，祛风开窍。

【临床应用】　主要用于肝胆风热上扰所致的鼻窦炎、上气道咳嗽综合征、鼾症等病证。

（一）鼻窦炎

病例 1.肖某，女，35 岁，职员，郑州市人。病历号：13110390。2013 年 11 月 26 日初诊。

鼻塞、流清涕或黄涕，咳嗽，咽痒，遇冷加重 1 个月，二便可。舌正红，苔薄白，脉浮数。2013 年 11 月 14 日鼻窦 CT 示：双侧上颌窦炎。

辨　病｜鼻窦炎。

辨　证｜谷精草合剂证。

处　方｜谷精草 15g，木贼 12g，青葙子 12g，辛夷花 12g，僵蚕 10g，蝉蜕 12g，麻黄 10g，杏仁 10g，羌活 10g，白芷 10g，葶苈子 30g，冬瓜仁 30g，黄芩 12g，蒲公英 30g，葛根 12g，甘草 10g。7 剂，每日 1 剂，每剂煎两次，每次煎半小时。

2013 年 12 月 19 日二诊：前症大减。再服上方加细辛 3g，12 剂。后告愈。

病例 2.段某，男，12 岁，学生，郑州市人。病历号：17080119。2017 年 8 月 15 日初诊。

鼻塞，有清涕，头痛 10 个月，饮食、二便尚可，舌正红，苔薄白，脉浮。2017 年 5 月 21 日 CT 报告示：左侧上颌窦炎，鼻中隔略偏曲。

辨　病｜鼻窦炎。

辨　证丨谷精草合剂证。

处　方丨谷精草 10g，木贼 9g，青葙子 10g，辛夷花 12g，僵蚕 10g，蝉蜕 12g，羌活 6g，白芷 6g，防风 10g，麻黄 6g，黄芩 10g，葛根 20g，细辛 3g，冬瓜仁 30g，甘草 12g。7 剂，中药颗粒剂，日 1 剂，早晚各 1 次，开水冲服。

2017 年 8 月 22 日二诊：鼻塞、头痛大减，偶有黄涕，上方加鱼腥草 30g，桑白皮 20g，15 剂。

2017 年 9 月 22 日三诊：诸症消失，家长恐其复发，欲再取上方 15 剂巩固之。

病例 3. 柳某，男，60 岁，退休职工，郑州市人。病历号：18110204。2019 年 1 月 10 日初诊。

头昏沉，失眠半年，大便正常，舌质红，苔薄黄，脉浮滑。今在本院鼻窦 CT 示：右侧上颌窦、额窦炎性改变；双侧中下鼻甲肥大并局部鼻黏膜炎性改变。

辨　病丨鼻窦炎。

辨　证丨谷精草合剂证。

处　方丨谷精草 20g，木贼 9g，青葙子 10g，辛夷花 12g，蝉蜕 12g，僵蚕 10g，葛根 20g，柴胡 18g，黄芩 10g，桔梗 20g，白芍 20g，炒枳实 12g，蒲公英 30g，甘草 9g。12 剂，中药颗粒剂，日 1 剂，早晚各 1 次，开水冲服。

2019 年 1 月 22 日二诊：服上方后头昏沉、失眠大减，但胃不适，便溏。上方加生姜 9g，泽泻 20g，12 剂。并嘱咐其饭后服药，忌食辣椒、羊肉等食物。后告愈。

病例 4. 李某，女，56 岁，退休干部，河南三门峡市人。病历号：190600197。2019 年 6 月 25 日初诊。

患者鼻塞有黄涕 8 个月，今在我院检查鼻部 CT 示：右侧上颌窦、筛窦及蝶窦炎症；两侧中下鼻甲肥大，并局部鼻黏膜稍肥厚；鼻中隔略偏曲。刻诊：鼻塞遇热加重，流黄涕 8 个月，头不痛、不晕，大便稍干，每日 1 次，饮食可，舌质红，苔薄黄，脉浮滑。

辨　病丨鼻窦炎。

辨　证丨谷精草合剂证。

处　方丨谷精草 15g，木贼 12g，青葙子 12g，辛夷花 12g，僵蚕 10g，蝉蜕 12g，葛根 20g，白芍 20g，桔梗 12g，枳实 10g，黄芩 10g，金银花 20g，冬瓜仁30g，蔓荆子12g，甘草12g。14剂，每日1剂，每剂煎两次，每次煎半小时。

2019年7月11日二诊：鼻塞好转，不擤黄鼻涕，但有黄鼻痂，近几天遇冷流清涕，打喷嚏。上方加葶苈子30g，桑白皮30g，生姜10g。14剂。

2019年7月29日三诊：遇冷流清涕、打喷嚏均消失，仍有少许黄涕。

处　方｜谷精草15g，木贼12g，青葙子12g，辛夷花12g，僵蚕10g，蝉蜕12g，葛根20g，黄芩10g，金银花30g，冬瓜仁30g，夜明砂12g，密蒙花12g，生石膏30g，知母15g，葶苈子30g，桑白皮30g，甘草12g。14剂。

2019年8月13日四诊：前症已愈，患者恐其复发，故再取上方14剂巩固之。

病例5.周某，男，10岁，学生，河南省太康县人。病历号：18110087。2018年11月12日初诊。

患者以双上眼睑浮肿3年为主诉就诊，曾在多家医院做多项检查，均未明确诊断。2018年2月23日CT提示：双侧上颌窦、筛窦及额窦炎症，建议治疗复查除外其他病变；双侧下鼻甲肥大；颅底CT平扫未见明显异常。刻诊：双上眼睑浮肿，鼻塞，流黄涕，打鼾，二便正常，舌正红，苔薄白，脉浮。

辨　病｜鼻窦炎。

辨　证｜谷精草合剂证。

处　方｜谷精草10g，木贼6g，青葙子10g，辛夷花12g，蝉蜕12g，僵蚕10g，白芍20g，葛根20g，麻黄6g，杏仁10g，金银花20g，桑白皮20g，黄芩10g，冬瓜子30g，甘草15g。14剂，中药颗粒剂，日1剂，早晚各1次，开水冲服。

2018年11月29日二诊，服上方后诸症大减，继服上方15剂。

2018年12月21日三诊：眼睑不浮肿，不打鼾，无黄涕，再取上方15剂巩固之。

按　　　鼻窦炎属于热证者往往是在素有肝胆热盛，又感受外邪的情况下发作或加重的。肝胆热盛之体常有口苦、便秘、头昏、气息热等，一旦感受外邪（风热或风寒）则会化热，肝胆风热上壅清窍，则会出现鼻塞流黄涕等症状，正如《素问·气厥论》曰："胆移热于脑，则辛頞鼻渊，鼻渊者，浊涕下不止也。"但也有症状不典型者，需要借助CT检查明确诊断。上述5例均为鼻窦炎患者，病例 1 以鼻塞、流清涕或黄涕，咳嗽，咽痒，遇冷加重为主，提示既有肝胆风热上壅清窍，又有痰热蕴肺，故用谷精草合剂以清泄肝胆风热，加麻黄、杏仁、葶苈子、黄芩、冬瓜仁以宣肺化痰清热；病例 2 以鼻塞、流清涕、头痛为主，故加麻黄、细辛，二诊偶有黄涕，故加鱼腥草、桑白皮；病例 3 则以头昏沉、失眠为主症，因无鼻部症候，往往会误诊为是失眠所致，而鼻部 CT 结果提示右侧上颌窦、额窦炎症，按鼻窦炎治疗而愈；病例 4 以鼻塞、黄涕为主，根据病情曾用白芍、桔梗、枳实（排脓散），葶苈子、桑白皮（有报道此两味治鼻窦炎有佳效），生石膏、知母（白虎汤之意，清泻阳明）等；病例 5 则以眼睑浮肿 3 年为主症，但从所携 2018 年 2 月 23 日 CT 片看，早就有"上颌窦、筛窦、额窦"炎症，但未引起医者重视，按鼻窦炎用谷精草合剂治疗后，随着鼻窦炎症状好转，眼睑浮肿亦消失。上述 5 例也提示辨西医病症的重要性。

（二）上气道咳嗽综合征

上气道咳嗽综合征是指由于鼻部疾病引起分泌物倒流至鼻后和咽喉部，甚至反流入声门或气管，导致以咳嗽或者变应性鼻炎为主要表现的综合征，患者的鼻内炎性分泌物可以经鼻后孔和咽部流入或吸入肺内。

病例 1. 房某，男，27 岁，职员，郑州市人。病历号：19070081。2019 年 7 月 9 日初诊。

患者以鼻塞，咽中有黄痰，晨起及刚睡时咳嗽咳吐不利 2 年就诊，平时上述症状遇冷加重，易汗出，饮食、二便可，舌正红，苔薄白，脉浮。今在本院做鼻窦 CT 示：两侧上颌窦、筛窦炎；双侧中下鼻甲肥大。

辨　病｜鼻窦炎、上气道咳嗽综合征。

辨　证｜谷精草合剂证。

处　方｜谷精草 15g，木贼 12g，青葙子 12g，辛夷花 12g，僵蚕 10g，蝉蜕 12g，黄芪 40g，冬瓜仁 30g，桔梗 12g，细辛 6g，桑白皮 20g，鱼腥草 30g，葛根 20g，甘草 10g。7 剂，每日 1 剂，每剂煎两次，每次煎半小时。

2019 年 7 月 17 日二诊：咽中黄痰大减，但大便溏，每日 1～2 次。上方加干姜 12g，10 剂。

2019 年 7 月 29 日三诊：仍有黄痰咳出，但量少易咳，汗出少，仍便溏，每日 1~2 次。用 7 月 17 日方加败酱草 30g，生薏苡仁 30g。12 剂。

2019 年 8 月 5 日四诊：鼻不塞，晨起咽中有少许白黏痰咳出，大便正常。继服上方 15 剂巩固之。

病例 2. 李某，女，54 岁，干部，郑州市人。病历号：19040079。于 2019 年 4 月 9 日初诊。

鼻塞，有黏涕，咽痛，自觉有黏痰倒流至咽喉，需咳出才舒适，3 个月，舌正红，苔薄白，脉浮。今日本院鼻窦 CT 示：双侧筛窦炎性改变；双侧中下鼻甲肥大并局部鼻黏膜炎性改变。

辨　病｜鼻窦炎、上气道咳嗽综合征。

辨　证｜谷精草合剂证。

处　方｜谷精草 15g，木贼 12g，青葙子 12g，辛夷花 12g，僵蚕 10g，蝉蜕 12g，葛根 20g，白芍 20g，桔梗 12g，黄芩 10g，桑白皮 20g，葶苈子 30g，金银花 20g，甘草 12g。6 剂，每日 1 剂，每剂煎两次，每次煎半小时。

2019 年 5 月 8 日二诊：服上方诸症减轻，黏涕较前减少，另下肢湿疹瘙痒，遇热加重。

处　方｜谷精草 12g，木贼 12g，青葙子 12g，辛夷花 12g，僵蚕 10g，蝉蜕 12g，葛根 20g，白芍 20g，桔梗 12g，前胡 12g，桑白皮 20g，芦根 30g，冬瓜子 30g，薏苡仁 30g，防风 10g，土茯苓 30g，紫草 15g，徐长卿 20g，甘草 20g。14 剂。

服上方后诸症消失。

按　　上气道咳嗽综合征的病机有寒热虚实之分，谷精草合剂所治者仅限于肝胆风热上郁于肺之证。病例 1，二诊因便溏，故加干姜，三诊加败酱草、生薏苡仁取其解毒排脓之意；病例 2，二诊因有下肢湿疹故加土茯苓、紫草、徐长卿等。

（三）鼾症

病例 1. 许某，男，6 岁，郑州市人。病历号：17050186。2017 年 5 月 12 日初诊。

夜眠打鼾，鼻塞，常用口呼吸，扁桃体 I 度肿大，大便正常，舌质红，苔薄黄，脉浮。

辨　病｜鼾症。

辨　证｜谷精草合剂证。

处　方｜谷精草 10g，木贼 3g，青葙子 5g，辛夷花 12g，蝉蜕 12g，僵蚕 10g，白芍 10g，葛根 10g，桑白皮 10g，冬瓜仁 15g，黄芩 10g，炒牛蒡子 10g，蒲公英 15g，甘草 9g。7 剂，每日 1 剂，水冲多次服。

2017 年 6 月 8 日二诊：打鼾大减，继服上方 10 剂。

2018 年 3 月 20 日三诊：去年服中药后已不打鼾，近来出现阵发性腹痛伴清嗓子、打鼾、睡眠不安，舌脉同前。

处　方｜谷精草 10g，木贼 6g，青葙子 10g，辛夷花 12g，蝉蜕 12g，僵蚕 10g，白芍 20g，葛根 10g，黄芩 10g，蒲公英 15g，淮小麦 20g，甘草 12g，大枣 10g。10 剂。

2018 年 4 月 1 日四诊：前症均消失，再取上方 10 剂巩固之。

病例 2. 贺某，男，3 岁 10 月，河南许昌市人。病历号：19020234。2019 年 2 月 25 日初诊。

以阵发性咳嗽、打鼾半月为主诉就诊，现症：阵发性咳嗽，夜眠时打鼾，张口呼吸，腺样体肥大，纳眠可，大便干，舌质红，苔薄黄，脉浮数。

辨　病｜鼾症。

辨　证｜谷精草合剂证。

处　方｜谷精草 10g，木贼 6g，青葙子 10g，辛夷花 6g，蝉蜕 12g，僵蚕 10g，白芍 10g，葛根 10g，麻黄 6g，蒲公英 30g，桑白皮 10g，甘草 12g。12 剂，每日 1 剂，水冲多次服。

2019 年 3 月 13 日二诊：打鼾大减，咳嗽亦减轻，但睡眠不安，舌脉同前。

处　方｜谷精草 10g，木贼 6g，青葙子 10g，辛夷花 6g，蝉蜕 12g，僵蚕 10g，白芍 20g，葛根 20g，麻黄 6g，蒲公英 30g，桑白皮 10g，淮小麦 20g，大枣 20g，甘草 12g。12 剂。后告愈。

病例 3. 毛某，女，6 岁，学生，郑州市人。病历号：19010113。2019 年 1 月 17 日初诊。

前几天发热，现不发热，但打鼾，鼻塞，左耳痛，扁桃体Ⅰ度肿大，舌质红，苔薄白乏津，脉浮数。

辨　病｜鼾症。

辨　证｜谷精草合剂证。

处　方｜谷精草 10g，木贼 6g，青葙子 10g，辛夷花 12g，蝉蜕 12g，僵蚕 10g，葛根 10g，桔梗 10g，黄芩 10g，金银花 20g，炒牛蒡子 20g，甘草 12g。6 剂，每日 1 剂，水冲多次服。

后其母带人来看病，言其女服中药后诸症消失。

按　　　　以上 3 例均为谷精草合剂治疗的鼾症患儿，均伴有扁桃体或腺样体肿大，此类患儿多属热盛体质，最易引起鼻窦炎、扁桃体炎、中耳炎、支气管炎等，故平时需注意：慎食羊肉、辣椒等上火食物；谨防受凉感冒，以免病情反复。

五 **抽动症方**

【方　　源】　　本方为余自组方，由谷精草合剂、升降散、芍药甘草汤、甘麦大枣汤加减化裁而成。

【组　　成】　　谷精草 12g　木贼 10g　青葙子 10g　辛夷 10g　僵蚕 10g　蝉蜕 10g　白芍 20g　葛根 30g　淮小麦 30g　甘草 10g　大枣 10g

【病　　机】　　肝经风热上扰，筋脉拘挛。

【功　　用】　　疏散风热、柔肝缓急。

【临床应用】　　主要用于儿童抽动症、面肌痉挛等病症。

（一）儿童抽动症

病例 1. 石某，男，8 岁，学生，郑州市人。病历号：13070521。2013 年 7 月 25 日初诊。

患儿以心烦、注意力不集中、夜游半年为主诉就诊。刻诊：不自主地眨眼，张口，耸肩，清嗓子，心烦，注意力不集中，有时晚间无意识地在房间走动，大便干，每日 1 次，舌质红，苔薄白，脉弦。

辨　病｜儿童抽动症。

辨　证｜抽动症方证。

处　方｜谷精草 12g，木贼 10g，青葙子 10g，辛夷花 12g，僵蚕 10g，蝉蜕 12g，白芍 20g，葛根 20g，淮小麦 20g，甘草 20g，大枣 3 枚。10 剂，每日 1 剂，每剂煎两次，每次煎半小时。

2013年8月6日二诊：前症均减，再服上方20剂。

2014年6月12日三诊：其父来云：去年服上方后诸症消失，仅偶尔清嗓子、眨眼，前几天张口、清嗓子、耸肩加重，但比去年轻得多，而心烦、记忆力不集中、夜游均未再发，欲服去年的中药方，故守上方再取30剂。

病例2. 祁某，男，9岁，学生，长葛人。病历号：13070356。2013年7月15日初诊。

患儿以眨眼、咬嘴唇、喉间发出吭声伴转颈3个月就诊。现症同前，下嘴唇因长咬而发红，时遗尿，舌红，苔薄白，脉弦。

辨　病｜儿童抽动症。

辨　证｜抽动症方证。

处　方｜谷精草12g，木贼10g，青葙子10g，辛夷花12g，僵蚕10g，蝉蜕12g，白芍20g，葛根20g，淮小麦20g，甘草20g，麻黄6g，大枣3枚。15剂，每日1剂，每剂煎两次，每次煎半小时。

2013年8月9日二诊：前症均减，再服上方30剂。后其母来看病，云患儿服药后诸症消失，未再发作。

病例3. 翁某，女，7岁，学生，郑州市人。病历号：13090226。2013年9月12日初诊。

因阵发性腹痛4个月就诊。其腹痛无固定部位，无固定时间，二便、饮食正常，其父云曾在省、市级多家医院做过多项检查（包括彩超、血常规、肝功能等）未发现阳性结果。按其腹部柔软，无痛点，但在诊查时发现患儿不断眨眼、清嗓子。舌质红，苔薄白，脉弦。

辨　病｜儿童抽动症。

辨　证｜抽动症方证。

处　方｜谷精草12g，木贼10g，青葙子10g，辛夷花12g，僵蚕10g，蝉蜕12g，白芍20g，葛根20g，淮小麦20g，甘草20g，大枣3枚。10剂，每日1剂，每剂煎两次，每次煎半小时。

2013年9月30日二诊：腹痛未再发作，守上方再服10剂以巩固之。

病例4. 麻某，男，9岁，学生，洛阳市人。病历号：15030230。于2015年3月18日初诊。

以胸闷、善太息半年住洛阳某部队医院，诊断为病毒性心肌炎，治疗20天，各项检查指标正常但症状不减而出院。刻诊：胸闷不适，善太息，眨眼，饮食、二便正常，舌红，苔薄白，脉弦。

辨　病｜儿童抽动症。

辨　证｜抽动症方证。

处　方｜谷精草12g，木贼10g，青葙子10g，辛夷花12g，僵蚕10g，蝉蜕12g，白芍20g，葛根20g，淮小麦20g，甘草15g，大枣3枚。14剂，每日1剂，每剂煎两次，每次煎半小时。

2015年5月20日二诊：服上方14剂后，前症消失，3天前受凉，又出现轻微的胸闷，太息，鼻塞，流清涕，无寒热，舌红，苔薄白，脉浮。初诊方加麻黄6g，14剂。

2016年4月16日三诊：去年服中药后，症状消失，前时又因感冒而发作，但症状非常轻，故用去年二诊方20剂。

按　　　　儿童抽动症为一种突然、短暂、重复、刻板的一组肌肉或两组肌肉的抽动发作。余认为儿童抽动症乃肝经风热上扰，筋失濡润所致；故用谷精草、木贼、青葙子、辛夷花、僵蚕、蝉蜕以祛风清热，用白芍、葛根、淮小麦、甘草、大枣以柔肝息风润筋。正如《素问·脏气法时论》所说"肝苦急，急食甘以缓之"。根据余的临床经验，有些患儿的表现不典型，如病例3为不明原因的、间断、阵发性腹痛；也有的表现为胸闷、善太息，如病例4，这都需要引起医者注意，并做必要的鉴别诊断。

（二）面肌痉挛症

病例1.寇某，男，49岁，郑州市人。2016年4月4日初诊。

患者以左侧面部肌肉痉挛半年就诊，曾服甲钴胺、维生素B$_1$等半月无效，每天频繁发作，饮食、二便、血压、血糖、血脂均正常，舌红，苔薄白，脉弦。

辨　病｜面肌痉挛症。

辨　证｜抽动症方证。

处　方｜谷精草15g，木贼12g，青葙子12g，辛夷花12g，僵蚕10g，蝉蜕12g，白芍30g，葛根30g，淮小麦30g，甘草20g，大枣5枚。12剂，每日1剂，每剂煎两次，每次煎半小时。

2016年4月18日二诊：服上方后面肌痉挛偶尔发作，再服上方20剂以巩固之。其后5月10日陪其爱人来看病，言其面肌痉挛未再发作。

病例2.安某，女，31岁，郑州市人。于2015年8月25日初诊。

患者以左下眼睑、口角发作性不自主抽搐 3 月就诊，情绪激动、紧张、遇强光及刺激性气味抽搐加重，饭后易腹痛，如针刺样，甚则不能俯仰，纳差，眠如常，二便正常，舌质偏红，苔薄白，脉弦细。

辨　病｜面肌痉挛症。

辨　证｜抽动症方证。

处　方｜谷精草 15g，木贼 12g，青葙子 12g，辛夷花 12g，僵蚕 10g，蝉蜕 12g，白芍 30g，葛根 30g，淮小麦 30g，甘草 20g，大枣 5 枚。12 剂，每日 1 剂，每剂煎两次，每次煎半小时。

2015 年 9 月 1 日二诊：服上方，面部抽搐次数明显减少，眠差则发作，腹痛消失，二便正常，舌质淡红，苔薄白，脉弦细。续服上方 14 剂。

2015 年 9 月 14 日三诊：服上方后，面部抽搐未再发作，再服上方 7 剂以巩固之。

病例 3.李某，女，51 岁，郑州市人。于 2015 年 6 月 22 日初诊。

患者以右下眼睑不自主抽动 1 年余为主诉就诊，未服药治疗，近 1 周频繁发作，次数增多，劳累、紧张时易诱发，甚则波及口角，纳眠、二便正常，舌质红，苔薄白，脉弦。

辨　病｜面肌痉挛症。

辨　证｜抽动症方证。

处　方｜谷精草 15g，木贼 12g，青葙子 10g，辛夷花 12g，僵蚕 10g，蝉蜕 10g，白芍 30g，葛根 30g，淮小麦 30g，甘草 20g，大枣 5 枚。12 剂，每日 1 剂，每剂煎两次，每次煎半小时。

2016 年 4 月 30 日二诊：今来诊欲治疗腰痛，诉 1 年前服药后症状消失，至今未发作。

病例 4.陈某，男，50 岁，农民，河南宁陵县人。病历号：13060008。2013 年 6 月 17 日初诊。

发作性咽部憋塞感 8 年，打鼾，呼吸暂停，面部肌肉痉挛 1 年。纳眠可，二便正常。舌正红，苔薄白，脉弦。曾做心电图、头颅磁共振、脑电图检查均无异常。

辨　病｜面肌痉挛症伴鼾症。

辨　证｜抽动症方证。

处　方｜谷精草 15g，木贼 12g，青葙子 12g，辛夷花 12g，僵蚕 10g，蝉蜕 12g，白芍 30g，葛根 30g，川羌活 6g，白芷 6g，防风 10g，淮小麦 30g，甘草 12g，大枣 5 枚。12 剂，每日 1 剂，每剂煎两次，每次煎半小时。

2013 年 7 月 1 日二诊：服上方诸症大减，再取 12 剂续服。后告愈。

按 面肌痉挛的中医认识，余认为与儿童抽动症的机制相同，故用同一方剂治之。

（三）震颤症

病例 1. 马某，女，42 岁，职员，郑州市人。病历号：18080083。2018 年 8 月 9 日初诊。

主 诉丨头摇，手颤，行动迟缓，精神紧张时加重 4 年。

现病史丨4 年前出现头摇、手颤、行动迟缓，精神紧张时加重。曾在某医院诊断为帕金森病，口服金刚烷胺 3 个月，症状未见缓解；也曾中医诊治，效果欠佳。刻诊：头摇，手颤，行动迟缓，手足热，大便干，有时失眠。今在本院做头颅、颈椎磁共振示：脑白质少许缺血脱髓鞘样改变（轻微）；脑萎缩（轻微）；鼻炎、鼻窦炎不除外；C3-4、C4-5、C5-6、C6-7 椎间盘膨出（轻度）；颈椎退行性改变（轻度）。舌正红，苔薄白，脉弦。

辨 病丨震颤症。

辨 证丨抽动症方证。

处 方丨谷精草 20g，木贼 9g，青葙子 10g，辛夷花 12g，僵蚕 10g，蝉蜕 12g，白芍 30g，葛根 20g，淮小麦 30g，甘草 18g，大枣 30g。10 剂，中药颗粒剂，日 1 剂，早晚各 1 次，开水冲服。

2018 年 8 月 21 日二诊：诸症均稍减，继服上方 15 剂。

此后上方间断服至 2019 年 4 月 14 日，症状渐次减轻及至消失而停药。

病例 2. 田某，男，32 岁，职员，河南三门峡市人。病历号：18090107。2018 年 9 月 17 日初诊。

主 诉丨四肢抖动 12 年。

现病史丨患者于 2006 年因四肢轻微抖动，未予重视，后渐进性加重，于 2007 年查头颅磁共振示：双侧豆状核、尾状核、中脑脑桥长 TI 长 T2 异常信号、角膜色素环阳性、血浆铜蓝蛋白减低，诊断为：肝豆状核变性，口服青霉胺及静脉输注脑蛋白水解物治疗 1 个月，四肢抖动逐渐加重，并出现轻度进食、饮水呛咳。2012 年 10 月首次就诊于安徽中医药大学神经病学研究所附属医院，完善相关检查，明确诊断为肝豆状核变性，予以二巯基丙磺酸钠（DMPS）驱铜及保肝保脑治疗。

自述自 2012 年到 2016 年用驱铜药物后四肢已不抖动，但 2018 年 6 月再用驱铜药物四肢抖动反而加重。刻诊：头摇、四肢抖动 5 个月，便秘，动作笨拙，语言稍欠清晰，紧张时明显，安静时减轻，睡眠时消失，舌正红，苔薄白，脉弦。

辨　　病｜震颤症。

辨　　证｜抽动症方证。

处　　方｜谷精草 20g，木贼 9g，青葙子 10g，辛夷花 12g，僵蚕 10g，蝉蜕 12g，白芍 30g，葛根 20g，淮小麦 30g，甘草 18g，大枣 30g。12 剂，中药颗粒剂，日 1 剂，早晚各 1 次，开水冲服。

2019 年 8 月 27 日二诊：去年服 12 剂中药后症状消失，因精液质量差，其他大夫让吃五子补肾丸，服用 1 周诸症再发作，症状同前。再服上方 10 剂。

2019 年 9 月 17 日三诊：诸症均再缓解，再取上方 20 剂。

按　　本方对肝豆状核变性未必有效，之所以能缓解该患者的症状，可能是使其紧张的心情得以缓解而然。

 六　呃逆验方

【方　　源】　此方乃二十世纪八十年代山西一位到河南中医学院第一附属医院进修的医生推荐给李柏龄老师，李老师临床用之有效，又推荐于余。

【组　　成】　桂枝 20g，白芍 20g，党参 20g，生赭石 30g，三棱 15g，莪术 15g，土鳖虫 12g，桃仁 10g，红花 10g，炙甘草 15g，生姜 10g，大枣 5 枚。

【病　　机】　瘀血阻滞上焦，肺胃升降失常。

【功　　用】　破散瘀阻，调解肺胃升降。

呃逆（横膈肌痉挛）

病例 1. 刘某，女，15 岁，学生，河南平顶山市人。病历号：16110125。2016 年 11 月 16 日初诊。

患者阑尾炎手术后，静脉滴注抗生素即出现呃逆不止 2 个月，饮食、二便尚可，舌正红，苔薄白，脉弦。

辨　病｜呃逆（横膈肌痉挛）。

辨　证｜呃逆验方证。

处　方｜桂枝 20g，白芍 20g，党参 15g，生赭石 30g，三棱 15g，莪术 15g，土鳖虫 12g，桃仁 10g，红花 10g，炙甘草 15g，生姜 10g，大枣 5 枚。7 剂，每日 1 剂，每剂煎两次，每次煎半小时。

2016 年 12 月 2 日二诊：服上方后，呃逆频次大减，但声响变大、口苦。上方加柴胡 12g，黄芩 10g，清半夏 12g，陈皮 10g，7 剂。

2017 年 8 月 22 日三诊：服上方后，呃逆已止，近来有口腔溃疡，故改为甘草泻心汤治其口腔溃疡，处方从略。

病例 2. 韩某，男，67 岁，干部，郑州市人。2003 年 5 月 15 日初诊。

患者因腰椎间盘突出住院手术治疗，术后 1 周突然出现呃逆，用西药 3 天，呃逆仍然不止，求余诊治。呃逆频频，饮食、二便均可，舌质稍黯，苔薄白，脉弦。

辨　病｜呃逆（横膈肌痉挛）。

辨　证｜呃逆验方证。

处　方｜桂枝 20g，白芍 20g，党参 20g，生赭石 30g，三棱 15g，莪术 15g，土鳖虫 12g，桃仁 10g，红花 10g，炙甘草 15g，生姜 10g，大枣 5 枚。7 剂，每日 1 剂，每剂煎两次，每次煎半小时。

二诊：服上方 3 剂呃逆止，为巩固疗效，再取上方 3 剂，后未再反复。

病例 3. 张某，男，75 岁，焦作市人。2006 年 11 月 1 日初诊。

患者以颈部淋巴结肿瘤在省肿瘤医院手术，术后伤口愈合良好，但出现呃逆昼夜不止 3 个月，偶有泛酸，在该院用西药无效，主治大夫嘱其找中医诊治。刻诊：呃逆昼夜不止 3 个月，偶有泛酸，饮食、二便可，舌淡红，苔薄白，脉沉。

辨　病｜呃逆（横膈肌痉挛）。

辨　证｜呃逆验方证。

处　方｜桂枝 18g，白芍 20g，党参 20g，生赭石 30g，半夏 12g，三棱 20g，莪术 20g，土鳖虫 10g，桃仁 10g，红花 6g，生姜 9g，大枣 20g，炙甘草 15g。2 剂，中药颗粒剂，日 1 剂，早晚各 1 次，开水冲服。

2006 年 11 月 3 日二诊：患者高兴而来，言其服 1 剂呃逆即止，故再取 5 剂巩固之。

病例 4. 张某，男，63 岁，退休干部，郑州市人。病历号：19040169。2019 年 4 月 18 日初诊。

主　诉｜反复呃逆 5 年余。

现病史｜患者自 2013 年 11 月因牙痛服中药而呃逆，时轻时重，反复发作，至今未愈。曾在省级中医院经多位中医诊治，效果欠佳；发作时昼夜不停，夜间吃热食则停止片刻，去卫生间则又发作，昼则得食减轻，吃饱又加重。2014 年 11 月住院治疗，输头孢哌酮舒巴坦、泮托拉唑等，第 3 天呃逆停止，第 14 天又呃逆同前。近几年曾服奥美拉唑、沉香白露、乌灵胶囊、多潘立酮、甲钴胺、舒肝和胃丸、木香顺气丸等或稍缓解，或无效。吃冷饮食、受凉、生气、劳累均会加重，患者异常痛苦悲观。曾做 4 次胃镜检查，有糜烂性胃炎、慢性食管炎、贲门息肉、胃底息肉等不同报告。2015 年 3 月 26 日彩超示：胆囊壁息肉样改变。刻诊：呃逆频作 5 年 5 个月，食欲、二便可，舌淡红，苔白稍厚，脉沉弦。

辨　病｜呃逆（横膈肌痉挛）。

辨　证｜呃逆验方合黄芪建中汤证。

处　方｜炙黄芪 30g，桂枝 20g，白芍 20g，藿香 12g，清半夏 20g，党参 20g，生赭石 30g，三棱 12g，莪术 12g，土鳖虫 12g，桃仁 10g，红花 10g，炙甘草 15g，生姜 10g，大枣 5 枚。7 剂，每日 1 剂，每剂煎两次，每次煎半小时。

2019 年 4 月 25 日二诊：服上方第 1 剂后呃逆停止。再服上方 14 剂。

2019 年 5 月 9 日三诊：4 月 27 日至 5 月 9 日，呃逆又间断发作，但间隔时间延长（可停 2～3 天），发作时间缩短（2～3 小时），得食则停止。另时感气短。上方加乌梅 12g，炙黄芪加至 40g，7 剂。

2019 年 5 月 15 日四诊：仍每天发作，用 4 月 18 日方加饴糖 40g，生姜加至 30g，大枣加至 12 枚，12 剂。

2019 年 5 月 27 日五诊：呃逆停止发作已 5 天。续服上方 7 剂。

病例 5. 王某，男，65 岁，河南偃师人。于 2004 年 4 月 20 日初诊。

患者素有胃溃疡，经常服用雷尼替丁，2 天前突然出现呃逆，空腹胃痛，得食痛减，时有烧心泛酸，大便每日 1 次，小便清利，舌质淡红，苔薄白，脉弦。

辨　病｜胃痛伴呃逆（胃溃疡伴横膈肌痉挛）。

辨　证｜呃逆验方合黄芪建中汤证。

处　方｜炙黄芪 30g，桂枝 20g，白芍 20g，藿香 12g，清半夏 20g，党参 20g，生赭石 30g，三棱 10g，莪术 10g，土鳖虫 10g，桃仁 10g，红花 6g，炙甘草 20g，生姜 10g，大枣 5 枚。7 剂，每日 1 剂，每剂煎两次，每次煎半小时。

2004 年 4 月 28 日二诊：服上方后，呃逆频次逐渐减少，昨天呃逆未作，再服上方 7 剂巩固之。

按　　呃逆有轻重之分，重者往往是病危之先兆，临床需详细辨认。本方实为桂枝汤加党参、生赭石再加活血化瘀之品，其治疗呃逆的机制可能是由于各种原因导致"故邪气（瘀血）"停滞上焦，阻滞肺气不能正常布散水谷精微，食入于胃，胃气上注于肺时，"故邪气（瘀血）"与新谷气，俱还入于胃，新故相乱，真邪相攻，气并相逆，复出于胃，故为呃逆。该方用三棱、莪术、土鳖虫、桃仁、红花以破散瘀阻上焦之"故邪气（瘀血）"，用桂枝汤加人参"化气调阴阳"以恢复胃气之升降，用赭石镇重以降逆，诸药同用，共奏化瘀降逆，恢复肺胃之气升降之功。病例 4，因有胃溃疡，故减少活血化瘀之品的用量，加用吾治疗胃溃疡常用的黄芪建中汤加味，疗效亦佳。

七　皮炎解毒汤

【方　源】　1982 年出版的《千家妙方》载有湖南胡天雄先生"皮肤解毒汤"，处方：土茯苓 60g，莪术 10g，川芎 10g，甘草 6g。有渗液者加黄连 4g，金银花 12g，干性者加地骨皮 10g，紫草 15g。

2001 年 5 月出版的《中医临床家·胡天雄》载有皮肤解毒汤（整理方），处方：土茯苓 50g，莪术 10g，川芎 10g，黄连 3g，金银花 12g，甘草 5g。

胡老介绍说：本方出《续名家方选》（日本村上图基撰），分量为余所拟定。原名从革解毒汤，据云为治疗疥疮有效方。原注云："不用他方，不用他药，奏效之奇剂也。"经多年之临床观察，知本方对多种皮肤病有效，对过敏性皮炎效果尤著，对疥疮无明显效果，当是误认湿疹为疥疮也。盖皮肤疮疡，多湿热为病，而瘙痒则主于风邪，土茯苓解风湿热毒，故为此方主药。凡皮肤病湿热胜而渗出旺盛者，方内有黄连、金银花，收效殊佳；其风热胜而为干性者，瘙痒较剧，则以地骨皮、紫草易黄连、金银花，大有凉血止痒之功，气血不足者，归、芪亦可加入。因去"从革"二字，改为今名。

2014 年陕西名医王幸福根据其临床经验将胡先生的皮肤解毒汤加减，并改名为皮炎解毒汤。

【组　　成】　土茯苓 30g，川芎 10g，莪术 12g，黄连 10g，紫草 30g，丹参 30g，生甘草 30g，路路通 30g，徐长卿 30g。

【病　　机】　风湿热毒，郁结肌肤。

【功　　能】　祛风除湿，解毒清热

【临床应用】　主要用于湿疹、瘙痒症、银屑病、荨麻疹等病症。

（一）湿疹

杨某，男，81 岁，河南郑州人。病历号：18100033。2018 年 10 月 10 日初诊。

患湿疹 3 年，曾服中西药物效果欠佳。刻诊：全身瘙痒，腋下、腹股沟较重，抓之有红疹，无渗出，否认糖尿病史，舌正红，苔薄白，脉滑。

辨　病 | 湿疹。

辨　证 | 皮炎解毒汤证。

处　方 | 土茯苓 30g，川芎 12g，莪术 20g，黄连 10g，生甘草 30g，紫草 20g，路路通 30g，徐长卿 30g，乌梅 20g。7 剂，每日 1 剂，每剂煎两次，每次煎半小时。

2018 年 10 月 23 日二诊：身痒大减，仅余右腋下瘙痒，再服上方 10 剂巩固之。

（二）全身性瘙痒症

熊某，男，62 岁，河南郑州人。病历号：18100182。2018 年 10 月 30 日初诊。

高血压脑出血术后 3 年，除半身不遂、语言謇涩外，全身瘙痒 1 年，口服激素后瘙痒消失 1 个月。现又全身瘙痒，夜甚，遇热加重 2 个月，无皮疹，无渗出，饮食、二便可，舌质红，苔薄白，脉滑。

辨　病｜全身性瘙痒症。

辨　证｜皮炎解毒汤证。

处　方｜土茯苓 30g，川芎 18g，莪术 20g，黄连 9g，甘草 18g，紫草 20g，路路通 30g，徐长卿 30g，乌梅 20g，地骨皮 30g，丹参 20g，防风 10g，蝉蜕 18g。3 剂，中药颗粒剂，日 1 剂，早晚各 1 次，开水冲服。

2018 年 11 月 2 日二诊：服上方瘙痒减，再服上方 7 剂。此后以上方加减服至 12 月 20 日全身瘙痒消失而停药。

（三）寻常型银屑病

张某，男，23 岁，河南扶沟县人。病历号：13070313。2013 年 7 月 15 日初诊。

患银屑病 1 年。刻诊：胸腹、四肢可见大小、形状不一的鳞屑性斑块，曾在当地医院皮肤科诊断为寻常型银屑病，舌质红，苔薄白，脉弦。

辨　病｜寻常型银屑病。

辨　证｜皮炎解毒汤证。

处　方｜土茯苓 45g，莪术 15g，乌梅 20g，紫草 20g，槐花 30g，生地榆 20g，丹皮 12g，蝉蜕 15g，地肤子 30g，生甘草 15g，赤芍 20g，茜草 12g。20 剂，每日 1 剂，每剂煎两次，每次煎半小时。

2013 年 8 月 14 日二诊：服上方，症大减，再服上方 20 剂。

2014 年 1 月 14 日三诊：去年服中药后皮损完全消失，近来又复发，但皮损较去年面积小。再服上方 20 剂。

此后续服上方至 2014 年 3 月 15 日，皮损消失而停药。

（四）荨麻疹

赵某，女，教师，郑州市人。病历号：18100170。2018 年 10 月 29 日初诊。

患荨麻疹、皮肤划痕症，遇冷发作 5 个月，疹痒色红，用抗过敏西药疗效欠佳，饮食、二便尚可，舌淡红，苔薄白，脉浮。

辨　病｜荨麻疹。

辨　证｜皮炎解毒汤证。

处　方｜土茯苓 30g，乌梅 20g，紫草 20g，地骨皮 30g，丹参 20g，黄连 9g，蝉蜕 12g，徐长卿 30g，路路通 30g，防风 10g，甘草 21g。4 剂。

2018 年 11 月 2 日二诊：身痒大减，再服上方 10 剂。

2019 年 4 月 17 日因口腔溃疡来诊，言其自去年服中药后荨麻疹、皮肤划痕症均未再发作。

按　　　　以上 4 例皮肤病均用皮炎解毒汤加减治疗而愈，其机制及方解如胡天雄先生所述，不赘。

 八　治斑秃方

【方　　源】　来自斑秃患者所传。

【组　　成】　醋龟甲 30g，肉桂 12g，黄芪 40g，当归 40g，生地黄 20g，熟地黄 20g，茯苓 15g，人参 15g，白术 15g，麦冬 15g，五味子 15g，陈皮 15g，川芎 15g，防风 15g，羌活 15g，山萸肉 15g，枸杞 15g。

【用　　法】　将上药碾为粗末，泡入 2 000ml 高度白酒中，7 天后每次服 5～10ml，每日 1～2 次，每剂大约可服 30 天。

【病　　机】　肝肾气血不足，风盛毛发失养。

【功　　用】　补益肝肾气血，祛风润燥养发。

【临床应用】

斑秃

吉某，女，59 岁，农民，河南偃师人。2003 年 2 月 15 日初诊。

患斑秃 1 年，现头顶、头后部各有约 1 元硬币大小脱发两片，患处皮肤光滑，舌脉无异常。

辨　病 | 斑秃。

辨　证 | 治斑秃方证。

处　方 | 治斑秃方 1 剂，按法泡酒服用。

2003 年 3 月 20 日二诊：原脱发处已长出较细的黑发，其他部位未见新的脱发。再服上方 1 剂，半年后随访，脱发已痊愈。

其后，施治于蔡某（女，33 岁，2006 年 9 月 8 日初诊）、蔡某（男，17 岁，病历号：17090129，2017 年 9 月 29 日初诊）、任某（男，24 岁，病历号：18120114，2018 年 12 月 15 日初诊）均获效果。

九	# 丹蝉饮

【来　　源】　本方来自我的学生何远征。

【组　　成】　丹参 20g，防风 20g，蝉蜕 20g，黄酒 100ml。吾用时常去黄酒，再据病情加味。

【病　　机】　营血瘀热，风邪袭表。

【功　　用】　凉血散瘀，祛风解表。

【临床应用】　主要用于营血瘀热，风邪袭表之荨麻疹，变态反应性血管炎等。

（一）变态反应性血管炎

病例 1. 张某，男，30 岁，河南滑县人。病历号：181200104。2018 年 12 月 13 日初诊。

主　诉｜皮疹 8 天，伴四肢肿痛 4 天，加重 1 天。

现病史｜患者 8 天前出现四肢肿痛伴瘙痒。于 2018 年 12 月 4 日入住某大学一附院急诊内科病区。入院后完善相关检查：血常规、血糖、心梗指标、血凝、心电图、肾功能、肝功能、风湿全套、彩超等，均未见明显异常变化。于 2018 年 12 月 12 日办理出院。既往癫痫病史 30 年，平时服抗癫痫西药。出院诊断：周围神经炎；癫痫。刻诊：双足肿痛瘙痒，扪之皮肤热，饮食、二便正常，舌质红，苔薄白，脉浮滑。

辨　病｜变态反应性血管炎。

辨　证｜丹蝉饮证。

处　方｜丹参 20g，防风 15g，蝉蜕 15g，黄连 10g，桑白皮 20g，紫草 10g，徐长卿 30g，路路通 30g，炒牛蒡子 20g，甘草 15g。7 剂，每日 1 剂，每剂煎两次，每次煎半小时。

2018 年 12 月 19 日，来电告知，患者服 2 剂，肿痛消失，亦未再痒，欲将上方再取 10 剂巩固之。

病例 2. 马某，女，86 岁，退休教师，郑州市人。病历号：19030184。2019 年 3 月 21 日初诊。

双下肢膝以下红肿热胀，不痒、不痛 2 月余，省人民医院诊断为变态反应性血管炎，给予泼尼松每次 2 片，每日 3 次，已服 5 次，但症状不减，找余诊治。刻诊：症状同前，饮食、二便正常，舌质红，苔薄白，脉浮滑。

辨　病｜变态反应性血管炎。

辨　证｜丹蝉饮证。

处　方｜丹参 20g，防风 15g，蝉蜕 20g，炒牛蒡子 20g，徐长卿 30g，路路通 20g，桑白皮 20g。5 剂，每日 1 剂，每剂煎两次，每次煎半小时。嘱其停服泼尼松。

2019 年 3 月 26 日二诊：服上方后，肿胀发红基本消失，再服上方 7 剂。

2019 年 4 月 2 日三诊：红肿完全消失，原患处遗留色素沉着，为巩固疗效继服上方 7 剂。

（二）荨麻疹

病例 3. 王某，女，31 岁，职员，郑州市人。病历号：19060179。2019 年 6 月 24 日初诊。

荨麻疹，真菌性阴道炎，皮肤划痕症，时轻时重 2 年。刻诊：皮肤瘙痒，夜晚加重，痒处可见红色斑片状风团，上肢前臂抓之出现线状红痕，豆腐渣样白带较多，外阴痒，饮食可，大便干，尿黄，舌质红，苔薄黄，脉浮稍数。

辨　病｜瘾疹（荨麻疹）。

辨　证｜丹蝉饮证。

处　方｜丹参 20g，防风 20g，蝉蜕 18g，炒牛蒡子 20g，徐长卿 24g，甘草 18g。7 剂，中药颗粒剂，日 1 剂，早晚各 1 次，开水冲服。

2019 年 7 月 11 日二诊：瘙痒大减，继服上方 7 剂。

2019 年 7 月 18 日三诊：荨麻疹愈，再取上方 7 剂巩固之。

病例 4. 周某，男，18 岁，学生，河南新密市人。病历号：19050184。于 2019 年 5 月 24 日初诊。

患者全身皮肤瘙痒，遇热及夜晚加重，呈间断性发作已 2 年。刻诊：皮肤瘙痒，可见红色丘疹，大便干，饮食可，舌质红，苔薄白，脉浮。

辨　病｜瘾疹（荨麻疹）。

辨　证｜丹蝉饮证。

处　方｜丹参 20g，防风 20g，蝉蜕 18g，炒牛蒡子 20g，地骨皮 30g。12 剂，中药颗粒剂，日 1 剂，早晚各 1 次，开水冲服。

2019 年 6 月 5 日二诊：身痒大减，再服上方 12 剂。

2019 年 6 月 19 日三诊：荨麻疹愈，继服上方 12 剂巩固之。

病例 5. 田某，男，53 岁，职员，郑州市人。2006 年 8 月 22 日初诊。

患者荨麻疹，遇热加重 8 个月。刻诊：全身皮肤瘙痒，痒处可见红色斑片状风团，呈间断性发作，饮食、二便可，舌质红，苔薄白，脉浮。

辨　病｜荨麻疹。

辨　证｜丹蝉饮证。

处　方｜丹参 30g，蝉蜕 30g，防风 30g，炒牛蒡子 20g，赤芍 20g。6 剂，每日 1 剂，每剂煎两次，每次煎半小时。

2006 年 8 月 30 日二诊：皮肤瘙痒基本消失，四肢偶有红色痒疹，继服上方 7 剂巩固之。

按　　　荨麻疹俗称风疹块。是由于皮肤、黏膜小血管扩张及渗透性增加而出现的一种局限性水肿反应，通常在 2～24 小时内消退，但易反复发生新的皮疹。上述 5 例均是用丹蝉饮加味治愈的病例，例 1 以皮疹、四肢肿痛为主诉住院治疗，予以营养神经、改善循环、抗过敏等对症药物，但出院诊断则为"周围神经炎"。出院当夜即出现双足肿痛瘙痒，患处扪之热，余诊断为变态反应性血管炎，用丹蝉饮加具有凉血、抗过敏作用的黄连、桑白皮、紫草、徐长卿、路路通、炒牛蒡子、甘草等，2 剂而肿痛痒消失，可谓效如桴鼓也；例 2 是双下肢红肿热胀，不痒不痛，省医院诊断为变态反应性血管炎，给予泼尼松，服用近 2 天症状不减而找中医诊治，余用丹蝉饮加炒牛蒡子、徐长卿、路路通、桑白皮 5 剂而肿胀发红基本消失，再服 14 剂而病愈。例 3、4、5 均是荨麻疹，他们都有皮肤瘙痒，起红斑或红疹，遇热或夜间加重，大便干，舌质红等血热受风之象，故用凉血祛风抗过敏的丹蝉饮加味以治之。

附：疮疡三两三

【方　　源】　疮疡三两三见于高齐民先生编写的《宋孝志老中医经验集》。

【组　　成】　生黄芪 30g，金银花 30g，全当归 30g，生甘草 9g，川蜈蚣 0.1g。

【功　　用】　养气血解毒。

【主　　治】　疮疡，肌肉风湿，风疹。用于久治不愈的皮肤病及荨麻疹等。

【临床应用】　仅治 1 例青斑性血管炎，因前述丹蝉饮治疗变态反应性血管炎，故附于此。

青斑性血管炎

宋某，女，27 岁，职员，郑州市人。病历号：17060106。2017 年 6 月 13 日初诊。

主　诉｜双侧足踝内侧紫色斑块 3 年，加重伴溃疡 3 个月。

现病史｜患者于 2014 年夏季左下肢内踝出现 3～5 个粉红色斑点，压之不退色，诊断为色素沉着紫癜性皮炎，服用维生素 C、复方甘草酸苷胶囊 3 个月，症状无变化。2014 年 11 月左足踝斑点变为紫红色且融合成片，右踝亦有同样紫斑。2015 年 10 月（产后 2 个月），左右足踝紫斑加重，且向上蔓延至膝关节，左足踝紫斑处出现一绿豆大溃疡，患处微肿痛，至 2016 年 7、8 月份左足踝原溃疡面积扩大且夜间疼痛难忍，后紫斑及溃疡反复发作。刻诊：左右足踝内侧均有紫色斑块，左重于右，伴溃疡疼痛已 3 个月，双侧自足踝上至膝关节处均有散在网状青斑但不痛，饮食、二便可，舌正红，苔薄白，脉弦。

辨　病｜青斑性血管炎。

辨　证｜三合汤证。

处　方｜当归 20g，川芎 6g，白芍 20g，炒苍术 18g，茯苓 20g，泽泻 30g，紫苏叶 20g，木瓜 10g，大腹皮 20g，黄芪 50g，防己 20g，葛根 20g，金银花 20g，玄参 10g。7 剂，中药颗粒剂，日 1 剂，早晚各 1 次，开水冲服。

2017 年 6 月 20 日二诊：服上方溃疡疼痛稍减，余症同前。再服上方 14 剂。

2017 年 7 月 6 日三诊：紫斑同前，但溃疡疼痛加重。

辨　证｜改为疮疡三两三证。

处　方｜金银花 30g，黄芪 60g，当归 20g，蜈蚣 1 条，生地黄 30g，甘草 15g。14 剂。

2017 年 7 月 19 日四诊：溃疡疼痛减轻。据患者云：这几年都是冬季病轻，夏季加重。再服上方加清热凉血之玄参 20g，赤芍 20g，15 剂。

2017 年 8 月 3 日五诊：紫斑色稍淡，溃疡已不痛，但未愈合。再服上方。处方：金银花 30g，黄芪 60g，当归 20g，蜈蚣 1 条，生地黄 30g，甘草 15g，玄参 20g，赤芍 20g。15 剂。

2017 年 8 月 24 日六诊：原来溃疡愈合，未发新的溃疡。再服上方 15 剂。

2017 年 9 月 15 日七诊：紫斑再淡，未见新的溃疡。再服上方 15 剂。

2017 年 10 月 13 日八诊：紫斑再淡，网状青斑也明显变淡，上方一直服至 2017 年 12 月 3 日，除原紫斑溃疡处遗留色素沉着外，无其他不适停药。

2019 年 1 月 18 日电话随访云：2018 年至今，紫斑和溃疡均再未发作。

按　　　吾过去未诊治过此病，用疮疡三两三而临床症状基本消失，推测其病机是气血不足，热毒蕴于营血所致。

一〇　经验通气散

【方　　　源】　本方来自该病患者所传。

【组成及用法】　炒二丑 60g，全蝎 6g，蜈蚣 2g，共为细末，每次服 3g，每日 2 次。

【病　　　机】　气窜肌腠经络。

【功　　　用】　行气通络。

【临床应用】　主要用于肢体或胸腹，无固定部位、无规律性的局部疼痛，疼痛时用手拍打或按压患处则呃逆，呃逆后疼痛减轻或消失。

病例 1. 崔某，女，60 岁，职工家属，郑州市人。1989 年 8 月 15 日初诊。

肢体及胸、背、腹某一处疼痛，拍打或按压痛处则呃逆，呃逆后疼痛消失已 2 年，曾在省市级多家医院做多项检查，未发现明显器质性病变，曾按抑郁症用氟哌噻吨美利曲辛片等西药，效欠佳。饮食、二便、睡眠均可。舌质红，苔薄白，脉弦。

辨　病｜身痛症。

辨　证｜经验通气散证。

处　方｜炒二丑 60g，全蝎 6g，蜈蚣 2g，香附 10g，五灵脂 10g。共为细末，每次服 3g，每日 2 次。

1989 年 8 月 30 日二诊：服上方后，疼痛消失，为巩固疗效，再取上方 1 剂服之。其后随访半年，身痛未复发亦无不适。

按　　本证余名之曰"气窜肌腠"，何谓"肌腠"？吾以为在胸腹腔之外的组织间隙为"腠理"，在胸腹腔之内（包括脏腑）组织间隙为"三焦"，正如《金匮》所云："腠者是三焦通会元真之处，为血气所注；理者，是皮肤脏腑之纹理也。"由于某种原因使气流窜肌腠，壅滞经络，不通则痛，三焦与腠理相通，拍打痛处则局部之气暂时通畅，通过呃逆使气外出则痛止。二丑，又名牵牛子，《别录》：苦寒，有毒，主下气；《纲目》：走气分，通三焦。本方重用炒二丑加香附以通肌腠三焦壅滞之气，用少量全蝎、蜈蚣、五灵脂以化瘀通络，气行络通则疼痛自止。

病例 2. 蒋某，女，78 岁，河南周口人。病历号：18090058。2018 年 9 月 10 日初诊。

周身窜痛，拍打痛处则呃逆而痛消失，已 40 年，加重 5 年，饮食、二便正常，舌正红，苔薄白，脉弦。

辨　病｜身痛症。

辨　证｜经验通气散证。

处　方｜黄芪 30g，炒二丑 20g（捣碎），炒小茴香 6g，蜈蚣 2g，甘草 10g。7 剂，每日 1 剂，每剂煎两次，每次煎半小时。

2018 年 9 月 27 日二诊：服上方后，身痛大减，另近 2 天夜间腿抽筋，上方加青皮 10g，白芍 30g，淮小麦 30g，20 剂。

2018 年 10 月 14 日三诊：服上方后，身痛愈，但出现胸闷心悸，活动后加重，舌淡红，苔薄白，两寸脉沉。

辨　病｜心悸。

辨　证｜归脾汤证。

处　方｜人参 12g，白术 12g，炙黄芪 30g，当归 15g，茯苓 15g，制远志 10g，炒酸枣仁 12g，广木香 6g，龙眼肉 15g，炙甘草 15g，生姜 10g，大枣 20g。15 剂。

其后电话随访，言其胸闷、心悸愈，身痛未再反复。

按　　本案病程较长（40 年），所谓"久病多虚"，故将原方进行加减且改散为汤，方中用炒二丑合小茴香以行气通三焦，蜈蚣以通络，重用黄芪以益气，服药 27 剂，40 年的身痛得以痊愈。然而炒二丑毕竟苦寒有毒，虽能行气通三焦，但也能耗气伤脾胃，故身痛愈后则出现心脾气血两虚的归脾汤证，改用归脾汤后诸症得愈。

病例 3. 马某，女，62 岁，退休工人，郑州市人。病历号：13080132。2013 年 8 月 8 日初诊。

患者右手及双下肢麻困夜甚 1 年余，曾做颈腰椎 CT 检查，未发现明显病变，便溏，每日 1 次，易汗出，舌淡红，苔薄白，脉沉弦。

辨　病｜肢体麻症。

辨　证｜三合汤方证。

处　方｜当归 15g，川芎 10g，白芍 20g，白术 15g，茯苓 15g，泽泻 30g，紫苏叶 12g，木瓜 12g，吴茱萸 10g，黄芪 60g，防己 12g，葛根 20g，大腹皮 12g，炒白芥子 12g，生姜 10g。20 剂，每日 1 剂，每剂煎两次，每次煎半小时。

2013 年 8 月 29 日二诊：服上方后，手、下肢麻困大减，但出现下肢疼痛，拍打痛处则呃逆痛止。

辨　病｜下肢痛症。

辨　证｜经验通气散证。

上方加炒二丑 20g，炒小茴香 10g，醋延胡索 12g。20 剂，每日 1 剂，每剂煎两次，每次煎半小时。

2014 年 6 月 19 日三诊：去年服上方后，前症均愈，近来咳嗽吐黄痰，改方治其咳嗽，处方从略。

病例 4. 李某，女，64 岁，农民，河南太康县人。2006 年 2 月 8 日初诊。

患者以上肢及右胁窜痛半年就诊。刻诊：双上肢及右胁窜痛伴腰髋关节疼痛，活动后痛减，拍打痛处则呃逆而疼痛消失，二便可，舌正红，苔薄白，脉弦。

辨　病｜身痛症。

辨　证｜经验通气散证。

处　方｜黄芪 40g，炒二丑 20g，炒小茴香 6g，炒延胡索 10g，陈皮 6g，广木香 3g。7 剂，每日 1 剂，每剂煎两次，每次煎半小时。

2006 年 2 月 15 日二诊：身痛大减，大便如常，续服上方 7 剂。

2006 年 12 月 26 日三诊：服上方后，身痛已愈，近因生气又周身窜痛。改用散剂。

处　方｜炒二丑 20g，炒香附 40g，全蝎 12g，蜈蚣 5 条，五灵脂 30g。2剂，共研细末，每日 3 次，每次 3g，水冲服。

2008 年 1 月 4 日四诊：身已不痛 1 年，近来又稍窜痛，欲再取 1 剂散剂以巩固之。

处　方｜炒二丑 80g，炒小茴香 15g，炒延胡索 15g，炒香附 30g，全蝎10g，蜈蚣 3 条。1 剂。

按　　以上 4 例，都是气窜肌腠的病例，均有肢体某处疼痛，拍打痛处则呃逆而痛止，但例 1 为原方散剂，服用半月疼痛消失，又服半月巩固之，其后未发现任何不适。例 2、例 3 均为汤剂，例 2 病程较长（40 年），恐二丑伤气，故加黄芪以益气，服后身痛虽愈，但出现胸闷心悸，说明二丑等行气通络之品，应中病即止，不可用之过久。例 3 肢痛时间较短，且有大剂量黄芪等药物配伍，故肢痛愈而麻困亦消失。例 4 初用汤剂，后改用散剂而病愈。应用经验通气散时，需注意几点：①二丑必须炒、捣碎。②用汤剂煎药时，需经常搅拌，以防溢锅。③用汤剂时不会出现泄泻。④需与补气药配伍且中病即止。

 # 加减二仙汤

【方　　源】　二仙汤出自《中医方剂临床手册》，是上海中医药大学张伯讷教授 20 世纪 50 年代针对围绝经期综合征（更年期综合征）研制出的方剂。

【组　　成】　仙茅 15g　淫羊藿（即仙灵脾）15g　巴戟天 9g　当归 9g知母 9g　黄柏 9g

余用该方时，常去仙茅，合当归芍药散加减，名之曰加减二仙汤。

【病　　机】　肝肾阴阳两虚，相火上扰。

【功　　用】　调补肝肾，育阴助阳。

【临床应用】

更年期综合征

病例 1. 王某，女，51 岁，个体，郑州市人。病历号：18090089。2018 年 9 月 13 日初诊。

患者以烘热汗出、失眠 1 年余为主诉就诊。刻诊：失眠，阵发性烘热汗出，月经先后无定期，大便黏滞，每日 1 次。舌质红，苔薄白，脉弦。

辨　病｜更年期综合征。

辨　证｜加减二仙汤证。

处　方｜熟地黄 20g，淫羊藿 12g，巴戟天 12g，知母 12g，黄柏 12g，生牡蛎 30g，当归 12g，川芎 10g，白芍 12g，白术 12g，茯苓 15g，泽泻 15g，柏子仁 12g，甘草 10g。7 剂，每日 1 剂，每剂煎两次，每次煎半小时。

2018 年 9 月 28 日二诊：烘热汗出大减，失眠好转。上方加合欢皮 20g，14 剂。

2018 年 10 月 14 日三诊：烘热汗出、失眠均消失，再服上方 7 剂巩固之。

病例 2. 王某，女，50 岁，教师，郑州市人。病历号：13090219。于 2013 年 9 月 12 日初诊。

以烘热汗出 1 年为主诉就诊。刻诊：阵发性烘热汗出，乏力，腰痛。二便正常。舌质红，苔薄黄，脉沉弦。

辨　病｜更年期综合征。

辨　证｜加减二仙汤证。

处　方｜熟地黄 30g，淫羊藿 15g，巴戟天 10g，知母 12g，黄柏 12g，生牡蛎 30g，云苓 15g，白芍 20g，川芎 10g，白术 15g，当归 12g，泽泻 15g。7 剂，每日 1 剂，每剂煎两次，每次煎半小时。

2013 年 9 月 18 日二诊：服上方后烘热汗出大减，乏力、腰痛亦减，再服上方 7 剂。

2013 年 9 月 26 日三诊：诸症均愈，继服上方 5 剂巩固之。

病例 3. 肖某，女，54 岁，教师，郑州市人。病历号：18030034。2019 年 2 月 22 日初诊。

患者闭经 1 年，烘热汗出，心烦失眠半年。刻诊：阵发性烘热汗出，心烦失眠，饮食、二便可，舌正红，苔薄白，脉弦。

辨　病｜更年期综合征。

辨　证｜加减二仙汤证。

处　方｜熟地黄 20g，淫羊藿 15g，巴戟天 15g，知母 12g，黄柏 12g，生牡蛎 30g，淮小麦 30g，茯苓 15g，白芍 15g，川芎 10g，白术 15g，当归 12g，泽泻 15g。7 剂，每日 1 剂，每剂煎两次，每次煎半小时。

2019 年 3 月 1 日二诊：偶有烘热汗出，心烦失眠大减，近两天舌尖痛。上方加炒栀子 10g，7 剂。

2019 年 3 月 8 日三诊：诸症消失，再服上方 5 剂巩固之。

按　　　更年期综合征，除肝肾阴阳两虚、相火上扰外，往往兼有肝脾失调、血瘀湿停病机，故余每合当归芍药散以治之；由于二仙汤原方中仙茅、淫羊藿、巴戟天均为温补肾阳之品，余嫌其偏重，故习惯上减去仙茅。从疗效看，尚属满意。